妇幼保健与健康教育

主　编　马小静　吴恒超　叶　佳　范爱君
　　　　隋小妮　杨廷敏　徐艳霞

四川科学技术出版社

图书在版编目（CIP）数据

妇幼保健与健康教育/马小静等主编. 一成都：
四川科学技术出版社,2023.7
ISBN 978 - 7 - 5727 - 1057 - 5

Ⅰ.①妇…　Ⅱ.①马…　Ⅲ.①妇幼保健—健康教育
Ⅳ.①R17

中国国家版本馆 CIP 数据核字（2023）第 125825 号

妇幼保健与健康教育

FU YOU BAOJIAN YU JIANKANG JIAOYU

主　　编　马小静　吴恒超　叶　佳　范爱君　隋小妮　杨廷敏　徐艳霞

出 品 人　程佳月
责任编辑　李迎军
封面设计　刘　蕊
责任出版　欧晓春
出版发行　四川科学技术出版社
　　　　　成都市锦江区三色路 238 号　邮政编码 610023
　　　　　官方微博：http://weibo.com/sckjcbs
　　　　　官方微信公众号：sckjcbs
　　　　　传真：028 - 86361756
成品尺寸　185mm × 260mm
印　　张　20.75
字　　数　480 千
印　　刷　成都博众印务有限公司
版　　次　2023 年 7 月第 1 版
印　　次　2023 年 7 月第 1 次印刷
定　　价　88.00 元

ISBN 978 - 7 - 5727 - 1057 - 5

邮　　购：成都市锦江区三色路 238 号新华之星 A 座 25 层　邮政编码：610023
电　　话：028 - 86361770

本书编委会

主　编　马小静　吴恒超　叶　佳　范爱君　隋小妮
　　　　杨廷敏　徐艳霞
副主编　张福晶　王秀丽　王艳丹　李宁宁
编　委　（排名不分先后）
　　　　马小静　山东第一医科大学第一附属医院
　　　　　　　　（山东省千佛山医院）
　　　　吴恒超　济南市中西医结合医院
　　　　叶　佳　南京医科大学附属无锡人民医院
　　　　范爱君　夏津县人民医院
　　　　隋小妮　滨州医学院烟台附属医院
　　　　杨廷敏　高密市中医院
　　　　徐艳霞　威海市中心医院
　　　　张福晶　武城县妇幼保健计划生育服务中心
　　　　王秀丽　菏泽市第六人民医院
　　　　王艳丹　夏津县人民医院
　　　　李宁宁　菏泽市第六人民医院

前　言

　　妇幼保健与健康教育工作体现了一个国家的文明程度和经济发展水平。因此，保护妇女儿童的健康，提高民族素质已成为全世界普遍关注的重大问题。为总结交流经验，促进妇幼保健工作迅速、健康地发展，我们组织了专家、学者，认真整理了自己多年来的临床实践，参阅国内外近年文献、资料，精心编写成《妇幼保健与健康教育》一书。

　　本书共分十三章。内容包括妊娠生理与妊娠诊断、孕期监护及保健、产时与产褥期医疗保健、孕产期常见疾病的防治、新生儿和婴幼儿的保健、新生儿常见疾病的防治等。

　　本书内容新颖，知识丰富，具有简明扼要、通俗实用等特点。不仅可作为妇幼保健工作者的良师益友，对在校医学生具有指导性。

　　由于编者学识与专业水平有限，尽管竭尽全力，多次修正，仍难免存在疏漏，诚请广大读者批评指正。

编　者

2023 年 2 月

目　录

第一章　妊娠生理与妊娠诊断

妊娠是胚胎和胎儿在母体内发育成长的过程。妊娠全过程的生理变化是极其复杂的，卵子受精是妊娠的开始，胎儿及其附属物自母体排出是妊娠的终止。妊娠期特有的改变为胎儿提供了良好的环境，同时不影响母体的健康。妊娠妇女多数系统的生理活动是增强的，但也有活动减弱的如平滑肌和胃肠道，许多实验室的指标较非孕期发生明显的变化。充分认识妊娠所致的生理变化是正确理解妊娠并发症的基础。

第一节　受精及受精卵的发育、运送与着床

一、受精

精子和次级卵母细胞相结合形成受精卵的过程称为受精。受精后的卵子称孕卵或受精卵。正常发育成熟并已获能的精子和正常发育成熟的卵子相遇是受精的必要条件。受精必须在卵子尚未进入子宫之前，一般认为，卵子排出后 18 小时之内最易受精，因卵子的寿命仅 1～2 日，超过 24 小时常因迅速变性而失去受精能力。受精的部位一般在输卵管的壶腹部。

（一）精子的运行与获能

精子发生于睾丸曲细精管壁上的精原细胞，在附睾中发育，经过女性生殖道时，发生一系列形态、生理和生化的变化后，才具备使卵子受精的能力，此过程称为获能。当精子到达输卵管时已具备这种能力，表现为顶体有秩序地释放出水解酶，以便在接近卵子时释放一系列水解酶，消化卵子周围的放射冠和透明带。一般认为，精子在女性生殖道内能存活 1～3 日，但以性交后 36～48 小时受精能力最强。

（二）卵子的成熟与迁移

卵泡发育成熟后破裂，卵细胞及其周围的透明带、放射冠及部分卵丘的颗粒细胞随卵泡液流出。卵细胞较大，直径约 200 μm，无主动的活动能力。排卵后由于输卵管伞部的"拾卵"作用，即依靠输卵管肌肉节律性地收缩、输卵管内膜纤毛细胞的向心性摆动及输卵管液的流动，将卵细胞输送到壶腹部。由于壶腹部和峡部管腔直径的明显差别，输卵管液在壶腹部流速较峡部为慢，故卵细胞在壶腹部停留时间较长，以利受精。

（三）受精的过程

性交时，精液射入阴道后穹隆，刚射出的精液呈胶冻状，为 2～5 ml，每毫升内约有数千万个精子。待精液液化后精子活动力增强。大部分精子在酸性阴道液内不久死亡，仅一小部分可能借助于子宫颈（简称宫颈）稀薄的精液和子宫收缩作用而通过宫颈直接进入宫腔。精子通过宫颈到达输卵管需要的时间最短数分钟，长者达 1.5 小时或

更长，进入输卵管的精子一般不超过 200 个。已获能的精子与卵子在输卵管壶腹部相遇，精子顶体释放出水解酶，分解卵子表面的放射冠和透明带。一个精子穿过透明带与卵子表面接触，此时，卵细胞完成第二次成熟分裂，产生一个成熟的卵细胞和一个第二极体。卵细胞核含有单倍体数染色体。精子头部、体部进入卵细胞后，尾部很快消失，精子和卵子的细胞膜相融合，精原核和卵原核相融合，形成一个新细胞，含父、母系各 23 条染色体，孕卵又恢复 46 条染色体。当精子穿过透明带后，卵膜即发生变化，形成阻止其他精子进入卵内的屏障，故人类卵子受精为单卵受精。通过两性原核的融合。核膜消失，形成一个新的细胞，至此，受精过程即告完成。

二、受精卵的发育和运送

（一）受精卵的分裂

卵子受精后即开始分裂，细胞数目不断增多，成为一个实体细胞团，称桑葚胚。继续分裂，外层细胞分裂较快，形成囊壁，称滋养层。内层细胞分裂较慢，形成内细胞块。内外两层之间形成一腔隙，称囊胚腔。此时孕卵称囊胚。囊胚植入子宫内膜后迅速发育，内细胞块增生、分化，形成 2 个囊腔，靠近滋养层的称羊膜腔；面向囊胚腔的称卵黄囊。两囊相接处之羊膜囊细胞称外胚层，卵黄囊细胞称内胚层。内、外两胚层相贴呈圆盘状称胚盘，是胎体发生的始基。

（二）着床

晚期囊胚侵入到子宫内膜的过程，称植入，也称着床。在受精后第 6 ~ 7 日开始，11 ~ 12 日结束。着床需经过定位、黏着和穿透 3 个阶段。

完成着床须具备的条件是：

1）透明带必须消失。

2）囊胚细胞滋养细胞必须分化出合体滋养层细胞。

3）囊胚和子宫内膜必须同步发育并相互配合。

4）孕妇体内必须有足够数量的孕酮，子宫有一个极短的敏感期允许受精卵着床。此外，近年检出有早孕因子，是由受精后 24 小时的受精卵产生，它能抑制母体淋巴细胞的活性，防止囊胚被排斥，有利于着床。

受精卵着床后，在孕酮作用下，子宫内膜腺体增大弯曲，腺腔中含有大量黏液及糖原，内膜血管充血，结缔组织细胞肥大，月经周期变化暂时停止。此时的子宫内膜称蜕膜。

按蜕膜与受精卵的部位关系，将蜕膜分为三部分：

1）底蜕膜：指囊胚植入深处的子宫蜕膜，将来发育成为胎盘的母体部分。

2）包蜕膜：覆盖在囊胚上面的蜕膜。包蜕膜随囊胚发育逐渐突向子宫腔，由于这部分蜕膜高度伸展，缺乏营养而逐渐退化，约在妊娠 12 周因羊膜腔明显增大，使包蜕膜和真蜕膜相贴近，子宫腔消失，包蜕膜与真蜕膜逐渐融合，于分娩时这两层已无法分开。

3）真蜕膜（壁蜕膜）：指底蜕膜与包蜕膜以外覆盖子宫腔的蜕膜。

（隋小妮）

第二节　胎儿附属物的形成及其功能

胎儿附属物是指胎儿以外的组织，包括胎盘、胎膜、脐带和羊水。

一、胎盘

胎盘是胎儿和母体间进行物质交换的重要器官。足月的胎盘呈圆形或椭圆形，重450~650 g，直径 16~20 cm，中间厚、边缘薄。分为胎儿面和母体面。胎儿面表面被覆羊膜呈灰白色，光滑半透明，中央或稍偏处有脐带附着，脐带动静脉从附着处分支呈放射状分布，直达胎盘的边缘。母体面呈暗红色，粗糙，有 18~20 个胎盘小叶。

（一）胎盘的形成

胎盘由羊膜、叶状绒毛膜和底蜕膜组成，是母体与胎儿进行物质交换的重要器官。

1. 羊膜

羊膜是胚胎时期羊膜囊扩大的囊壁，附着于绒毛膜板表面的透明薄膜，是构成胎盘的胎儿部分，为胎盘的最内层。羊膜光滑，无血管、神经及淋巴，有一定弹性，厚度仅 0.02~0.05 mm，自内向外由上皮细胞层、基底膜、致密层、成纤维细胞层和海绵层组成。电镜下见上皮细胞表面有微绒毛，随妊娠进展而增多。羊膜最初附着于胚盘边缘，以后随胚盘卷折，羊膜腔的扩大，附着点也转向胎儿腹侧，最后会合于脐部并包围在脐带的表面。

2. 叶状绒毛膜

叶状绒毛膜构成胎盘的胎儿部分，占妊娠足月胎盘主要部分。晚期囊胚着床后，滋养层迅速分裂增生。内层为细胞滋养细胞，是分裂生长的细胞；外层为合体滋养细胞，是执行功能的细胞，由细胞滋养细胞分化而来。在滋养层内面有一层细胞称胚外中胚层，与滋养层共同组成绒毛膜。与底蜕膜相接触的绒毛，因营养丰富发育良好，称叶状绒毛膜。绒毛滋养层合体细胞溶解周围的蜕膜形成绒毛间隙，大部分绒毛游离其中，称为游离绒毛，少数绒毛紧附着于蜕膜深部，起固定作用，称固定绒毛。绒毛间隙之间有蜕膜隔将胎盘隔成 15~20 个胎盘小叶。绒毛间隙的胎儿侧是相通的，母体侧为底蜕膜，其内动、静脉血管都开口于绒毛间隙，因动脉血压力高，达于绒毛膜板下后随即散向四周，流入胎盘母侧面，再经蜕膜小静脉流回母体血循环，故绒毛间隙充满母血。绒毛中的毛细血管所含胎儿血，隔着血管壁、绒毛间质、绒毛上皮与母血进行各种物质交换，由此也可知，母血与胎儿血不直接相通。妊娠 5 个月后，绒毛上皮细胞滋养层逐渐退化，滋养层以合体细胞为主，母血与胎儿血相隔更近，更有利于物质交换的进行。

3. 底蜕膜

构成胎盘的母体部分，占足月妊娠胎盘很小部分，分娩时胎盘即由此剥离。

（二）胎盘功能

1. 气体交换

氧气（O_2）是维持胎儿生命最重要的物质，在母胎之间 O_2 和二氧化碳（CO_2）是以简单扩散方式进行交换的，可替代胎儿呼吸系统功能。母体动脉血氧分压（PO_2）为 95～100 mmHg[*]，绒毛间隙中 PO_2 为 40～50 mmHg，胎儿脐动脉血的 PO_2 为 20～30 mmHg，便于氧气自母体通过绒毛间隙向胎儿扩散。妊娠足月时脐动脉血的二氧化碳分压（PCO_2）平均为 48 mmHg，较绒毛间隙 PCO_2 高 6～10 mmHg，有利于 CO_2 自胎儿通过绒毛间隙向母体扩散。

2. 供给营养

可替代胎儿消化系统的功能。葡萄糖是胎儿热能的主要来源，以易化扩散方式通过胎盘。氨基酸以主动运输方式通过胎盘。自由脂肪酸能较快地通过胎盘。电解质及维生素多数以主动运输方式通过胎盘。胎儿通过绒毛血管从绒毛间隙的母血中摄取各种营养，以保证其生长及发育的需要。

3. 排泄废物

胎儿代谢产物如尿素、肌酐、肌酸等，经胎盘渗入母血而排出，故代替胎儿泌尿系统的功能。

4. 防御功能

正常胎盘能防止一般细菌及其他病原体直接通过，但各种病毒（如风疹病毒、巨细胞病毒等）、分子量小对胎儿有害的药物，均可通过胎盘影响胎儿致畸甚至死亡。细菌、弓形虫、衣原体、螺旋体可在胎盘部位形成病灶，破坏绒毛结构进入胎体感染胎儿。母血中免疫抗体如 I gG 能通过胎盘，胎儿从母体得到抗体，使胎儿在生后短期内获被动免疫力。

5. 合成功能

胎盘具有合成物质的能力，主要合成激素和酶。激素主要有绒毛膜促性腺激素（HCG）、胎盘生乳素（HPL）、妊娠特异性 β_1 糖蛋白（PSβ_1G）、雌激素、孕激素等。酶主要为催产素酶、耐热性碱性磷酸酶等。

1）HCG：HCG 是一种糖蛋白激素，由 α、β 两个不同亚基组成，α - 亚基的结构与垂体分泌的卵泡刺激素（FSH）、促性腺激素（LH）和促甲状腺素（TSH）等基本相似，故相互间能发生交叉反应，而 β - 亚基的结构各不相似。β - HCG 与 β - LH 的结构较近似，但最后 30 个氨基酸则各不相同，所以临床应用 β - 亚基的特性作为特异抗体用作诊断，以避免 LH 的干扰。HCG 在停经后第 32 天（即受孕后 17 天）就能在孕妇血清和尿中测出，但量不多，在末次月经后 8～10 周血中浓度达到最高峰，可超过 10 万 U/L，此后迅速下降，中、晚期妊娠时血中浓度仅为高峰时的 10%（1 万～2 万 U/

---

[*] 1 mmHg = 0.133 kPa。

L）持续到分娩，一般于产后 2 周消失。HCG 于妊娠早期对营养黄体、维持妊娠起重要作用。

2）雌激素：从孕 17 周开始，母血中雌激素水平逐渐增高，胎盘能使雌二醇与雌酮互相转化。雌三醇的产生需胎盘与健康胎儿共同作用，所以，尿雌三醇的测定是监测胎儿胎盘功能的一项重要指标。

3）胎盘生乳素（HPL）：HPL 于妊娠的第 2 个月开始分泌，第 9 个月达高峰，直至分娩。产后 HPL 迅速下降，约产后 7 小时即不能测出。HPL 的主要作用为促进母体乳腺生长发育。

4）孕激素：孕激素由合体细胞产生，随妊娠进展而增高，从妊娠 8 ~ 10 周切除双侧卵巢并不会使妊娠中断。与雌激素共同参与妊娠期母体各系统的生理变化。

5）缩宫素酶：缩宫素酶是由合体滋养细胞产生的糖蛋白，因其能使缩宫素在胱氨酸分子上发生裂解，故又称 15 - 胱氨酸氨基肽酶。该酶随妊娠进展逐渐增多，至妊娠末期达高值，其生物学意义尚不十分明了，主要使缩宫素分子灭活，起到维持妊娠的作用。胎盘功能不良时，血中缩宫素酶呈低值，见于死胎、妊娠期高血压疾病、胎儿生长受限（FGR）时。

6）耐热性碱性磷酸酶（HSAP）：HSAP 由合体滋养细胞分泌。于妊娠 16 ~ 20 周母血清中可测出。随妊娠进展而增多，直至胎盘娩出后其值下降，产后 3 ~ 6 日消失。动态测其数值可作为胎盘功能检查的一项指标。

二、胎膜

胎膜是由绒毛膜和羊膜组成。胎膜的外层是绒毛膜，在发育过程中缺乏营养供应而逐渐萎缩成为平滑绒毛膜。胎膜的内层为羊膜，与覆盖胎盘、脐带的羊膜层相连接。至妊娠晚期，平滑绒毛膜与羊膜紧密相贴，但可以完全分开。妊娠 14 周末，羊膜与绒毛膜的胚外中胚层连接封闭胚外体腔，羊膜腔占据了整个子宫腔并随妊娠进展而逐渐增大。胎膜含有的多种酶，其活性和甾体激素代谢有关。胎膜含多量花生四烯酸（前列腺素前身物质）的磷脂，而且含有能催化磷脂生成游离花生四烯酸的溶酶体，因此，胎膜在分娩发动上有一定作用。

三、羊水

羊膜腔内的液体称羊水。

（一）羊水的来源

妊娠早期，羊水主要是母体血清通过胎膜进入羊膜腔的漏出液，也可通过脐带华通胶和胎盘表面的羊膜漏出。因此，妊娠早期羊水除蛋白质、钠浓度稍低外，与母体血清和其他部位的组织液十分相似，但量极少。自妊娠 11 ~ 14 周胎儿肾脏即有排尿功能，妊娠晚期胎尿逐渐增多，经 B 型超声（简称 B 超）估计每日尿量为 600 ~ 800 ml，低张的尿液进入羊水，使羊水的渗透压逐渐降低，而肌酐、尿素及尿酸的浓度均高于血浆，说明胎儿尿液可能为羊水的重要来源。若胎儿泌尿系统畸形，如先天性肾缺如、肾发育不全等，则可发生羊水过少。近年来证实，妊娠 24 周以后，胎儿肺泡Ⅱ型上皮能合成表面活性物质，羊水中可以测到这些物质，从而认为胎儿肺也参与羊水的生成，但量少，对羊水量影响不大。

（二）羊水的吸收

胎膜在羊水的产生和吸收方面起着重要作用。羊水的交换大约有 50% 是由羊膜完成。胎儿的消化道也是羊水排出的重要途径。足月胎儿每 24 小时可以吞咽羊水约 500 ml，经过消化道进入胎血循环，形成尿液再排出羊膜腔内，妊娠后半期，脐带、角化前胎儿皮肤亦有吸收功能。

（三）母体、胎儿、羊水三者之间的液体交换

母体、胎儿、羊水三者之间不断进行液体交换，才能保持羊水量的恒定，交换占主要地位是羊膜。

1）母儿之间液体交换主要通过胎盘，每小时约 3 600 ml。

2）母体与羊水的交换主要经胎膜，每小时约 400 ml。

3）羊水与胎儿的交换量较低，主要通过消化道、呼吸道、泌尿道及胎儿角化前皮肤等。

通过上述交换，约每 3 小时羊水即更换一次。

（四）羊水的容量、性状与成分

羊水量在妊娠 10 周时约 30 ml，妊娠 20 周时约 400 ml，妊娠 38 周时达高峰，可达 1 000 ml，以后有所下降，妊娠足月时羊水量约 800 ml，妊娠过期有时羊水可少于 500 ml。

羊水的比重约为 1.008。弱碱性。早孕时羊水澄清。妊娠足月时羊水略混浊，不透明，内含胎脂、毳毛、胎儿的脱落细胞、毛发、少量白细胞、白蛋白、尿酸盐及其他有机盐、无机盐类以及大量的激素和酶。当胎儿缺氧时，羊水内可混有胎粪。

（五）羊水的功能

1）防止羊膜与胎体粘连。

2）起缓冲作用，保护胎儿正常发育及不受外力冲击，避免由胎动引起的不适和母体与胎儿间的直接压迫。

3）保持宫腔的恒温与恒压。

4）使胎儿在宫腔内有一定活动度。

5）传导压力，在分娩过程中形成前羊膜囊，促使子宫颈口扩张。

6）破膜后流出羊水可润滑产道，有利于胎儿娩出并可减少感染。

7）通过羊水检查可监测胎儿的成熟度、性别及某些遗传性疾病。

四、脐带

脐带是由体蒂演变而成，脐带是连于胎儿脐部与胎盘间的条索状结构，脐带一端连于胎儿腹壁脐轮，另一端附着于胎盘胎儿面，胚胎及胎儿借助脐带悬浮于羊水中。妊娠足月胎儿的脐带长 30～100 cm，平均约 55 cm，直径 0.8～2.0 cm，表面被羊膜覆盖，呈灰白色。脐带断面中央有一条管壁较薄、管腔较大的脐静脉；两侧有两条管壁较厚、管腔较小的脐动脉。血管周围为含水量丰富的来自胚外中胚层的胚胎结缔组织，称华通胶，保护脐血管。由于脐血管较长，使脐带常呈螺旋状迂曲。脐带是胎儿和母体之间进行物质交换的重要通道和唯一桥梁。若脐带受压而使血流受阻时，缺氧可导致胎儿窘迫，甚则危及胎儿生命。

（隋小妮）

第三节　胎儿发育及生理特点

一、胚胎、胎儿发育特征

妊娠 8 周末以前的胎体称胚胎，此阶段主要器官分化已完成。自妊娠 9 周至分娩前称胎儿，为各器官进一步发育成熟的时期。胚胎及胎儿各期的发育特征如下：

4 周末：可辨认胚盘与体蒂。

8 周末：胚胎初具人形，头大占整个胎体一半。能分辨出眼、耳、鼻、口。四肢已具雏形。B 超可见早期心脏形成并有搏动。

12 周末：胎儿身长约 9 cm，顶臀长为 7.5 cm，头围为 7.4 cm，体重约 20 g，外生殖器已发育，四肢可活动。

16 周末：胎儿身长约 16 cm，顶臀长为 12.8 cm，头围为 12.6 cm，双顶径为 3.79 cm，体重约 100 g。从外生殖器可辨认胎儿性别。头皮已长出毛发，体毛出现，皮肤薄，呈深红色，无皮下脂肪。部分孕妇自觉有胎动。

20 周末：胎儿身长约 25 cm，顶臀长 17.7 cm，头围为 17.6 cm，双顶径为 4.68 cm，体重约 300 g。皮肤暗红，全身有毳毛及胎脂，开始有吞咽、排尿功能。经孕妇腹壁可听到胎心音。

24 周末：胎儿身长约 30 cm，顶臀长 21.9 cm，头围为 22.1 cm，双顶径为 5.8 cm，体重约 700 g。各脏器已发育，皮下脂肪开始沉积，皮肤出现皱纹，出现眉毛及睫毛。

28 周末：胎儿身长约 35 cm，顶臀长为 25.5 cm，头围为 26.3 cm，双顶径为 7.09 cm，体重约 1 000 g。有呼吸运动，生后能啼哭，出生后易患呼吸窘迫综合征。四肢活动好。

32 周末：胎儿身长约 40 cm，体重约 1 700 g。面部毳毛已脱，生活力尚可。此期出生者如注意护理，可以存活。

36 周末：胎儿身长约 45 cm，体重 2 500 g。皮下脂肪发育良好，毳毛明显减少，指（趾）甲已超过指（趾）尖，出生后能啼哭及吸吮，生活力良好，此期出生者基本可以存活。

40 周末：胎儿已成熟，身长约 50 cm，体重约 3 000 g 或以上。体形外观丰满，皮肤粉红色，男性睾丸已下降，女性大小阴唇发育良好。出生后哭声响亮，吸吮力强，能很好存活。

临床常用新生儿身长作为判断胎儿月份的依据。妊娠前 20 周（即前 5 个妊娠月）的胎儿身长（cm）= 妊娠月数的平方。如妊娠 4 个月时胎儿身长 = 4^2 = 16 cm。妊娠后 20 周（即后 5 个妊娠月）的胎儿身长（cm）= 妊娠月数 ×5。如妊娠 7 个月 = 7×5 = 35 cm。

二、胎儿生理特点

为了适应胎儿生长发育的需要，其营养供应可分为 3 个阶段

1. 吸收

于着床前孕卵可以少量地吸收输卵管和宫腔液。

2. 组织营养传递

在胎盘循环建立之前，早期胚胎和蜕膜之间进行胚胎发育需要的物质和代谢物质交换。

3. 血液营养的传递

通过胎盘循环进行交换，从母体取得营养并将代谢产物经母体排出。

因此，胎儿各系统为适应其生存需要，就必须具有某些与成人不同的生理特点。其中，循环系统与成人差异最大。

（一）循环系统

1. 胎儿循环解剖学特点

1）1 条脐静脉将来自胎盘含氧量较高的血液送入胎儿循环进行交换。出生后胎盘循环停止，脐静脉闭锁成为肝圆韧带；脐静脉末端的静脉导管也闭锁成为静脉韧带。

2）2 条脐动脉将胎体内含氧较低的血液送入胎盘与母体进行交换，出生后脐动脉闭锁成为腹下韧带。

3）动脉导管位于肺动脉与动脉弓之间，胎儿出生后开始呼吸，肺循环建立，动脉导管闭锁，成为动脉韧带。

4）卵圆孔位于左右心房之间，卵圆孔在胎儿出生后几分钟内开始关闭，多数婴儿在出生后 6~8 周完全闭锁，但有少数终生不闭锁，很少有临床症状。

2. 血循环特点

含氧充分（80%）的血液，从胎盘进入脐静脉至肝脏处分为三支：一支直接入肝，一支与门静脉汇合入肝，此两支的血液经肝静脉注入下腔静脉；另一支为静脉导管直接汇入下腔静脉。在脐静脉入肝处，静脉导管壁内有一个括约肌，对脐静脉注入肝的血流

量起调节作用。当血液流经下腔静脉时，加入了一小部分来自下肢、腹腔和盆腔的含氧低的血液。下腔静脉将混合血送入右心房。

从下腔静脉导入右心房的血液，受下腔静脉瓣在入口处的引导，血液直接射向卵圆孔，卵圆孔的上缘对流过的血液起分流作用，使大部分血液经卵圆孔进入左心房；小部分血液与上腔静脉来的含氧低的血液汇合入右心室，随后进入肺动脉。由于胎儿肺尚未执行呼吸功能，肺循环阻力较大，肺动脉大部分血液经动脉导管流入降主动脉，仅约1/3的血液入肺后再经肺静脉流回到左心房。左心房含氧丰富的血液进入左心室，继而注入升主动脉，分送到头、颈、上肢及心脏本身，主要先保证脑发育的需要。当血液流经降主动脉时，又加入了从动脉导管来的含氧量少的血液，故躯干、下肢获得的是含氧量中等的血液。降主动脉的血液除小部分到腹腔器官、盆腔和下肢外，大部分血液经腹下动脉由脐动脉送至胎盘，与母体血液进行气体和物质交换。可见胎儿体内无纯动脉血，而是动静脉混合血，只是流经各部位的血液血氧含量有程度上的差异。

（二）血液

1. 红细胞生成

约于受精后3周末胎儿血循环建立，其红细胞主要来自卵黄囊。于妊娠10周，红细胞的主要生成器官是肝，继而骨髓、脾逐渐有造血功能。至足月妊娠时骨髓产生90%红细胞。于妊娠32周时产生大量红细胞生成素，使孕32周以后的早产儿和足月儿的红细胞数均增多，约为$6.0 \times 10^{12}/L$。因为胎儿红细胞的生命周期短，仅为成人的2/3，故需不断生成红细胞。

2. 血红蛋白生成

血红蛋白在原红细胞、幼红细胞和网织红细胞内合成，包括原始血红蛋白、胎儿血红蛋白和成人血红蛋白。随妊娠进展，血红蛋白不仅数量增多，而且逐渐由原始型向成人型过渡。在妊娠前半期，均为胎儿血红蛋白，至妊娠最后4~6周，成人血红蛋白增多，至分娩时仅约25%红细胞含胎儿血红蛋白。含胎儿血红蛋白的红细胞，对氧有较高的亲和力。

3. 白细胞生成

妊娠2个月后，胎儿血循环中出现粒细胞。于妊娠12周，胸腺、脾脏产生淋巴细胞，成为机体内抗体的主要来源。

（三）呼吸系统

胎儿的呼吸功能是由母儿血液在胎盘进行气体交换完成的，但胎儿在出生前肺泡肺循环及呼吸肌均已发育。妊娠11周可看到胎儿胸壁运动，16周胎儿呼吸能使羊水进出呼吸道。但当胎儿窘迫时，正常呼吸运动停止。

（四）消化系统

早在妊娠11周小肠已有蠕动，妊娠4个月时胃肠功能基本建立，胎儿可吞咽羊水，吸收大量水分。

胎儿胃肠能吸收氨基酸、葡萄糖及其他可溶性营养物质，但对脂肪的吸收能力较差。胎儿肝脏内缺乏许多酶，以致不能结合因红细胞破坏所产生的大量游离胆红素。

（五）泌尿系统

胎儿肾脏在妊娠 11~14 周时有排泄功能，妊娠 14 周的胎儿膀胱内已有尿液。妊娠后半期胎尿成为羊水的重要来源之一。

（六）内分泌系统

胎儿甲状腺是胎儿期发育的第一个内分泌腺。早在受精后第 4 周甲状腺即能合成甲状腺素。胎儿肾上腺的发育最为突出，其重量与胎儿体重之比远超过成年人，且胎儿肾上腺皮质主要由胎儿带组成，占肾上腺的 85% 以上。出生约半年后消失。胎儿肾上腺皮质是活跃的内分泌器官，产生大量的甾体激素尤其是脱氢表雄酮，与胎儿肝脏、胎盘、母体共同完成雌三醇的合成与排泄。因此，血、尿雌三醇测定成为临床上产前进行宫内监护、估计胎盘功能最常用的有效方法。

（七）生殖系统及性腺分化发育

男性胎儿睾丸发育较早，妊娠第 9 周开始分化，至妊娠 14~18 周形成细精管。当睾丸发育后，刺激间质细胞分泌睾酮，促使中肾管发育，而支持细胞产生副中肾管抑制物质，使副中肾管发育受到抑制而退化。外阴部 5α-还原酶使睾酮衍化为二氢睾酮，外生殖器向男性分化发育。睾丸于临产前降至阴囊内，右侧睾丸高于左侧且下降较迟。

女性胎儿卵巢发育稍晚，于妊娠 11~12 周卵巢开始分化。因缺乏副中肾管抑制物质而致副中肾管系统发育，形成阴道、子宫、输卵管。外阴部缺乏 5α-还原酶，外生殖器向女性分化发育。

（隋小妮）

第四节　妊娠期母体变化

妊娠期由于胎儿生长发育的需要，在胎盘产生的激素作用下，母体各系统发生了一系列适应性生理性变化。了解妊娠期母体的变化，有助于护理人员帮助孕妇了解妊娠期的解剖及生理方面的变化；减轻孕妇及其家属由于知识缺乏而引起的焦虑；教育孕妇及其家庭成员处理症状和体征；帮助孕妇识别潜在的或现存的非正常的生理性变化。

一、生殖系统的变化

（一）子宫

1. 子宫体

子宫体明显增大变软，早期子宫呈球形且不对称，妊娠 12 周时，子宫增大均匀并超出盆腔。妊娠晚期子宫多呈不同程度的右旋，与盆腔左侧有乙状结肠占据有关。宫腔容积由非妊娠时 5 ~ 10 ml 增加至妊娠足月时约 5 000 ml，子宫大小由非妊娠时的 7 cm × 5 cm × 3 cm 增大至妊娠足月时的 35 cm × 22 cm × 25 cm。子宫壁厚度非妊娠时约 1 cm，妊娠中期逐渐增厚，妊娠末期又渐薄，妊娠足月时为 1.0 ~ 1.5 cm。子宫动脉逐渐由非妊娠时的屈曲至妊娠足月时变直，以适应胎盘内绒毛间隙血流量增加的需要。妊娠足月时，子宫血流量为 500 ~ 700 ml/min。

2. 峡部

峡部是位于宫体部与宫颈之间最狭窄部位。非孕时长约 1 cm，妊娠后变软，妊娠 10 周时子宫颊部明显变软。孕 12 周以后，子宫峡部逐渐伸展、拉长、变薄，扩展成为子宫腔的一部分，形成子宫下段。临产后可伸展到 7 ~ 10 cm 长，成为产道的一部分。

3. 宫颈

妊娠早期宫颈组织水肿，黏膜充血，致使宫颈肥大、变软，外观呈紫蓝色。宫颈管内腺体肥大，宫颈黏液分泌量增多，形成黏稠的黏液栓堵塞于宫颈管，有防止病原体入侵宫腔的作用。接近临产时，宫颈管变短并出现轻度扩张。由于宫颈鳞柱状上皮的交界部向外推移，宫颈表面外观色红如糜烂状，称假性糜烂。

（二）卵巢

卵巢妊娠期略增大。于一侧卵巢可见妊娠黄体，妊娠 6 周前分泌雌、孕激素维持早期妊娠。黄体功能于 10 周后由胎盘取代，黄体在妊娠 3 ~ 4 个月时开始萎缩。妊娠期间卵巢停止排卵。

（三）阴道

妊娠时阴道黏膜充血、水肿，外观呈紫蓝色，阴道肌层肥厚，周围结缔组织变软，白带增多。妊娠时阴道上皮细胞内糖原积聚，经阴道杆菌作用后成为乳酸，使阴道 pH 值降低，抑制致病菌生长，利于防止感染。

（四）外阴

妊娠期外阴部充血，会阴肥厚变软，大小阴唇有色素沉着，组织变软，利于胎儿娩出。

二、乳房的变化

妊娠期乳房有显著的改变。妊娠早期的数周内孕妇常感乳房触痛和刺痛。由于乳腺腺管和腺泡的增多致使乳房增大。乳头变大并有色素沉着致呈黑褐色，易勃起，乳晕亦着色，因有较多散在皮脂腺肥大而形成的结节状小隆起，称为蒙氏结节，是早孕体征之一。妊娠晚期轻轻挤压乳头时，可有少许淡黄色稀薄液体流出，但真正的泌乳则在分娩后出现，这可能与妊期血液中有高浓度雌、孕激素而抑制乳腺分泌有关。

三、血液、循环系统的变化

（一）血液的变化

至孕 32 ~ 34 周达高峰，血容量增加 30% ~ 45%，维持至分娩。血液稀释系因血浆增加多于红细胞增加。红细胞计数约为 $3.6 \times 10^{12}/L$，血红蛋白值为 110 g/L，血细胞比容为 0.31 ~ 0.34。孕妇储铁约 0.5 g，因红细胞增加和孕妇、胎儿的需要，容易缺铁，应自孕中期开始补充铁剂。白细胞总数自孕 7 ~ 8 周开始增加，至孕 30 周达高峰，约为 $12 \times 10^9/L$，有时可达 $15 \times 10^9/L$，主要是中性粒细胞增多。孕期血液处于高凝状态。凝血因子 Ⅱ、Ⅴ、Ⅶ、Ⅷ、Ⅸ、Ⅹ 均增多，仅凝血因子 Ⅺ、Ⅷ 减少。血小板数略减少。血纤维蛋白原值约增加 50%，于妊娠期可达 5 g/L。红细胞沉降率加快。血浆蛋白值于孕中期约为 65 g/L，主要是白蛋白减少。

（二）循环系统的变化

妊娠期由于子宫增大，膈肌升高，心脏向左、向上、向前移位。心脏容量从妊娠早期至妊娠末期约增加 10%，心率每分钟增加 10 ~ 15 次。由于心脏移位，血流量增加，血流速度加快，在心尖区可听到柔和吹风样收缩期杂音，产后消失。妊娠 10 周开始，心脏每搏输出量增加，妊娠 28 周左右达峰值，约增加 30%，一直持续到分娩。临产后，特别是第二产程期间，心脏每搏输出量显著增加。妊娠早期、中期血压偏低，主要变化是舒张压，因外周血管扩张，血液稀释及胎盘形成动静脉短路，使外周循环阻力减低所致。妊娠晚期血压轻度升高。孕妇体位影响血压，仰卧位时易发生低血压。妊娠后期下腔静脉的回血量增多，加之增大的子宫压迫，因此，股静脉压力高于非孕期。由于下肢、外阴及直肠下静脉压力增加，血流不畅，下肢及外阴易发生静脉曲张，容易出现痔。

四、呼吸系统的变化

妊娠期耗氧量增加，气体交换量增加，呼吸稍增快。因妊娠子宫增大，膈肌上升，肋骨外展，胸廓横径加宽周径加大，肺活量无改变，以胸式呼吸为主。上呼吸道黏膜水肿、充血、局部抵抗力降低，易发生上呼吸道感染。

五、消化系统的变化

很多孕妇在孕 6 ~ 10 周可有不同程度的恶心或呕吐，尤其晨间空腹时更加明显，或伴有食欲缺乏、偏食以及喜食酸味食物等，称为早孕反应。这种反应的程度和持续时间因人而异，但多数不需特殊治疗，在孕 10 ~ 12 周逐渐消失。

妊娠期间牙龈充血、水肿、增生，晨间刷牙时易有牙龈出血，分娩后即消失。妊娠牙齿容易松动和出现龋齿。

妊娠期间随子宫的增大，胃被上举，肠被推向上方和两侧，盲肠和阑尾向外上方移动，阑尾的基底部在髂嵴水平。

由于雌激素的影响，胃肠平滑肌张力下降使蠕动减少、减弱，胃排空时间延长，易有上腹部饱胀感。妊娠中、晚期，由于胃部受压及幽门括约肌松弛，胃内酸性内容物可回流至食管下部，产生"灼热"感。肠蠕动减弱，易便秘。

六、泌尿系统变化

（一）肾脏

妊娠期由于代谢产物增多，肾脏负担过重。肾血流量较非孕时增加35%，肾小球滤过率增加50%，且两者均受体位影响，孕妇仰卧位尿量增加，故夜尿量多于日尿量。代谢产物尿素、尿酸、肌酸、肌酐等排泄增多。当肾小球滤过超过肾小管吸收能力时，可有少量糖排出，称为妊娠生理性糖尿。

（二）输尿管

妊娠期在孕激素作用下，输尿管增粗且蠕动减弱，尿流缓慢，右侧输尿管受右旋妊娠子宫压迫，加之输尿管有尿液逆流现象，孕妇易患急性肾盂肾炎，以右侧多见。

七、皮肤的变化

（一）色素沉着

不少孕妇妊娠期间在面颊、乳头、乳晕、腹白线及外阴等处皮肤有色素沉着，在面颊可呈不规则的褐色斑块或呈蝶形分布，俗称妊娠斑，分娩后渐减退，但有时不能完全消失。色素沉着与妊娠期垂体分泌黑色素细胞刺激素增多有关，而且雌、孕激素又有直接促进黑色素细胞的作用，故妊娠皮肤色素沉着增加。

（二）妊娠纹

妊娠期孕妇腹部皮肤可出现不规则平行裂纹，有的甚至出现在大腿、臀部及乳房皮肤，裂纹呈淡红色或紫褐色，质柔软，有皮肤变薄感，称为妊娠纹，见于初产妇。产后上述妊娠纹渐退变成银白色，持久不消退。妊娠纹的发生多认为与肾上腺皮质激素分泌过多引起皮内组织发生改变有关，也有人认为与增大的子宫使腹壁皮肤过度扩展有关。

（三）毛发改变

妊娠期极少数孕妇有阴毛和腋毛增多、增粗的现象，可能与睾酮和肾上腺皮质激素增多有关。也有孕妇孕期发生轻度脱发者，极个别严重脱发可致全部脱光。原因不明，产后可自然恢复。

（四）骨骼、关节及韧带的变化

骨质在妊娠期间一般无改变，仅在妊娠次数过多、过密又不注意补充钙质及维生素D时，能引起骨质疏松症。妊娠后期部分孕妇自觉腰骶部及肢体疼痛不适，可能与松弛素使骨盆韧带及椎骨间的关节、韧带松弛有关。

八、内分泌系统的变化

（一）垂体

妊娠期垂体稍增大，尤其在妊娠末期，腺垂体增生肥大明显。嗜酸细胞肥大增多，形成"妊娠细胞"。

1. 促性腺激素（Gn）

在妊娠早期，妊娠黄体及胎盘分泌大量雌、孕激素，对下丘脑及腺垂体的负反馈作用，使 FSH 及 LH 分泌减少，故妊娠期间卵巢内的卵泡不再发育成熟，也无排卵。

2. 催乳激素（PRL）

妊娠 7 周开始增多，随妊娠进展逐渐增量，妊娠足月分娩前达高峰约 150 μg/L，为非孕妇女 15 μg/L 的 10 倍。催乳激素有促进乳腺发育的作用，为产后泌乳做准备。分娩后不哺乳于产后 3 周内降至非孕时水平，哺乳者多在产后 80~100 日或更长时间才降至非孕时水平。

（二）肾上腺皮质

1. 皮质醇

皮质醇妊娠期血清皮质醇浓度明显增加，增到原来的 3 倍以上，进入血液循环后，75% 与皮质类固醇结合球蛋白（CBG）结合，15% 与白蛋白结合，仅有约 10% 的游离皮质醇起作用，故孕妇并无肾上腺皮质功能亢进的表现。

2. 醛固酮

醛固酮为主要的理盐激素。妊娠期间醛固酮水平从孕 15 周开始增加，至足月妊娠时为 2 780 nmol 左右，是非孕时的 139~695 nmol 的 4~20 倍。但仅有 30%~40% 为有活性作用的游离醛固酮，故不致引起过多的水钠潴留。

（三）甲状腺

妊娠期间甲状腺组织增生，血管增多，使甲状腺体积增大。由于受高雌激素水平的影响，血液循环中甲状腺素结合球蛋白（TBG）显著增加，TBG 与 T_3、T_4 的结合力亦增加，致使血浆中结合型 T_3、T_4 增多，而游离的 T_3（FT_3）及游离的 T_4（FT_4）无改变，孕期基础代谢率约增加 20%，但孕妇通常无甲状腺功能亢进的表现。孕妇及胎儿体内的促甲状腺激素均不能通过胎盘，而是各自负责自身甲状腺功能的调节。

（四）甲状旁腺

妊娠早期孕妇血浆甲状旁腺素水平降低，随妊娠进展，血容量和肾小球滤过率的增加以及钙的胎儿运输，导致孕妇钙浓度的缓慢降低，造成甲状旁腺素在妊娠中晚期逐渐升高。

九、新陈代谢的变化

（一）糖代谢

妊娠期由于胰岛功能旺盛，胰岛素分泌增多，孕妇血糖偏低。肾脏排糖阈降低，可出现生理性糖尿。

（二）脂肪代谢

妊娠期间由于肠道对脂肪吸收能力增加，血脂水平增高，脂肪储备较多，为孕期、分娩以及产后哺乳的能量消耗做好准备。

（三）蛋白质代谢

妊娠期孕妇处于正氮平衡状态，对蛋白质的需要量增加。母体储备的蛋白质，除供给胎儿生长发育及子宫、乳房增大的需要以外，还为分娩期消耗做准备。

（四）水代谢

妊娠期间母体内总体液量增加平均约为 7 L，水钠潴留和排泄形成适当比例而不引起水肿。但至妊娠末期组织间液可增加 1~2 L。

（五）矿物质代谢

胎儿生长发育需要多量的钙和磷，胎儿所需的钙、磷必须从母体骨质中获取，若代谢失常或摄入量不足，母体可因血钙过低造成"小腿抽筋"或手足搐搦，或骨质疏松。因此，妊娠期应补钙，尤其在妊娠晚期。在补充钙的同时应同时补给维生素 D，促进小肠黏膜对钙的吸收。妊娠期母体铁的需要量也增加。因母体红细胞增加，胎盘发育，子宫长大，以及胎儿造血的需要，需要供应大量铁质。故妊娠后期应给孕妇补充适量的铁剂，否则易发生缺铁性贫血。

（六）基础代谢率

基础代谢率在妊娠早期稍下降，从妊娠中期开始增高，到足月妊娠时可为 +20% ~ +30%。

十、骨骼、关节、韧带的变化

骨质在妊娠期一般无改变，在妊娠过多、过密时如不注意补充维生素 D 或钙，可引起骨质疏松症。部分孕妇自觉腰骶部及肢体疼痛不适，可能与松弛素使骨盆韧带及椎骨间的关节、韧带松弛有关。由于子宫增大，重心前移，脊柱略向前凸，为保持身体平衡，孕妇头及肩向后移，腰部曲度增加，容易出现腰背痛。

十一、其他

（一）体重

体重于妊娠 13 周前无明显变化，以后平均每周增加 350 g，正常不应超过 500 g，至妊娠足月时，体重约增加 12.5 kg，包括胎儿、胎盘、羊水、子宫、乳房、血液、组织间液、脂肪沉积等。

（二）矿物质

胎儿生长发育需要大量的钙、磷、铁。胎儿骨骼及胎盘形成，需要较多的钙，近足月妊娠的胎儿体内含钙约 25 g，磷 24 g，绝大部分是在妊娠末期 2 个月内积累的，故应于妊娠后 3 个月补充维生素及钙，以提高血钙含量。

（隋小妮）

第五节　早期妊娠的诊断

一、病史与症状

（一）停经

生育年龄的已婚健康妇女，平时月经周期规律，一旦月经过期 10 日或以上，应疑为妊娠。但需与内分泌紊乱、哺乳期、口服避孕药引起的闭经相鉴别。

（二）早孕反应

约 60% 妇女在停经 6 周左右出现畏寒、头晕、乏力、嗜睡、流涎、食欲缺乏、喜食酸物或厌恶油腻、恶心、晨起呕吐等一系列症状，称早孕反应。早孕反应约持续 2 个月自行消失。

（三）尿频

于妊娠早期出现，增大的前倾子宫在盆腔内压迫膀胱所致，当子宫逐渐增大超出盆腔后，尿频症状自然消失。

（四）乳房变化

体内增多的雄激素促进乳腺腺管发育及脂肪沉积，孕激素促进乳腺腺泡发育。催乳激素、生长激素、胰岛素、皮质醇和表皮生长因子协同作用，使腺体干细胞分化为腺泡细胞和肌上皮细胞。查体可见乳房逐渐增大，感觉乳房胀痛。哺乳妇女妊娠后乳汁明显减少。乳头及乳晕着色加深，由于皮脂腺增生，乳晕周围出现深褐色结节—— 蒙氏结节。

二、体征

（一）生殖器官的变化

妊娠后阴道壁及子宫颈充血变软，呈紫蓝色。双合诊检查子宫体增大变软，最初子宫前后径变宽变略饱满，继后宫体呈球形。孕 12 周时，宫底超出盆腔，在耻骨联合上可扪及宫体。黑加征出现，即子宫峡部极软，宫体与宫颈似不相连。妊娠 10 周后羊膜囊逐渐下移，此体征消失。

（二）乳房变化

妊娠 8 周起，乳房逐渐长大，肿胀疼痛，乳头乳晕着色加深，乳晕周围蒙氏结节出现。

三、辅助检查

（一）妊娠试验

孕卵着床后滋养细胞分泌绒毛膜促性腺激素，孕妇血清中和尿液中含有绒毛膜促性腺激素，利用其生物学和免疫学特点，检查血或尿液，结果阳性可协助诊断早孕。常用检测方法有酶免疫测定法、放射免疫测定法、生物测定法。

（二）超声检查

1. B 超显像法
B 超显像法是诊断早期妊娠最快速准确的方法。经腹部超声扫描在妊娠 5 周时可见妊娠环，6~8 周在妊娠环内可见胎心搏动。阴道超声扫描对早孕诊断较腹部超声扫描提前 1 周左右。

2. 超声多普勒法
超声多普勒法在增大的子宫区内可听到有节律的单一高调胎心音，最早可出现在妊娠 7 周时。

（三）黄体酮试验

利用孕激素在体内突然撤退可引起子宫出血的原理，对可疑早孕的妇女，每日肌内注射黄体酮 20 mg，连用 3~5 日。停药后超过 7 日未出现阴道流血，提示早期妊娠可能性大。

（四）宫颈黏液检查

宫颈黏液量少、黏稠，拉丝度差，涂片干燥后光镜下仅见排列成行的椭圆体，不见羊齿植物叶状结晶，则早期妊娠的可能性较大。

（五）基础体温测定

每日清晨醒来后（夜班工作者于休息 6～8 小时），尚未起床、进食、谈话等任何活动之前，量体温 5 分钟（多测口腔体温），并记录于基础体温单上，按日连成曲线。如有感冒、发热或用药治疗等情况，在体温单上注明。具有双相型体温的妇女，停经后高温相持续 18 日不见下降者，早孕可能性大；如高温相持续 3 周以上，则早孕可能性更大。

临床上要将病史、体征及辅助检查结合起来才能确诊早孕，不应将妊娠试验作为唯一的诊断依据，因妊娠试验有时可出现假阳性或假阴性。若就诊时停经日数尚短，临床表现及辅助检查结果还不能判定为早孕时，应嘱 7～10 日后复查。在诊断早孕时，应注意与卵巢囊肿、子宫肿瘤及尿潴留相鉴别。

（隋小妮）

第六节　中期及晚期妊娠的诊断

妊娠中期以后，胎儿和子宫增大，自腹部可扪及胎儿，听到胎心音，孕 4 个月左右，孕妇可自觉胎动，B 超检查可见到胎儿，不难诊断。同时，妊娠 12 周以后，孕妇面部出现棕色蝴蝶状斑点，脐耻之间皮肤黑白线色素加深，以及腹部、大腿外侧、乳房周围出现妊娠纹（系组织伸展皮下弹性纤维断裂所致），有助于诊断。需要注意的是要定期产检，及时发现各种孕期异常情况，如胎儿畸形，胎盘、羊水、脐带情况，是否双胎等。

一、病史及症状

有早期妊娠的经过，并逐渐感到腹部增大和胎动，以及一些早期妊娠伴随症状。

二、检查与体征

（一）子宫增大

子宫随妊娠进展逐渐增大。检查腹部时，根据手测子宫高度及尺测耻上子宫长度，可以判断妊娠周数（表 1-1）。但子宫底高度存在个体差异。

表 1-1　不同妊娠周数的宫底高度、子宫长度、双顶径大小

妊娠周数	手测宫底高度	尺测耻上子宫长度/cm	双顶径/mm
12 周末	耻骨联合上 2~3 横指		23.0 ± 5.4
16 周末	脐耻之间		36.2 ± 5.8
20 周末	脐下 1 横指	18 (15.3 ~ 21.4)	48.8 ± 5.6
24 周末	脐上 1 横指	24 (22.0 ~ 25.1)	60.5 ± 5.0
28 周末	脐上 3 横指	26 (22.4 ~ 29.0)	72.4 ± 6.7
32 周末	脐与剑突之间	29 (25.3 ~ 32.0)	81.7 ± 6.5
36 周末	剑突下 2 横指	32 (29.8 ~ 34.5)	88.1 ± 5.7
40 周末	脐与剑突之间或略高	33 (30.0 ~ 35.3)	92.8 ± 5.0

（二）胎动

胎儿在子宫内的活动称为胎动。胎动是胎儿情况良好的表现。孕妇于妊娠 18~20 周开始自觉胎动，平均每小时 3~5 次。随着妊娠周数越多，胎动越活跃，妊娠末期由于胎先露的入盆，胎动稍减少。

（三）胎心音

于妊娠 18~20 周用听诊器经孕妇腹壁能听到胎心音。胎心音呈双音，第一音和第二音很接近，似钟表"嘀嗒"声，速度较快，每分钟 120~160 次。于妊娠 24 周以前，胎心音多在脐下正中或稍偏左、右听到。于妊娠 24 周以后，胎心音多在胎背所在侧听得最清楚。听到胎心音即可确诊妊娠且为活胎。胎心音需与子宫杂音、腹主动脉音、胎动音及脐带杂音相鉴别。

三、辅助检查

（一）超声检查

B 超显像法可显示胎儿数目、胎产式、胎先露、胎方位、有无胎心搏动以及胎盘位置，且能测量胎体的多条径线，并可观察胎儿有无体表畸形。超声多普勒法能探出胎心音、胎动音、脐带血流音及胎血流音。

（二）胎心电子监护

对妊娠 30 周以上者，用胎心电子监护做胎心监护，了解胎儿的胎心率，胎心变异度及胎动后胎心率改变（即无应激试验，NST）。宫缩时，观察宫缩应激实验（CST）。必要时还可做催产素激惹实验（OCT），可观察胎儿胎盘的储备功能。

（三）胎儿心电图

胎儿心电图可反映胎心活动情况。妊娠 12 周后可经孕妇体表测得胎儿心电图，成功率80.3%。随孕龄数增加，成功率愈高。胎儿心电图有助于判断胎儿是否存活、胎心是否异常、胎儿有无发育迟缓、宫内缺氧、先心病、过期妊娠或母儿血型不合等。

（四）X 线

孕 20 周后 X 线可显示胎儿骨骼，但因 X 线对胎儿生长发育不利，目前极少采用，若孕妇必须杀掉 X 线检查，应尽量延至孕 7 个半月以上。

（隋小妮）

第七节　胎产式、胎先露、胎方位

妊娠 28 周以前，由于羊水相对较多，胎儿较小，胎儿在子宫内有较大的活动范围，其位置和姿势容易改变。随妊娠进展，胎儿生长迅速，胎儿在子宫内活动范围逐渐减小，至妊娠 32 周后，胎儿的位置和姿势相对恒定。为适应椭圆形宫腔的形状，胎儿在子宫内所取的姿势（简称胎势）为：胎头俯屈，脊柱略向前弯，四肢屈曲交叉于胸腹前。

由于胎儿在子宫内的位置不同，即形成了不同的胎产式、胎先露及胎方位。

一、胎产式

胎体纵轴与母体纵轴的关系称胎产式。两轴平行者称纵产式，占妊娠足月分娩总数的99.75%；两轴垂直者称横产式。两轴交叉者称斜产式，此产式属暂时的，在分娩过程中多数转为纵产式，偶尔转成横产式。

二、胎先露

最先进入骨盆上口（旧称骨盆入口）的胎儿部分称为胎先露。纵产式有头先露和臀先露。横产式为肩先露。偶尔头先露或臀先露与胎手或胎足同时入盆，称复合先露。头先露因胎头屈曲的程度不同，又分为枕先露、前囟先露、额先露及面称先露。头先露发生率为纵产式95.75%~97.75%，其中，枕先露发生率最高。臀先露因入盆先露不同，又分为混合臀先露（完全臀先露）、单臀先露、单足先露和双足先露。

三、胎方位

胎方位是指胎儿先露部的指示点与母体骨盆之间的关系（简称胎位）。枕先露以枕骨、面先露以颏骨、臀先露以骶骨、肩先露以肩胛骨为指示点。根据指示点与母体骨盆入口前、后、左、右、横的关系而有不同的胎位。

胎儿在宫内的胎产式、胎先露及胎方位，对分娩过程影响极大，故在产前或分娩时，明确诊断胎位，及时纠正异常胎位极为重要。

（隋小妮）

第二章　孕期监护及保健

第一节 产前检查

一、检查的时间

产前检查于确诊早孕时开始。早孕检查一次后，未见异常者应于孕 20 周起进行产前系列检查，每 4 周一次，32 孕周后改为每 2 周一次，36 孕周后每周检查一次，高危孕妇应酌情增加检查次数。

二、首次产前检查

（一）采集病史

1. 首次产前检查

应询问姓名、年龄、职业、婚龄、孕产次、籍贯及地址。注意年龄过小易发生难产，35 岁以上的初产妇易发生妊娠期高血压疾病、产力异常和产道异常。接触有毒物质的孕妇，应检测血常规及肝功能。

2. 本次妊娠情况

了解妊娠早期有无早孕反应，感冒发热及用药情况；胎动开始时间；有无阴道流血、头晕、头痛、心悸、气短及下肢浮肿等症状。

3. 月经史及既往孕产史

了解初潮年龄、月经周期、末次月经日期；有无流产及难产史、死胎死产史、分娩方式、新生儿情况及有无产后出血等。

4. 既往史及家族史

有无心脏病、高血压、肺结核、糖尿病、血液病、肝肾疾病；有无剖宫产手术史等。同时了解家族史中有无精神病史、遗传病史及丈夫健康状况。

5. 推算预产期（EDC）

问清末次月经日期推算预产期，从末次月经（LMP）第一日算起，月份减 3 或加 9，日数加 7（农历加 14）。例如末次月经第一日是公历 2004 年 11 月 21 日，预产期应为 2005 年 8 月 28 日。若末次月经记不清或哺乳期无月经来潮而妊娠者，应根据早孕反应、HCG 测定数值、胎动开始时间、宫底高度及 B 超测胎头双顶径、顶臀长度加以估计。

（二）全身检查

观察孕妇发育、营养、精神状态、步态及身高。身高小于 140 cm 者常伴有骨盆狭窄；注意心、肝、肺、肾有无病变；脊柱及下肢有无畸形；乳房发育情况，乳头有无凹陷；记录血压及体重，正常孕妇血压不应超过 140/90 mmHg；或与基础血压相比不超过 30/15 mmHg；正常单胎孕妇整个孕期体重增加 12.5 kg 较为合适，孕晚期平均每周增加 0.5 kg，若短时间内体重增加过快多有水肿或隐性水肿。

（三）产科检查

产科检查包括腹部检查、骨盆测量、阴道检查及肛门检查。

1. 腹部检查

首先向孕妇作出解释，然后让孕妇排空膀胱后仰卧于检查床上，暴露腹部、双腿略屈曲分开，放松腹肌，检查者站于孕妇右侧。

1）视诊：观察腹部大小，有无妊娠纹。如腹部过大，应考虑有无双胎、巨大儿、羊水过多的可能。如腹部过小，应考虑有无胎儿宫内发育迟缓。

2）触诊：检查腹部肌肉紧张程度，了解胎儿大小、羊水情况、胎位等。

测子宫底高度、腹围：评估妊娠周数、胎儿大小及羊水量。

测量子宫底高度方法：用软尺由耻骨联合上缘经脐至子宫底测得的弧形长度即为子宫底高度。

测量腹围的方法：用软尺经脐中央绕腹部一周测得的周径，即为腹围。

四步触诊法：检查子宫大小、胎产式、胎先露、胎位及胎先露是否衔接。做前三步检查手法时，检查者站于孕妇右侧并面对孕妇。作第四步检查手法时，检查者则面向孕妇足端。

第一步手法：检查者两手置子宫底部，测得宫底高度，估计胎儿大小与妊娠周数是否相符。判断宫底部的胎儿部分，若为胎头则硬而圆且有浮球感，若为胎臀则软而宽且形状略不规则。若在宫底部未触及胎头的部分，应想到可能为横产式。

第二步手法：检查者两手分别置于腹部左右侧，一手固定，另一手轻轻深按检查，两手交替，仔细分辨胎背及胎儿四肢的位置。平坦饱满者为胎背，并确定胎背向前、侧方或向后。可变形的高低不平部分是胎儿肢体，有时感到胎儿肢体活动，更易诊断。

第三步手法：检查者右手拇指与其余四指分开，置于耻骨联合上方握住胎先露部，判断先露部是胎头或胎臀，左右推动以确定是否衔接。若胎先露部仍浮动，表示尚未入盆。若已衔接，则胎先露部不能被推动。

第四步手法：检查者左右手分别置于胎先露部的两侧，向骨盆入口方向深按，进一步确定胎先露部入盆的程度。若胎先露部为胎头，在两手分别下按的过程中，一手可顺利进入骨盆入口，另手则被胎头隆起部阻挡不能顺利进入，该隆起部称胎头隆突。枕先露（胎头俯屈）时，胎头隆突为额骨，与胎儿肢体同侧；面先露（胎头仰伸）时，胎头隆突为枕骨，与胎背同侧，但多不清楚。

经上述四步触诊法，若胎先露部仍难以确定，可行肛门检查及 B 超检查等协助诊断。

3）听诊：妊娠 20 周后，在靠近胎背上方的腹壁用听诊器能听到有节律的钟表样"嘀嗒"的胎心音，其速率为 120～160 次/分，应注意有无与胎心率一致的吹风样脐带杂音。枕先露时，胎心音在脐的右（左）下方；臀先露时，胎心音在脐右（左）上方；

肩先露时，胎心音在靠近脐部下方听得最清楚。

2. 骨盆测量

骨盆大小及形状与胎儿娩出顺利与否关系密切，因此，产前检查时必须常规测量骨盆。

1）骨盆外测量

（1）髂棘间径（IS）：测量两髂前上棘外缘的距离。正常值为 23～26 cm。

（2）髂嵴间径：测量两髂嵴外缘最宽的距离，正常值为 25～28 cm。

（3）骶耻外径：测量第 5 腰椎棘突下至耻骨联合上缘中点的距离，正常值为 18～20 cm，此径线可间接推测骨盆入口前后径长度，是骨盆外测量中最重要的径线。

（4）坐骨结节间径（出口横径）：孕妇取仰卧位，两腿弯曲，双手抱双膝。测量两坐骨结节内侧缘的距离，正常值为 8.5～9.5 cm。也可用手拳测量，若能容纳一成人横置手拳，即属正常，若此径值小于 8 cm 时，应加测出口后矢状径。

（5）耻骨弓角度：两手拇指尖斜着对拢，放置于耻骨联合下缘，左右两拇指平放在耻骨降支上面，测量两拇指间的角度为耻骨弓角度，正常值为 90°，小于 80° 为不正常。

2）骨盆内测量：适用于骨盆外测量有狭窄者，在妊娠 24 周以后会阴较松弛且不致引起感染时进行。

（1）对角径：耻骨联合下缘至骶岬前缘中点的距离，正常值为 12.5～13 cm，此值减去 1.5～2.0 cm 为骨盆入口前后径长度；方法为在孕 24～36 周时，检查者将一手的食、中指伸入阴道，用中指尖触到骶岬上缘中点，食指上缘紧贴耻骨联合下缘，另一手食指固定标记此接触点，抽出阴道内的手指，测量中指尖到此接触点距离为对角径。

（2）坐骨棘间径：测量两坐骨棘间的距离，正常值为 10 cm；方法为一手食、中指放入阴道内，触摸两侧坐骨棘，估计其间距离。

3. 阴道检查

了解软产道有无异常，测量对角径、坐骨棘间径，判断有无骨盆狭窄，胎先露下降情况。注意在妊娠最后一个月内及临产后，应避免不必要的阴道检查。

4. 肛门检查

了解胎先露部，骶骨前面弯曲度，坐骨棘及坐骨切迹宽度以及骶尾关节活动度，可结合肛门检查测得出口后矢状径。

5. 绘制妊娠图

将检查结果，如血压、体重、子宫长度、腹围、胎位、胎心率、浮肿、胎头双顶径等每次检查测得的值记录于妊娠图中，绘制成曲线图，动态观察孕妇和胎儿的情况，可及早发现异常。

（四）辅助检查

1. 常规检查

血常规、血型、输血前 8 项、肝肾功能、出血时间、凝血时间、糖筛查试验、糖耐量试验（OCTT）、尿常规、白带常规、甘胆酸检查、心电图、B 超（产科）、胎心监护、尿雌三醇/肌酐（E/C）等。

2. 其他检查

遗传学检查、羊水细胞学检查、唐氏筛查等。

（五）复诊产前检查

为了解前次产前检查后有何不适，便于及早发现高危妊娠。

1）询问上次产前检查后有无特殊情况发生，例如眼花、头痛、浮肿、阴道流血、胎动出现特殊变化等，经检查后给予相应治疗。

2）测量体重、血压，检查有无浮肿及其他异常，复查有无蛋白尿。

3）复查胎心率、胎位，并注意胎儿大小，尺测耻上宫高及腹围，判断与妊娠周数是否相吻合。必要时进行 B 超检查。

三、预后评价

产前检查的目的是及早发现高危妊娠，预防妊娠并发症的发生。

（一）体重增加

在孕期体重增加约 12.5 kg，其中妊娠期平均每周增加 0.5 kg，如短时间内增加过快，应注意巨大胎儿、羊水过多、妊娠水肿等，若体重增加不多，或一段时间不增加，应注意孕妇营养状况及胎儿生长情况。

（二）血压

正常妊娠期血压不应超过 140/90 mmHg，于孕 20～26 周应测平均动脉压（MAP），计算公式为舒张压 +（1/3 脉压），正常 <85 mmHg。若 MAP≥85 mmHg，妊娠晚期有发生妊娠期高血压疾病的可能。

（三）胎儿发育指数

胎儿发育指数 = 宫高（cm）－3×（孕月 +1）

指数在 －3～+3 为正常。低于 －3 提示胎儿生长受限。

（四）B 超观察胎儿双顶径

孕 24 周前每周增加约 3 mm，25～32 周每周增加约 2 mm，33～38 周每周增加约 1 mm，38 周后胎头生长速度明显减慢，甚至可能停止生长。连续、动态观察，及早发现 FGR。

（范爱君）

第二节　孕期营养

　　孕期营养是孕期保健中十分重要的环节。孕妇为适应妊娠期子宫、乳房增大和胎盘、胎儿生长发育的需要，孕期所需的营养必定要高于非孕期。若孕妇在孕期出现营养平衡失调，会直接影响胎儿生长发育，甚至导致产科并发症的发生，所以要强调孕期营养指导，加强孕妇对各种营养元素摄取的意识，合理补充，平衡膳食。

一、热能

　　高能量饮食不但能维持孕妇正常生理功能、体力活动，还可使孕妇体重增加，胎儿出生体重正常。孕中期胎儿生长发育较快，平均每日增加重量 10 g，基础代谢率增高 10%～20%，孕期热量估计需要增加（113～356）×10^3 kJ。中国营养学会推荐孕妇在孕 4 个月后平均每日应增加热能 837kJ，达到 9 623 kJ；如孕期继续保持正常劳动量，则每日需增加 1 004 kJ，重体力劳动者需增加 1 715 kJ。

二、蛋白质

　　孕妇需要大量储备蛋白质，在妊娠中期及晚期更为显著。妊娠期通过胎盘泌乳激素及垂体生长激素等作用，加强氮滞留及蛋白质的储存，使蛋白质得以满足胎儿发育及能量的需要。其次通过孕妇旺盛的食欲来保证蛋白质的摄取量，减慢肠蠕动以增加吸收量。通过消化道吸收的氨基酸，一部分经血循环输送至胎体，供给胎儿生长发育所需；部分形成血浆蛋白，其余部分在肝脏储存起来。

　　在正常情况下，健康孕妇每天摄取蛋白量为每千克体重 1～2 g，一般每天 60～70 g 蛋白质，即每天摄取 10～20 g 氮（1 g 氮＝6.25 g 蛋白质），足够新陈代谢所需。在孕早期，由于胚胎缺乏合成氨基酸的酶类，不能合成自身所需的氨基酸，因此应选用容易消化、吸收利用的优质蛋白质，如牛奶、蛋类、鱼禽畜肉及豆制品。中、晚期妊娠期间，应注意优质蛋白质的摄入，根据世界卫生组织（WHO）的建议每日需分别增加优质蛋白质 9 g 及 35 g。一般在妊娠后半期每天可从中储存 2～3 g 氮，至妊娠末期母体及胎儿共储备氮约 500 g（即 3 125 g 蛋白质）。母体储备中的 50% 供给胎儿、胎盘的发育成长，50% 供给子宫、乳腺及其他母体组织增生肥大之用，后者中相当大部分的 N 是为增加红细胞容量所需。

三、糖类

　　胎儿生长发育的能量主要依靠葡萄糖。近足月时胎儿每天要接受母体输送的葡萄糖约 30 g，因而在糖皮质激素及胎盘泌乳激素抑制胰岛素功能的作用下，孕妇对外周葡萄糖的利用率降低，肌肉内糖原贮存量减少，血糖量增加及餐后血糖维持时间延长，借此可有更多的糖量透过胎盘，进入胎体以满足胎儿需要。孕妇本身能量来源由糖代谢转变为以脂肪代谢为主。为此造成孕妇空腹血糖降低，血中酮体浓度增加，故晚期孕妇易发生低血糖，加速饥饿感和有发生酮症酸中毒的倾向。

目前有关孕妇的营养方面在民间存在一个误区，过分强调动物性食物的摄入，认为孕妇的食物结构应为高脂肪、高蛋白质、高热量"三高"膳食。据调查北京市市区45岁以上妇女体重超重者达50%。营养结构发生了变化，表现在脂肪的摄入量逐年上升，碳水化合物逐年下降。在人体内储备的能源物质中糖的储备量最少而糖却是代谢中耗氧少、输出功率最大的能源物质；因而胎儿生长发育所需能量主要依靠葡萄糖，而对脂肪的氧化和异生功能很差。按照合理的膳食要求，每天的食物中碳水化合物提供的能量应占总能量摄入的60%~65%，蛋白质的热量占15%左右，脂肪的热量占20%~25%。

四、脂肪

孕妇肠道吸收脂肪的能力加强。胆汁滞留，血脂随胆汁排出明显减少，因而血脂增高是正常妊娠的另一特点，并导致脂肪储存。

妊娠期脂肪储存是母体储藏能量的主要形式，在孕30周机体已有4 kg脂肪储存，双侧乳房虽增大，但脂肪储存量并不显著，仅20 g左右。脂肪多半储存在腹壁、背、大腿、腹膜后间隙及胎儿皮下等处。

妊娠前半期与妊娠后半期在脂肪和糖的新陈代谢方面有明显差异。早孕时血浆胰岛素的基础浓度正常，孕晚期则上升。

晚期妊娠时，葡萄糖刺激胰岛素分泌的作用大大增强，而通过胰岛素清除葡萄糖的能力却显著削弱。因此，母体清除血糖能力随妊娠进展，进行性下降，至足月时已低于正常。

脂肪贮备在妊娠前半期极度加速而至后期几乎全部停顿。

所以，妊娠前半期母体储备能量的能力加强，为妊娠合成代谢阶段；至妊娠晚期，胎儿生长发育快，能量需求量增加，这一时期母体对胰岛素不敏感，对葡萄糖的利用和消耗降低，大部经胎盘血液循环输入胎体。在妊娠前半期所储备的脂肪在这时就作为主要能量供应母体需要，故系妊娠分解代谢阶段。

五、维生素的补充

维生素尽管需要量极小，但为维持生命所必需。它们不但在许多新陈代谢反应中起辅助作用，还是一些新生组织的重要构成成分。可是超量时却可导致体内生化的失衡及有害的不良反应，包括改变其他营养物质的新陈代谢，例如，维生素C的超量可干扰维生素B_{12}的运用，导致维生素B_{12}缺乏。

生活实践证明，维生素除因摄入不足外，还可能受一些其他因素的限制，如不合理的饮食习惯、食品加工、过度烹调等，在日常膳食中的摄入难以达到平衡，而发生某些维生素的缺乏，尤其在围受孕期（从受孕前1个月至孕后3个月）对婴儿的健康有长期影响，其幅度可包括明显的出生缺陷直至童年时期的行为举止、学习无能等问题。因此，有些孕妇在医生指导下，适当补充多种维生素是必要的。

（一）维生素 A

肝脏、鱼肝油、全乳或浓缩乳、胡萝卜及绿叶蔬菜最富于维生素 A。含胡萝卜素最高的是：胡萝卜、西红柿、白薯、菠菜和绿色植物。维生素 A 是组织生成和再生必不可少的物质，调控糖蛋白（黏多糖）的生物合成，主要在胶原及分泌黏液结构这一层面。故参与骨骼、牙齿的构成和精子的形成，在养护皮肤、黏膜、骨骼组织及胎盘中起重要作用，并能提高皮肤和皮脂腺的抗感染能力，具有消除炎症，抵抗引起癌变的放射性物质的功效。它又是周边视觉及色觉的必需的关键性组成成分，故有助于视力的改善。在胃肠道内视黄醇及 β 胡萝卜素两者转化为视黄醛，后者在视网膜中与视蛋白结合形成视觉色素。

妊娠期间维生素 A 的需要量略有增加，一般为 800 μg/d（约 2 700 U）。但血浆浓度却有所下降，这是由于消耗量大于从肝脏储存中释出量之故。它可穿越胎盘，但胎盘对其穿越却有所限制，因而治疗量对孕妇、对妊娠进展、对胎儿均无危害。可是超量应用，即具有胚胎、胎儿的毒性作用及致畸作用，包括流产、白内障、泌尿生殖系统畸形、中耳及外耳畸形、腭裂、无脑儿等。

（二）维生素 D

维生素 D 在体内不能合成，必须由食物来供应。可是日光直接照射皮肤即可产生胆固化醇，因此，成人晒一天太阳，可在体内形成维生素 D 1 万 U，为每日需要量的100 倍。所以经常户外活动的人，不易发生维生素 D 缺乏。中国营养学会 1988 年修订的维生素 D 推荐供给量：0～16 岁每天 400 U，17～60 岁每天 200 U，61～80 岁每天400 U。妊娠期及哺乳期间维生素 D 的日需要量并不增加，保持 200 U/d 即可。中国营养学会则推荐为：婴儿、儿童、青少年、孕产妇、乳母 400 U/d。

妊娠期中服用治疗剂量的维生素 D 对胎儿无危害。但每日摄入 1 800 U 即可出现毒性作用，孕期应用 4 000 U，即可引起先天性心血管系统畸形（尤其以心室上主动脉狭窄为多）智力发育迟缓、特发性高钙血症及先天性弥漫性骨硬化（播散性骨致密性骨病）。还可①由于胎盘的过度钙化，减少母婴物质交换面积而致胎儿宫内窒息；②引起胎儿颅骨过度骨化造成难产；③偶有肾脏过度钙化，肺、肾动脉狭窄伴动脉性高血压等出现。婴幼儿过量摄入维生素 D 亦可出现婴幼儿高钙血症，脑、心血管及肾脏等脏器病变。

（三）维生素 E

维生素 E 是所有生育醇及三烯醇衍生物，包括具有生物活性的生育酚的统称。它仅能由植物合成，植物油中含量最为丰富。食物中维生素 E 的最佳来源是植物油、种子及谷类植物。

维生素 E 具有很强的抗氧化作用，维持细胞膜的完整性和正常功能，维持正常的生殖能力和肌肉正常代谢，具有延缓衰老、预防大细胞性溶血性贫血作用等。孕妇维生素 E 缺乏会导致缺铁性贫血、流产、早产、低出生体重儿、新生儿先天畸形等。我国推荐维生素 E 孕妇供给量为 12 mg/d。

（四）维生素 B_1（硫胺）

维生素 B_1 是辅酶—脱羧酶的前体，其生理作用是促进 α - 酮酸的脱羧和戊糖的利用，通过对丙酮酸氧化脱羧作用形成乙酰辅酶 A 及合成乙酰胆碱。由于促进糖的新陈代谢，可使人减轻疲劳，兴奋神经。谷类植物含量最高。猪肉、蔬菜及坚果中亦有中等含量。

孕妇维生素 B_1 缺乏会导致腓肠肌触痛、膝腱反射迟钝、胃肠蠕动减慢、消化不良症状。我国推荐孕妇维生素 B_1 的供给量是 1.8 mg/d。

（五）维生素 B_2

维生素 B_2 是机体各种黄素酶的辅酶部分，在生物氧化过程中广泛地起着递氢作用，并参与机体内三大产热营养素的代谢过程，与热能代谢直接相关。维生素 B_2 的缺乏集中表现在眼、口、唇、舌和皮肤的炎症反应，伤口愈合不良、贫血等方面。其日需要量为 1.5 mg，妊娠期及哺乳期需要量有所增加。

（六）维生素 B_6

维生素 B_6 在自然界中以下述三种形式存在，即吡哆醇、吡哆醛及吡哆胺。这些形式在肝脏、红细胞及其他组织内转换为磷酸吡哆醛及磷酸吡哆胺，后两者均为辅酶。在氨基酸新陈代谢中起重要作用，尤其是氨基转移反应、氨基酸脱羧反应。在糖原合成、类脂及核酸代谢过程中亦起辅酶作用。

家禽、肝脏、猪肉、鱼及蛋是最佳来源。坚果及谷类有中等含量。日需要量与蛋白质的消耗量呈正相关，约 2 mg/d。妊娠期及哺乳期需要量有所增加，至 2.5 mg/d。据美国调查仅 15% 的美国妇女达到这一水平。服用异烟肼、肼苯达嗪、雌激素及口服避孕药时，亦需增加需要量。

以往认为即使在妊娠期大剂量、长时间服用维生素 B_6 对孕妇、妊娠过程及胚胎无任何危害。可是近年却有报道，孕妇过量服用维生素 B_6 可使胎儿肝脏内产生诱导酶，导致出生后引起婴儿抽搐。此外，它还抑制乳汁的分泌，因为它是多巴脱羧酶的辅酶，催化左旋多巴转换为多巴胺，后者刺激垂体合成催乳素抑制因子（PIF）而致催乳素分泌减少。

（七）维生素 B_{12}（钴胺素）

维生素 B_{12} 在体内其 CN 基被腺嘌呤核苷取代成为 5′- 脱氧腺苷钴胺，起辅酶作用。它是血细胞生成的必需因子之一。此外，还是细胞生长繁殖和维持神经系统髓鞘完整所必需的物质。由于参与核酸的合成，因而其需要量与细胞的增生程度成正比，尤其是生长迅速的组织需要量更大。

它的饮食来源仅为动物产品。存在于牛肉、牛奶、鱼及水生贝壳类动物中。缺乏这类维生素最常见的是引起大红细胞性贫血及巨幼细胞性贫血。

维生素 B_{12} 可穿越胎盘屏障到达胎儿血液，在娩出时其血液浓度有时可高于母体血液浓度。在胎体内还可引起抗体及总蛋白量的增加，如白蛋白及丙种球蛋白。妊娠期及哺乳期的需要量有所增加，分别为 2.2 μg/d 及 2.6 μg/d。尽管在妊娠期给予大剂量，既无胚胎胎儿毒性作用，亦无致畸作用。给予实验动物（大鼠）食物含量达 1 000 μg/kg 或皮下注射 100 μg/周，未出现毒性反应，亦不影响生殖功能。

（八）叶酸

叶酸是 20 世纪 40 年代中后期被发现分离出来的 B 族维生素之一。由于开始是从菠菜的叶子中提取而得以冠名。叶酸广泛存在于植物作物及蔬菜类食物中。肝脏、食用菌类及绿叶蔬菜中最为丰富。但在食品清洗、切碎、烹调过程中会大量丢失；并且由于它代谢十分活跃，在有氧条件下储存，尤其受热、光照及金属离子影响极易氧化而生成对生理无活性的化合物。动物来源的叶酸利用率高于植物来源的。实验证明，不同方式的摄入，叶酸吸收率的差别很大，在铁的存在与维生素 C 缺乏、pH 值低等情况下，叶酸的利用价值下降。食物中有轭合酶抑制物（如卷心菜、橘子、酵母、豆类）存在，叶酸的利用率显著下降，如橘子汁仅为 54%。最高生物利用率如蛋类为 72%，肝为 70%，菠菜为 63%。因此，随食品摄入的叶酸吸收率通常只有服用单纯叶酸片的一半左右。

妊娠期叶酸缺乏，甚至可延续到婴儿出生后的智力发育障碍。此外，贫血还可导致孕妇胎盘早剥、先兆子痫等高危妊娠。如在受孕前及早孕期间给予补充叶酸，上述先天性畸形的发生率至少可减少 1/2。妊娠期及哺乳期叶酸的日需要量分别为 600 μg，500 μg。

我国是神经管畸形（包括脊柱裂和无脑畸形）的高发区，每年发生 8 万～10 万病例。高危人群主要分布在我国北方。实验已证实，妇女在妊娠前后每天单纯服用含 0.4 mg 叶酸，在神经管畸形高发区和低发区都能降低神经管畸形的危险性。这无疑对提高人口素质，降低围生儿死亡率和婴儿死亡率起到重要作用。

（九）烟酸

它是尼古酸及烟酰胺的总称，是两种吡啶类辅酶的前体。它们存在于所有细胞中，在许多代谢过程，如糖酵解、脂肪酸代谢及组织呼吸等过程中起催化作用。

烟酸在自然界分布甚广，正常情况下一般都能满足需要，部分可由食物中的色氨酸转化而来。肝脏及鱼是它最好的食物来源，坚果、肉类、芦笋及花椰菜含有中等量。虽然牛奶及鸡蛋等食物中含量较少，可是有足够的色氨酸来补偿。在妊娠期及哺乳期需要量分别增加至 18 mg/d，17 mg/d。临床根据其血管扩张作用，曾用于治疗妊娠高血压疾病及子痫患者，在治疗过程中未曾发现对孕妇及胎儿有任何不良反应，亦未发现胎儿畸形。有报道，应用烟酸治疗乳汁减少症，其虽排入乳汁，但并未影响乳汁的组成成分。

（十）维生素C

因维生素C具有防治坏血病的功能，故又称抗坏血酸，是人体最重要的营养物质之一，又是人体需要量最多的一种水溶性维生素。它的生理功能极为复杂又很重要。是一个自然抗氧化剂，在生命活动极其重要的氧化还原反应过程中发挥重要作用。

维生素C的最丰富的来源是水果及蔬菜，尤其是花椰菜、卷心菜、橘柑、番木瓜及草莓。乳制品及家畜产品中含量极微。由于我国的烹调习惯使大量维生素C丢失而它又不能在体内合成，因而每日给予补充是必要的。

妊娠期及哺乳期维生素C的需要量分别增加至 70 mg/d，95 mg/d。应用大剂量维生素C一般无毒性作用。但妊娠期孕妇长期摄取大剂量维生素C，可干扰胎儿体内生理过程，造成对维生素C的依赖，胎儿一旦娩出，产后"停药反应"，新生儿可出现反跳性坏血病；还可导致孕妇白细胞杀菌效能削弱及尿酸尿，结果形成肾结石等报道。

六、矿物质及微量元素的补充

人体是由几十种化学元素组成的。根据这些元素的含量和需要，可分为常量元素和微量元素两大类。每人每日需要量在 100 mg 以上的称为常量元素，如钾、钠、钙、镁、磷等。需要量在 100 mg 以下的称为微量元素，目前已确认为必需的微量元素有 14 种，即碘、铁、锌、硒、氟、钴、锰等，它是通过食物、水和空气经消化道或呼吸道进入人体。人体内某些微量元素是体内有些酶的活性基团、辅助因子和激活剂，其作用和蛋白质、激素、维生素及酶系统有密切关系，因此，它对人的生长发育，代谢、免疫功能，细胞呼吸，造血、骨组织生成等一系列生理过程有重要影响。各种微量元素对胎儿的生长发育亦具有重要意义，因此孕妇需要量增加，其血清微量元素水平也产生了一系列的适应性变化。

（一）钙

血钙有三种成分，蛋白结合钙、复合钙及游离钙。后者是发挥生理作用的钙，也是血清中重要的阳离子之一，约占总血清钙的 46%。钙在人类生命的过程中，如骨骼形成、肌肉收缩、心脏跳动及大脑思维活动等人体的一切新陈代谢活动中发挥着重要的生理作用。

奶及奶制品、虾皮、鱼及贝壳类、动物骨骼是钙的最好来源，其次是蔬菜及豆类。

（二）铁

铁是唯一的在细胞水平上对氧的输送和能量的产生方面起重要作用的元素。缺铁可使细胞色素和含铁酶活性减弱，而使供氧不足，使氧还原及能量代谢紊乱，免疫功能下降，并导致贫血症。孕妇缺铁对母体会造成低血红蛋白性贫血，严重者导致机体免疫功能降低，并可引起甲状腺功能的降低及全身改变；对胎儿则可致慢性缺氧，使胎儿早产率和围生儿病死率明显提高。我国推荐孕妇摄铁量为 28 mg/d。

（三）碘

碘是甲状腺素的主要成分。甲状腺素在体内具有广泛的生物活性，对人体的生长、各器官成熟、神经系统的发育具有重要的调节、促进作用；许多生理功能、器官组织的功能状况，都有赖于甲状腺素的支持。

甲状腺在妊娠期的基本功能是诱导新生蛋白质、包括特殊酶的合成。在生理条件下，甲状腺激素为高级神经系统及全身组织的生发长发育所必需。碘营养素缺乏可导致甲状腺素减少，可直接影响妇女的生殖功能，能引起流产、死胎、胎儿先天畸形、体重过低，甚至婴儿出生后成活能力差等后果。尤其胚胎早期严重的宫内碘缺乏，常使胚胎大脑皮质神经细胞的数目与大小低于正常，危害神经系统的发育，造成终生智力障碍。因此，孕妇在妊娠期间摄入足够的碘，除保证自身健康外，更重要的是使胎儿发育良好，尤其是脑发育良好。

正常成人从饮食摄入 75 μg/d 时，即能满足人体合成甲状腺素的基本需要。但一般人认为，碘的供应量应达到正常生理需要量的两倍，即 150 μg/d。孕妇由于胚胎对碘的需要量增加，哺乳期妇女要通过乳汁把碘输给婴儿，因此，碘的需要量都大大增加，约需 200 μg/d。母亲的乳腺有聚合碘的能力，只要母亲不缺碘，婴幼儿吃母乳便不会缺碘。

（四）铜

铜是人体必需的重要微量元素，是铜蓝蛋白和超氧化物歧化酶等的组成部分，在代谢过程中起着生物催化剂的作用，并参与造血过程，影响铁的代谢和运输；铜能加速铁的利用和吸收。缺铜时赖氨酸氧化酶活性降低，胶原蛋白及弹性蛋白成熟迟缓，影响羊膜的韧性、弹性和厚度，羊膜变薄，易导致胎膜破裂。

（五）锰

锰是人体最重要的微量元素，锰直接参与体内 DNA 和 RNA 的合成，促进骨质形成；在骨髓造血过程中，锰与铁具有协同作用，而含锰的超氧化物歧化酶具有较强的抗氧化作用，能抗击自由基对人体细胞的损害，从而延缓衰老进程。锰缺乏时可影响骨骼的发育，导致胰腺发育不良，影响智力发育等。

（六）镍

成人体内含镍量为 6～10 mg，主要存在于脑部和肝脏中。镍在体内主要是维持细胞的正常结构和参与体内的物质代谢，同时也是精氨酸酶等的激活剂；镍更是 RNA 和 DNA 的必需组成成分，它能参与稳定 DNA 双螺旋结构，促进 DNA 的复制和 RNA 的转录以及蛋白质的生物合成，并能促进铁的吸收。镍缺乏时可导致贫血、骨钙含量降低、降低胰岛素活性等。

（七）硒

硒是人体必需的微量元素。它是谷胱甘肽过氧化物酶活性部位的组成成分之一，具有较强的抗氧化、清除自由基等作用。还参与辅酶 A 的合成，有利于维持心血管系统的正常结构和功能。近年由于它能保护细胞膜免受过氧化物的损伤，从而具有抗化学性致癌作用，受到关注。

人体对硒的最低需要量为 17 μg/d；生理需要量为 40 μg/d；界限中毒量为 800 μg/d；由此推荐膳食硒供给量为 50～250 μg/d。有关硒对妊娠、胎儿的影响还有待深入研究。

（范爱君）

第三节　环境对孕妇及胎儿的影响

环境包括自然环境和居住环境。环境质量的好坏对孕妇及其胚胎、胎儿是至关重要的，如孕妇居住地区的水、土壤中含氟量高，可引起地方性氟中毒；饮水中缺碘可引起地方性甲状腺肿；孕妇骨盆接受 X 射线及微波照射，均能使自然流产率增高；孕妇较长时间接触 100 dB 以上的大强度噪声，容易发生妊娠剧吐、妊娠高血压综合征，胎儿容易发生宫内发育迟缓及胎动活跃，易致胎儿脐带绕颈；孕妇长时间接触金属毒物如铅、汞、镉、锰、砷时，容易发生流产及妊娠高血压疾病；孕妇长时期接触有机溶剂如二硫化碳、苯、甲苯、二甲苯，容易使早期流产率及胎儿畸形率增高；孕妇长时期接触农药如除草剂 2，4，5－T，其副产品为致畸剂，易致胎儿发生神经管缺陷畸形等；孕期主动或被动吸烟，可使自然流产、早产、胎盘早剥等的发生率增加，而且易发生胎儿宫内发育迟缓，增加围生儿死亡率；孕期饮酒可致胎儿畸形及发育障碍等。因此，全社会均应注意保护环境，造福人类。

（范爱君）

第四节　孕妇用药对胎儿的影响

孕期明显的生理变化能改变药物在体内的分布，同时也会改变药物对孕妇和胎儿的疗效。这些变化可归纳为以下特点

1）孕妇血浆容量到妊娠晚期增加 30%～50%，同时脂肪也会出现相应的增加，这会使水溶性和脂溶性的药物在体内过度稀释。

2）孕期的血液稀释可出现低蛋白血症，清蛋白从 47 g/L 降至 36 g/L，而且从孕早期开始。大多数药物与体内的蛋白质结合，而这种稀释性低蛋白血症使药物与蛋白的结合力下降，导致药物在体内游离分布量的增加。

3）由于孕期肝脏功能及酶系统的变化，可使机体对某些药物的血浆廓清率增强。

4）孕期肾脏负担加重，肾血流量增加 35%，肾小球滤过率增加 30% ~ 50%，肌酐清除率也相应增加，药物排泄过程加快，致使血药浓度不同程度降低，但肾脏功能不全的患者，药物排泄减少，容易在体内蓄积。

5）妊娠期间胃排空时间延长，而且胃肠道平滑肌张力减退，肠蠕动减弱，造成口服药物吸收延缓，血药峰浓度出现延迟，且峰值常偏低。

一、孕期用药的基本原则

（一）用药必须有明确的指征

用药必须有明确的指征避免不必要的用药。

（二）应在医生指导下用药

应在医生指导下用药不要擅自使用药品。

（三）在妊娠早期尽量不用药

在妊娠早期若病情允许尽量推迟到妊娠中、晚期再用药。

（四）病情危重孕妇的用药

虽然有些药物对胎儿有影响，应充分权衡利弊后使用，根据病情随时调整用量，及时停药，必要时进行血药浓度监测。

二、孕期用药对胎儿的影响

（一）孕期用药对胎儿有哪些影响

孕期用药可造成胎儿中毒或致畸甚至死亡，也可通过促使胎儿血管收缩，减少母子之间气体交换及营养物质及代谢产物的转运；还有可导致严重的子宫低张力造成胎儿缺氧性损伤；更有可能间接地改变孕母的生化动力学。

（二）孕期用药对胎儿影响的程度

主要与胎儿的胎龄、药效、剂量相关。

着床时：当受精卵着床后的 20 天以内用药，可直接导致胚胎死亡。

妊娠早期：当妊娠 3 ~ 8 周，胎儿的器官正值发育阶段，当药物进入胚胎后主要是导致胎儿畸形，或可引起流产，或造成功能性的缺损，这种缺损可在出生长大后的生活中才被发现。

妊娠中、后期：妊娠中、后期用药不太会致畸，但仍有可能改变正常形成的胎儿器官和组织的发育和功能。

（三）孕期用药对胎儿影响的方式

药物通过胎盘的方式与进入其他组织的方式相同，也是通过弥散方式影响胎儿的，孕母服药后脐静脉中药物浓度高于脐动脉血中的药物浓度。孕母血中的药浓度与胎儿组织中药浓度之间的平衡至少需要弥散 40 分钟才能平衡。分娩前数小时给孕母用药（如局部麻醉药），可通过胎盘影响胎儿，应谨慎使用，以免胎儿中毒，因为断脐后新生儿由于其代谢功能和分泌功能尚未成熟，因此，其肝脏对药物的代谢或（和）肾脏对药物的廓清能力相当慢或功能较差。

美国食品和药品监督管理局（LFDA）根据药物对人类的不同致畸情况，将药物对胎儿危险性的等级标准分为 A、B、C、D、X5 个级别。A 级药物对人类胎儿无不良影响，是安全的；B 级药物对人类无有害证据，动物试验亦无有害发现，比较安全，但在人类无充分研究；C 级药物在动物实验时证明对胚胎致畸或可杀死胚胎，尚未在人类研究证实，确认利大于弊时方能对孕妇应用；D 级药物对胎儿的危害有确切证据，若非孕妇用药后有绝对的效果，否则不应考虑使用；X 级药物有确切证据表明可致胎儿异常，在妊娠期间禁止使用。

为防止药物诱发胎儿畸形，在妊娠前 3 个月最好不用 C、D、X 级药物，出现紧急情况必须用药时，应该尽量选用 A、B 级药物。

三、妊娠期有对胎儿影响的药物

（一）抗肿瘤药物

因胎儿对抗肿瘤药物也很敏感，如甲氨蝶呤、环磷酰胺、苯丁酸氮芥和白消安等均可导致胎儿异常：例如胎儿宫内发育迟缓，下颌异常、腭裂、颅骨发育不全、耳缺损、足畸形等。现已证明秋水仙碱、长春新碱和放线菌素 D 在动物中有致畸作用，但尚无证据表明对人类也有致畸作用。

（二）合成维 A 酸

妊娠早期服用维 A 酸可导致自发性流产或新生儿畸形，包括心脏缺陷、小耳朵、脑积水等。该药致畸的危险性约 25%，另有 25% 可能造成智力障碍。口服该药后可在皮下脂肪组织中储积并缓慢释放。其代谢产物在停药 2 年后仍有潜在致畸作用，它对动物和人类都有致畸作用。

（三）性激素

妊娠期前 12 周服用雄激素和合成孕激素可导致女婴的外生殖器男性化。孕母服用己烯雌酚可致青春期女孩阴道发生透明细胞癌，但很少见。己烯雌酚的影响是目前发现人类经胎盘致癌效应中最强的，当女性胎儿在宫内接受己烯雌酚后，可发生如下异常：

排卵前黏液异常、T形宫腔、月经不调、自发性流产、宫颈功能不全、宫外孕和早产的可能性增加。围生儿病死率增高。男性胎儿接受已烯雌酚后可发生尿道狭窄或（和）尿道下裂。

（四）抗惊厥药

患有癫痫孕妇致胎儿产生畸形的危险概率与孕妇癫痫发作的频率和严重程度，与每日服用1种大剂量或同时服用3种以上的抗癫痫药有关。三甲双酮的致畸作用最强，所以已被禁用于孕妇。当妊娠早期服用苯妥英钠有致畸的危险。近年报道苯巴比妥和卡马西平也可导致与苯妥英钠所引起的类似畸形。当临产时胎儿宫内接触过苯妥英钠、卡马西平或苯巴比妥的新生儿有出血倾向的可能性增加，因这些药可引起维生素K缺乏，故妊娠后期或预产期前1个月服用维生素K或在新生儿出生后就给予肌内注射维生素K则可避免出血的发生。

（五）抗精神病药和抗焦虑药

妊娠期用以止吐和调节精神状态的硫代二苯胺，该药可通过胎盘，有可能对胎儿造成威胁。妊娠末期服用地西泮可导致新生儿抑郁、激惹、震颤和反射亢进。妊娠早期服用碳酸锂有19%左右的胎儿出现相关畸形，最常见的是心血管畸形。碳酸锂在围生期的作用可造成新生儿昏睡、肌张力低、喂养困难、甲状腺功能减退（甲减）、甲状腺功能亢进（甲亢）和肾性糖尿病等异常现象。

（六）抗菌药

妊娠中期或后期服用四环素可透过胎盘与钙结合并聚集沉积于胎儿骨骼和牙齿。胎儿在宫内接触四环素，可导致牙齿永久性的黄染或（和）易患龋病及牙釉质发育不良，还可导致骨骼生长迟缓。因此在妊娠期应尽量避免服用四环素。

卡那霉素、庆大霉素、链霉素等氨基糖苷类耳毒性药物必须避免在妊娠期应用，因为它们可通过胎盘进入胎儿耳迷路。当治疗孕母危重病时，又对青霉素和头孢菌素耐药，以抢救生命为主，则考虑该类药物的耳毒性乃属次要地位。新生儿不能完全清除青霉素，但它对胎儿并无毒性，而使在妊娠期孕妇应用大剂量青霉素时也是如此。然而当妊娠期应用氯霉素会导致胎儿血氯霉素水平较高，而可能引起灰婴综合征。青霉素则安全得多。

磺胺类药，尤其是长效磺胺具有高蛋白结合链，它们可从蛋白结合链上竞争性地替代胆红素而通过胎盘。当妊娠34周前服用磺胺，通过胎盘能将胆红素排泄，从而减少对胎儿的危害性。当临产时孕母服用磺胺，可导致新生儿出现黄疸，如不及时治疗可发展成核黄疸。磺胺类药物中的柳氮磺吡啶可例外，由于它在胎儿的活性代谢产物——磺胺吡啶的胆红素竞争性替代活性较弱，所以对胎儿影响较少。

头孢菌素对人类的影响，尽管研究得比较多，但迄今没有明确的有害证据的发现。对妊娠期服用头孢菌素应强调要有明确的指征。

喹诺酮类抗生素在妊娠期应用一直受到质疑，因为曾有报道环丙沙星或诺氟沙星对骨和软骨的亲和力比较强，可能导致新生儿潜在性的关节损害。但最近的研究报道认为喹诺酮类抗生素与新生儿畸形和骨骼、肌肉缺损无关。

（七）抗凝药

香豆素类药可通过胎盘进入胎儿体内，而且胎儿对香豆素非常敏感。妊娠早期服用华法林，约有25%可能出现胎儿或新生儿华法林综合征，包括鼻发育不良、骨点采（X线摄片上表现）、双侧视神经（视觉）萎缩和智力发育异常。妊娠中期或后期服用华法林可致视神经萎缩、白内障、小头、小眼畸形及智力发育异常。孕母和胎儿都有出血倾向。肝素分子量大，不会通过胎盘，对胎儿无损害，所以，临床上在妊娠期应用抗凝药以肝素作为首选药，但需强调在妊娠期应用肝素时间太长（>6个月）可造成孕母骨质疏松或血小板减少症。

（八）心血管药

强心苷可通过胎盘，但新生儿或婴幼儿对强心苷的毒性有抵抗或耐受力。妊娠期注射洋地黄后，在胎儿体内会出现有1%的原形和3%的代谢产物，但当妊娠早期使用洋地黄可能会造成胎儿血洋地黄浓度过高。妊娠期服用地高辛，其所生的新生儿血地高辛浓度可与母血中地高辛浓度相同，但没有不良反应。

妊娠期服用治疗高血压的药物，可通过胎盘影响新生儿。普萘洛尔可通过胎盘导致胎儿或新生儿心动过缓、低血糖及不同程度的胎儿宫内发育迟缓。妊娠期尚需避免应用噻嗪类利尿药，因为该类药物会降低孕母血容量和减少胎儿的营养和氧合作用，有可能造成新生儿低钠、低钾血症、血小板减少症。

（九）甲状腺药

妊娠期间用以治疗孕母甲状腺疾病的放射性碘（^{131}I）可以通过胎盘而损害胎儿的甲状腺或引起新生儿甲减。丙硫氧嘧啶、甲巯咪唑和三碘甲状腺原氨酸均可通过胎盘而引起胎儿或新生儿甲减。碘化钾饱和溶液通常用于孕母严重的甲亢时，以阻止甲状腺释放过多的甲状腺素，由于它也可通过胎盘引起胎儿或新生儿甲减，导致新生儿气管被压迫而造成梗阻性呼吸困难。甲巯咪唑可导致新生儿头皮缺损，所以妊娠期的抗甲状腺药物宜选择丙硫氧嘧啶为妥。

（十）止痛药和麻醉药

妊娠期间应用止痛药和麻醉药，两者均可通过胎盘，在胎儿体内达到很高水平。水杨酸盐可与胆红素竞争性替代蛋白结合链，而造成游离胆红素血浓度增加而引起新生儿核黄疸。大剂量阿司匹林可引起宫缩发动延迟，并可导致胎儿动脉导管关闭不全，在临产时或产后母体可呈现出血倾向或造成新生儿出血。

（十一）疫苗

妊娠期或拟诊为怀孕的妇女应避免使用活的病毒疫苗。风疹病毒疫苗可通过胎盘引起胎儿或新生儿感染。当妊娠期有传染病风险者应谨慎应用。

（十二）临产时常用药

甲哌卡因、利多卡因、丙胺卡因等局部麻醉剂均可通过胎盘，还可通过外阴、宫颈周围等许多部位吸收，导致胎儿心动过缓和中枢神经被抑制。静脉给予缩宫素（催产素）以加强宫缩来引产是较为安全的，但有时会造成子宫收缩过度，对胎儿有不利影响。临产前给予孕妇大剂量地西泮可导致新生儿肌张力减退，Apgar 评分低，神经系统受抑制，对冷应激反应减弱。静脉注射硫酸镁常用于避免或抑制子痫惊厥，且可导致新生儿昏睡、张力降低、呼吸暂停。临床上用静脉注射硫酸镁而引起新生儿严重的并发症并不常见。

（十三）其他药物

1956 年发明的沙利度胺用来治疗感冒，现亦用于治疗麻风。直到 1962 年才被发现当妊娠早期即胎儿器官发生发育期服用会出现胎儿畸形，如双侧缺肢或短肢，或双肢发育不良，或伴有消化道及心血管畸形。

妊娠期服用维生素 A > 10 000 U/d 可增加致畸的风险，但维生素 A 服用 < 5 000 U/d 没有致畸的报道。

妊娠期糖尿病可用胰岛素来控制，因为胰岛素不能通过胎盘，不会影响新生儿血糖浓度，所以妊娠期糖尿病用胰岛素仍是首选药物。

妊娠期有病毒感染，口服或局部应用阿昔洛韦（无环鸟苷）可能是安全的。

妊娠期服用氯霉素、磺胺、维生素 K、呋喃妥因、磷酸伯氨喹、萘及氧化剂等可引起孕母溶血、胎儿或新生儿葡萄糖 – 6 – 磷酸脱氢酶（G – 6 – PD）缺乏性溶血。

（十四）禁用药物

妊娠妇女患有苯丙酮尿症者，禁止服用天冬氨酸和苯丙氨酸。由于天冬氨酸的主要代谢产物苯丙氨酸可经胎盘很快转运给胎儿，聚集于胎儿体内，一旦其浓度达到中毒水平，可导致胎儿或新生儿智力发育迟缓。但在常用剂量范围内摄入，胎儿体内的苯丙氨酸浓度不会达到中毒水平。妊娠期服用中等剂量的天冬氨酸导致胎儿中毒的危险性很少。尽管如此，若孕妇患有苯丙酮尿症时，天冬氨酸和苯丙氨酸仍然列为禁用药物。

（十五）社会因素

社会上部分妊娠妇女有不良嗜好，如吸烟、饮酒、尝试性地服用兴奋剂、镇静剂和（或）情绪调节药物。

四、孕期药物的选择

（一）妊娠期抗生素的选择

根据抗菌药物对胎儿有无致畸、毒性作用和对母体的毒性作用，将其分为三类，即妊娠期可以选用的、慎用的和禁用的三种。

1. 妊娠期可以选用的抗生素

1）青霉素类：该类抗生素的杀菌原理是阻碍细菌细胞壁的合成，哺乳类动物无细胞壁，故该类抗生素对人体毒性最小，不致胎儿畸形，且对母体肝、肾功能影响小。但其缺点是抗菌谱较窄，对细菌产生的 β－内酰胺酶不稳定，易产生耐药性，对酸不稳定，不能口服；易出现过敏反应。但许多半合成的青霉素制剂已从多方面弥补了这些缺点，例如青霉素 V 钾片，耐酸耐酶不易产生过敏反应；阿莫西林耐酸耐酶且为广谱抗生素。现投入使用的半合成青霉素类制剂种类繁多，每一种制剂抗菌谱有所区别，但共同点是无致畸胎作用，治疗量对孕妇及胎儿毒性小，故应用时应详读说明书，针对孕妇感染的特点，选用对细菌敏感的品种，注意询问有无过敏史。

2）先锋霉素类：该类抗生素在化学结构、理化特性、生物活性、作用原理及临床应用方面和青霉素类极为相似，对胎儿的影响也比较小；比青霉素类更为优越的是其抗菌谱广，对酸及各种细菌产生的 β－内酰胺酶稳定，过敏反应发生率低，对肾脏已基本无毒性，孕妇可以选用，现临床上已用到第三代。常用制剂有头孢噻肟钠、头孢哌酮钠、头孢哌唑、头孢噻甲羧肟、头孢曲松、头孢唑肟等。

3）大环内酯类抗生素：主要品种有红霉素、螺旋霉素、交沙霉素、罗红霉素、阿奇霉素、克拉霉素、麦迪霉素等。该类抗生素是抑菌剂，抗菌谱与青霉素相似；但其特点：对一般细菌引起的呼吸道感染很有用，对支原体、衣原体、弓形虫等也有效；血药浓度不高，但组织分布与细胞内移行性良好，毒性低，变态反应少，是孕期可安全使用的抗生素，对青霉素过敏或弓形虫、衣原体感染或上呼吸道感染首选此类药物，其中阿奇霉素对流感杆菌抑制能力强于红霉素。

4）抗菌中草药：黄连、黄檗、金银花、苦参、鱼腥草是孕期可安全使用的抗菌中草药，但要在医生指导下使用，不可过量。

5）抗真菌药：制霉菌素、克霉唑，孕期可选用，对胎儿较安全。

2. 妊娠期不宜选用的抗菌药物

1）依托红霉素：可导致孕妇肝内胆汁淤积症和肝脏受损，孕期禁用。

2）磺胺类：妊娠中晚期禁用。

3）四环素类：孕期禁用。

4）氯霉素类：孕期禁用。

5）抗真菌药：酮康唑可透过胎盘，经动物实验证实本品可致畸形，孕期不宜选用。

6）抗结核药物：利福平动物实验有致畸胎作用，故妊娠 3 个月以内禁用。

7）抗菌中草药：穿心莲可对抗孕酮，抑制绒毛滋养细胞生成，可导致流产，孕早期不宜应用。

3. 孕期慎重选用的抗菌药物

1）氨基糖苷类抗生素：应根据病情，谨慎使用。婴儿出现听力障碍主要与用药量有关，与妊娠月份的关系不大，必要时可考虑药量及给药时间的长短。

2）甲硝唑：抗厌氧菌及治疗滴虫病，对细胞有致突变作用，故认为对人类亦有危险。因此,妊娠头 3 个月不要轻易使用,确有必要应用时,以局部应用为妥。

3)抗结核药:异烟肼易透过胎盘,脐血浓度高于母血浓度,对大鼠和家兔试验证实异烟肼可引起死胎,在人类中虽未证实有问题,但孕妇应用时必须充分权衡利弊。

4)抗菌中草药:大青叶有直接兴奋子宫平滑肌的作用,大量应用可致早产,应慎用。板蓝根和大青叶属同类植物,亦应慎用。

5)喹诺酮类抗菌药:孕妇、哺乳期妇女不宜久用,也有人认为孕妇、哺乳妇忌用。

(二)抗病毒药物在妊娠期的应用

1. 利巴韦林(病毒唑)

病毒唑化学合成抗病毒药,对多种 RNA 型病毒均有抑制作用,是目前常用的广谱抗病毒药,动物实验有致畸作用,故妊娠 3 个月以内禁用。

2. 金刚烷胺

金刚烷胺虽能抑制某些流感病毒的穿入与脱壳,用于预防和治疗早期流感的甲型病毒感染,但可致畸,孕妇应忌用。

3. 阿昔洛韦(无环鸟苷)

无环鸟苷为化学合成的高效抗病毒药,能抑制病毒 DNA 多聚酶的活性,阻止 DNA 病毒繁殖,主要对疱疹病毒有效,如孕妇患单纯疱疹病毒感染可用此药治疗。

4. 抗病毒中草药

上呼吸道感染性疾病多由鼻病毒、流感病毒、腺病毒、呼吸道合胞病毒、柯萨奇病毒等引起,柯萨奇 B 组病毒是病毒性心肌炎中最常见的致病因子,蒲公英、石韦、乌药、青木香、败酱草对柯萨奇病毒和呼吸道合胞病毒有明显抑制作用。尚未见这些中草药有致畸的作用,孕妇必要时可选用。

(三)抗寄生虫药在妊娠期的应用

抗肠虫药:

1. 枸橼酸哌嗪(驱蛔灵)

本品有效剂量与中毒剂量相差较大,无致畸发现,适用于蛔虫和蛲虫感染,孕期可选用。

2. 氯硝柳胺(灭绦灵)

适用于绦虫感染,用于孕妇未见明显不良反应。

3. 甲苯哒唑、盐酸左旋咪唑

可治疗各种肠道寄生虫感染,但可致畸形,孕妇禁用。

抗疟药:

1. 妊娠期可以选用的抗疟药

青蒿琥酯、蒿甲醚,对各型红细胞内期的疟原虫有杀灭作用,可控制各型疟疾的症状,毒副反应较轻,孕妇可以选用。

2. 妊娠期禁用的抗疟药

磷酸氯喹、乙胺嘧啶均可致畸，孕妇应禁用。

（四）妊娠期甾体激素的应用

1. 雌激素

1）对胎儿可能产生的近期影响

（1）生殖系统异常：孕期服用雌激素可导致男、女婴儿生殖器官异常，由于苗勒管是在胚胎期 6～16 周发育，孕早、中期服用雌激素，可作用于苗勒管，导致生殖器发育异常，男婴可发生睾丸发育不良，附睾囊肿、精子缺陷、隐睾症等，女婴则可发生男性化及阴蒂肥大、阴唇融合。可能由于雌激素刺激胎儿肾上腺，增加雄激素分泌或代谢成分具有雄激素活性物质所致。约有半数于孕早期服用己烯雌酚的患者，其女性后代有子宫发育不良、子宫呈 T 形、粘连及单角子宫、宫颈柱状上皮增生性糜烂。

（2）心脏畸形：宫内接触性激素的胎儿，先天性心脏病发生率明显增高，为正常人群的 2～3 倍，最多见的心脏畸形是大血管转位及室间隔缺损。

（3）肢体畸形：孕期接触雌激素，胎儿畸形发生率增加，主要是肢体的血管发育异常，如血管瘤和毛细血管瘤。

（4）多发性畸形：孕早期接触雌激素，后代发生多发性畸形明显增加，多发性畸形包括：脊柱、肛门、心脏、气管、食管、肾脏、肢体等多器官畸形。

雌激素对胎儿可能产生的远期影响

（1）阴道腺癌：女性在青少年时期发生阴道腺癌与其母亲孕期服用人工合成的雌激素关系密切，通常发病年龄为 15～19 岁，其母亲在孕前长期、大量地服用过雌激素，或孕早期即开始服用大剂量雌激素，且持续时间较长。

（2）男性睾丸癌：母亲在孕期服用雌激素，其后代发生睾丸癌者明显高于对照组，两者之间呈密切的相关性。这些男性多在 18～30 岁发病。

因此，孕期应禁用雌激素。

2. 孕激素

妊娠期应用孕激素，常见于妊娠试验诊断、治疗先兆流产或习惯性流产，或受孕时间不详而继续服用避孕药等。目前主张孕激素治疗仅适于黄体功能不全病例，特别是原发性孕激素分泌不足者；盲目地使用孕激素保胎，对胚胎有缺陷者，反而干扰自然淘汰，甚至导致过期流产；对黄体功能正常者滥用孕激素，反而干扰内源性孕激素的生成，也难以达到保胎的目的。

3. 雄激素

妊娠期使用雄激素，可使女性胎儿的外阴发生男性化，即发生女性假两性畸形。胚胎时注射雄激素后，对下丘脑—垂体—性腺轴产生封闭作用，而影响今后月经周期，故孕期禁用雄激素。

4. 溴隐亭

溴隐亭是一种多巴胺促效剂，能有效地抑制功能性高泌乳素血症或肿瘤所引起的高泌乳素血症，同时还能恢复正常排卵的月经，能明显提高妊娠率，使用溴隐亭治疗而受孕的，全部新生儿未发现任何畸形。

5. 糖皮质激素

常用于临产前数日以促进胎儿肺成熟及治疗妊娠合并某些内科并发症，如自身免疫性血小板减少性紫癜、支气管哮喘等。对于不可避免早产的胎儿、妊娠合并糖尿病者应用糖皮质激素可降低早产新生儿呼吸窘迫综合征发生率及早产新生儿颅内出血、坏死性小肠结肠炎发生率。常用的有倍他米松、地塞米松，可通过胎盘作用于胎儿 II 型肺泡细胞受体，使受体表面活性物质释放及产生增加。剂量为倍他米松 12 mg，肌内注射，1 次/日，共 2 天；地塞米松 6 mg，肌内注射，2 次/日，共 2 天。过量长期用糖皮质激素有可能导致过期妊娠、胎儿宫内发育迟缓和死胎发生率增高。也有人认为可能由于免疫抑制而使感染发生率增高。因此，若确属病情需要而长期应用时，原则上应尽量用较小剂量维持。

（五）镇静安定药

1. 反应停

曾在 20 世纪 60 年代初期广泛用于孕早期治疗妊娠呕吐，导致严重的短肢畸形，已禁用。

2. 巴比妥类药物

过去多认为无致畸作用，但有学者发现常服用者与对照组相比，其先天畸形的发生率明显增加，畸形可表现为无脑儿、先天性心脏病、严重四肢畸形、唇裂、腭裂、两性畸形、先天性髋关节脱位、颈部软组织畸形、尿道下裂、多指（趾）、副耳等。

3. 地西泮

是临床常用药物，在早孕期服用，胎儿可发生唇裂，其危险性较对照组高 4 ~ 6 倍。

4. 甲丙氨酯（眠尔通）、氯氮（利眠宁）等

在孕早期 6 周内服用，可能有致畸作用，在整个孕期服用可致胎儿宫内发育迟缓。

5. 吗啡类药物

早期妊娠应用吗啡类药物，特别是可待因，婴儿唇裂、腭裂的发生率比对照组明显增高。若在娩出前 6 小时内注射吗啡，给药后 2 分钟可在胎体测出，作用可维持 4 ~ 6 小时，新生儿娩出后，会有明显的呼吸中枢抑制作用，因此若估计在 6 小时内分娩者，应忌用吗啡。

6. 吲哚美辛（消炎痛）

具有解热、镇痛及消炎抗风湿作用。妊娠期应用有引起胎儿短肢畸形、阴茎发育不全和新生儿动脉导管未闭的报道。

7. 曲马多

为人工合成的阿片受体激动剂，镇痛作用显著，一般用药后 20 ~ 35 分钟出现镇痛效果，可持续 6 小时。有效率为 63% ~ 93.3%，其中 50% 以上达到完全镇痛。对产妇心血管及肝、肾功能无影响。也不影响前列腺素分泌。可通过胎盘进入胎儿血循环，但无影响。对平滑肌、横纹肌无作用，对产程、胎儿生物物理评分无影响。因无抑制呼吸的作用，对新生儿 Apgar 评分无影响。但应避免长期应用，因为可能引起新生儿成瘾和

戒断症状。对于孕妇本品的应用仅限于单次。口服、注射吸收均好，而镇痛作用相同。但需注意静脉注射速度，不宜过快，否则会导致心悸、出汗等。分娩过程中镇痛以口服或肌内注射为宜，慎用静脉注射的方法。一般口服一次为 100 mg，肌内注射一次为 50～100 mg。不良反应有眩晕、恶心、口干等。忌与单胺氧化酶抑制剂，如苯乙肼、帕吉林等合用；与地西泮合用时，其剂量应酌减。

8. 哌替啶（度冷丁）

为人工合成的阿片受体激动剂，因起效快，作用时间适宜，镇痛效果较好，较吗啡不良反应小，且价格低廉，是常用的分娩镇痛剂。其镇痛作用相当于吗啡的 1/10～1/8。肌内注射 50 mg，可使痛域提高 50%；可持续 2～4 小时。

在产程的潜伏期，哌替啶能降低子宫活性与张力，在低张力收缩期甚为显著，产妇得到镇静。一般用量为肌内注射 50～100 mg，静脉注射 25～50 mg，镇痛作用最强时间分别在用药后 5～10 分钟或 40～50 分钟，对产后子宫复旧及产后出血均无不良影响。

产妇用药后约有 15% 的患者，可能发生恶心、呕吐、体位性低血压。哌替啶是以单纯弥散的方式透过胎盘作用于胎儿，产妇静注 50 mg，90 秒后药物即可达胎儿血液循环，6 分钟后胎儿和母体的血药浓度即可达到平衡。肌内注射 2 小时胎儿血药浓度达高峰。分娩时母体和脐带血的药物水平无明显差异。

哌替啶可使胎儿脑对糖的利用与代谢降低，也可使胎儿宫内呼吸运动受到抑制，胎心率基线变异减少。哌替啶可使新生儿产生建立呼吸时间延长，Apgar 评分降低，肺泡通气量减少，呼吸性酸中毒，对声、光刺激的习惯形成时间延长，呼吸抑制。这种严重不良反应与产妇用药量，以及产妇用药至胎儿娩出的时间间隔相关。一般认为产妇用药至胎儿的娩出时间在 1 小时以内，或 4 小时以上，对新生儿无影响；而在 2～3 小时对新生儿抑制作用明显增加。一旦出现新生儿抑制，可用纳洛酮拮抗（静脉注射 0.2 mg）。

（范爱君）

第五节　高危妊娠

高危妊娠是指妊娠期有个人或社会不良因素及有某种合并症等可能危害孕妇、胎儿及新生儿、产妇（包括难产）者。

高危妊娠的范畴：

1）孕妇年龄 <18 岁或 >35 岁；身高低于 145 cm；体重不足 40 kg 或重于 80 kg 者。

2）不孕 3 年以上经治疗后受孕者。

3）有异常孕产史者，如自然流产、异位妊娠、早产、死胎、难产、产伤、新生儿死亡、新生儿溶血性黄疸或患有先天性、遗传性疾病等。

4）孕妇在妊娠期，特别是妊娠早期有不良因素影响史者，如接触大量放射线、化学性毒物；服用对胎儿有影响的药物；有病毒感染史等。

5）患有妊娠并发症者，如先兆流产、妊娠高血压病、前置胎盘、胎盘早期剥离、羊水过多或过少、母儿血型不合、胎儿宫内生长迟缓、过期妊娠及胎盘功能不良、脐带缠颈（B 超诊断）等。

6）有妊娠合并症者，如妊娠合并心脏病、糖尿病、高血压、肾脏疾病、肝炎、甲状腺功能亢进、重度贫血等。

7）本次分娩可能发生难产者，如胎位异常、骨盆异常、软产道异常、巨大儿、多胎妊娠等。

8）盆腔肿瘤或曾有盆腔手术史等。

一、临床表现和诊断

（一）病史

年龄 <18 岁和 >35 岁者分娩的危险因素增加，大于 35 岁的妇女分娩的新生儿遗传缺陷发生率明显升高。

（二）临床检查

1. 全身检查
1）一般体态：身高 140 cm 以下者头盆不称发生率显著增加；骨骼粗大者易有男性化骨盆，应注意中骨盆及出口的大小；对步态不正常者应注意有无骨盆不对称。
2）体重如 <40 kg 或 >85 kg 者危险性增加。
3）血压有否异常。
4）心脏各瓣膜区有无杂音，心脏是否扩大和有其他异常。
5）常规检查血液常规，尿液常规，必要时可检查肝功能、肾功能及做眼底检查。
2. 产科检查
1）子宫大小是否与停经月份相符，过大者应注意有无羊水过多或双胎；过小者应注意胎儿宫内生长迟缓。
2）胎位有无异常。
3）足月妊娠时估计胎儿≥4 000 g 或 <2 500 g 者均应注意。
4）阴道出口是否过小，外阴部有无静脉曲张。
5）注意妊娠期中胎动的变化，有无胎动突然减少的情况。
3. 分娩期注意事项
1）有无胎膜早破，羊水中有无胎粪，羊水量的估计。
2）产程进展是否属于正常产程曲线，胎头是否已入盆并正常下降。
3）宫缩是否正常，有无继发性宫缩乏力，有无出现尿潴留、肠胀气。
4）注意听胎心率，有无心动过速、心动过缓，并注意有无各种类型的减速现象。

（三）实验室及其他检查

1. B 超

诊断孕龄、估计胎儿发育情况是一种简便、有效和可靠的方法。通常可测量胎头双顶径、头臀径、股骨长、胸径和腹径等综合判断。

2. 胎盘功能检查

通过测胎动，尿雌三醇（E_3）/24 h，尿雌激素/肌酐（E/C）比值判定，如孕晚期连续监测尿 E_3/24 h 小于 10 mg，E/C 比值小于 10 均为胎盘功能低下表现。

3. 胎儿成熟度检查

通过 B 超观察胎儿双顶径大于 8.5 cm，胎盘功能Ⅲ级提示胎儿成熟，测定羊水中卵磷脂/鞘磷脂比值大于 2，提示胎儿肺成熟。

4. 胎儿监测

无激惹试验（NST），观察胎动时胎心率加快现象，若评 8～10 分，胎儿一周内无死亡之虞。催产素激惹试验（OCT）或收缩激惹试验（CST），观察宫缩时胎心率变化情况。如出现重度变异减速、延长减速、晚期减速均提示胎儿储备不良，需马上终止妊娠。胎儿头皮血 pH 值小于 7.20 提示胎儿宫内窘迫。

5. 胎儿畸形的检查

1）B 超显像：可探测出胎儿神经系统、消化系统、泌尿系统畸形及短肢畸形、胎儿胸腹积水等。

2）甲胎蛋白（AFP）测定：AFP 异常增高是胎儿患有开放性神经管缺损（无脑儿、开放性脊椎裂及脑膨出）的重要指标。但多胎妊娠、死胎及胎儿上消化道闭锁等也伴有孕妇血清 AFP 值升高。

6. 胎儿宫内安危情况的判断

胎儿在宫内的安危取决于有无宫内缺氧及胎儿在宫内的储备能力。其方法有以下几种。

1）胎动监护：此为孕妇自我监护的重要内容，可靠、简便。具体方法：孕妇早、中、晚各休息 1 小时，自己计算胎动次数，相加后乘 4，即为 12 小时胎动次数。如大于 30 次为正常；10～20 次，或每小时少于 3 次为减少；如 3 天内胎动次数逐渐减少 30% 以上为危险信号。胎动次数减少或消失，为胎儿宫内缺氧的警告。胎动次数减少或消失 1～2 天，胎心消失，为胎死宫内。故应重视孕妇的就诊主诉，并及时处理。

2）胎心监护：听诊胎心率是诊断胎儿宫内缺氧的一种实用、简便的方法。正常胎心率为 160～180 次/分，胎心率代偿性加快可达 100～120 次/分。另外，还可用胎心率电子监护及电子监测仪预测胎儿宫内储备能力。

3）胎儿心电图的探测：探测胎儿心电图有两种方法，一种为宫内探测，一种为腹壁探测。临床上前一种方法少用，因可导致宫内感染。根据多次测定心电图 R 波变化及图形的分析，可反映胎儿宫内发育、胎儿存活情况，对多胎、胎位、胎龄、胎盘功能和高危儿具有一定的诊断价值。

（四）诊断标准

初诊时，根据病史及体征有无危险因素进行初步评分，筛选出高危妊娠和低危妊娠，引起临床重视。以后随着妊娠进展，再重新评分。

国内以改良 Nesbitt 评分指标为主。

评分标准：10 分高危、5 分中危、0 分低危。评分内容及分值如下（括号内是分值）：

1. 怀孕年龄

≤18 岁（5）；＞35 岁（5）；＞40 岁（10）。

2. 产科史

经产妇（5 次以上）（5）。不孕史：3 年治愈得孕（10），3 年未治得孕（5）。自然流产：3 次以上（10），2 次流产（5）。早产：3 次早产无活婴（10），1～2 次早产无活婴（5），有活婴（0）。急产：（5）。剖宫产：2 年之内（10），2 年以上（5）。阴道难产：产钳（5），穿颅（5），内倒转（5），吸引产（5），中孕引产（5），子宫破裂（10），子宫修补（10）。肌瘤挖出（5）。卵巢切除（5）。死产：新生儿死亡（10），新生儿畸形（10），胎儿畸形（10），重症新生儿黄疸（ABO 血型不合，Rh 血型不合）（10）。

3. 体型

身长＜150 cm（10），体重＜40 kg（5），胸廓畸形（10），脊柱畸形（10），骨产道畸形（10）。

4. 全身疾患

高血压（非妊娠时 130/90 mmHg）（10）。心脏病：心功能Ⅲ～Ⅳ级（10），Ⅰ～Ⅱ级（5），联合瓣膜病（10），青紫型（10）。肺疾患：结核（10），支气管哮喘（10）。糖尿病：药物控制（10），饮食控制（5）。甲亢：药物控制（10），不需用药（5）。贫血：血红蛋白 60 g/L 以下（10），60～80 g/L（5）。精神病（10）。孕期确诊急性肝炎（10），慢性迁延性肝炎（10）。肾脏病：肾功能受损（10），肾脏病史（5）。遗传病：生活、身体、智力受影响（10），生活、智力发育不受影响（5）。卵巢瘤或子宫肌瘤：对分娩有影响（10），对分娩无影响（5）。

5. 本次妊娠经过

末次月经不明确（5）。受精后服药：前 3 个月用激素（10），后 6 个月用激素（5），用避孕药（10），麻醉药长期大量应用（10）。病毒感染：孕 3 个月内患风疹病毒，确诊（10），不确诊（5）。不明高烧 39℃，持续 3 天以上（5），7 天以上（10），流感（10）。产前不明原因出血（5），前置胎盘（10），胎盘早剥（10），横位、臀位、斜位（10），羊水过多（10），羊水过少（10），双胎（10），胎儿宫内发育迟缓（10），早产（10），过期妊娠（10），重度妊高征（子痫、先兆子痫）（10），中度妊娠高血压病（5），胎心 100～120 次/分钟（10），胎心 160 次/分以上（5），胎动少于 3 次/小时（10），胎膜早破（10）。

6. 社会史

吸烟（11 支/日以上）（10），长期饮酒（10），近亲结婚（10），未婚（10），离婚或离婚中妊娠（10），无产前检查（5），经济困难（5）。

7. 实验室检查

ABO 血型（10），HBsAg 阴性（10），风疹、巨细胞病毒、弓形虫抗体阴性（10）。产前检查复诊时注意再次评分，及时根据病情决定复诊时间。进一步进行监护。

二、治疗

（一）一般处理

1. 设立高危妊娠专科门诊

对高危妊娠进行筛选、监护和加强管理。设立咨询门诊，开展有关产前检查。从早孕开始，做血型鉴定、基础血压的测定，每次产前检查时筛选出高危因素。对高危孕妇应登记立册，并定期追访。对妊娠合并症及其他妊娠高危病因应根据各自特点进行特殊处理。

2. 加强营养

给予孕妇足够的营养和纠正贫血，以高蛋白、高热量、高维生素饮食为主，适当补充钙、铁，以及氨基酸、叶酸等。静脉滴注葡萄糖，有助于胎儿宫内的生长发育，改善胎盘功能，预防妊娠合并症发生。

3. 卧床休息

一般取左侧卧位休息，可以避免增大的子宫对下腔静脉压迫引起的仰卧位低血压综合征的发生，并可改善肾循环、子宫胎盘血循环，增加 E_3 的合成和排出量。

4. 提高胎儿对缺氧的耐受力

吸氧，每次 30 分钟，3 次/日，可提高血浆中的含氧量，对胎盘功能减退者尤为重要。静脉滴注葡萄糖，以 10% 葡萄糖 500 ml，加入维生素 C 2 g，1 次/日，连续 5～7 日，休息 3 日后可继续使用。

5. 改善子宫胎盘循环

胎儿宫内生长迟缓、慢性肾炎、妊娠高血压疾病、无血凝缺陷的高危孕妇可用肝素合剂治疗。药物为肝素、低分子右旋糖酐、丹参针剂，缓慢静脉滴注，同时再给予 10% 葡萄糖 500 ml 及维生素 C 2 g。还可用沙丁胺醇、苯氯丙酚胺、氨茶碱等扩张血管，松弛子宫，增加胎盘血流量。

（二）病因处理

高危妊娠的因素很多，治疗时应针对不同的病因进行相应处理。疑有先天性、遗传性疾病，应行产前诊断检查，一般于妊娠 16 周左右行羊膜腔穿刺抽取羊水进行分析，如有异常应终止妊娠。对妊娠期各种合并症，应针对各自的特点进行相应的处理。

（三）产科处理

1. 提高胎儿对缺氧的耐受性

可给 10% 葡萄糖液 500 ml 加维生素 C 2 g 行静脉缓慢滴注，每日 1 次，7 天为 1 疗程，休息 3 天后重复。胎盘功能减退者还应每日 2 ~ 3 次间断吸氧，每次 30 分钟。

2. 预防早产

在保证母儿安全的前提下，尽量避免早产，出现先兆者可予硫酸镁抑制宫缩。

3. 终止妊娠

根据孕妇及胎儿的情况，选择适当的时间用引产或剖宫产终止妊娠。

对需终止妊娠而胎儿尚未成熟者，可于终止妊娠前用肾上腺皮质激素促进胎儿肺成熟，以预防发生新生儿呼吸窘迫综合征。产时应加强对母儿监护，观察病情发展，注意胎心率、羊水性状变化，并及时给氧，尽量少用镇静、麻醉药物，避免加重胎儿缺氧。如发现胎儿窘迫，应尽快结束分娩，并做好抢救新生儿的准备。

（范爱君）

第六节　孕期健康指导

一、心理卫生指导

妊娠会使妇女产生一系列特征性的生理变化和心理变化。孕妇对妊娠的态度及由此产生的情绪，因她所处的环境和个性特征而异。大部分孕妇会因自己怀了孕而高兴，产生积极情绪；也有的孕妇则因妊娠给自己生活及学习带来新的问题而恐惧、忧虑、出现消极情绪。因此，组织孕妇在产前学习有关妊娠、分娩及产褥的知识，开展门诊咨询及候诊宣教，消除孕妇的恐惧紧张情绪，使之保持良好的心理状态，十分必要。

二、营养指导

妊娠期应补充富含蛋白质、维生素、铁、钙的食物。饮食注意易消化吸收，避免辛辣。多食水果和蔬菜可预防便秘。不宜吸烟、饮酒。

三、卫生指导

（一）休息

保证充分睡眠；正常妊娠可适当劳动，妊娠 32 周后应避免过重体力劳动。

（二）清洁卫生

孕妇的汗腺及皮脂腺分泌旺盛，白带增多，要经常洗澡，勤换衣物。外阴部应每日清洗。妊娠最后一个月不宜盆浴，以免污水进入阴道引起感染。

（三）乳头护理

妊娠后期经常用温水擦洗乳头，以防止哺乳期乳头皲裂。如乳头内陷或过于平坦，可经常用手向外牵拉，以保证产后新生儿顺利哺乳。

（四）衣着

孕妇衣着要轻松宽大，寒暖适宜，不可紧束胸腹及使用紧窄的腰带，以免影响血液循环及限制胎儿活动。鞋、袜应适足，鞋底以平、软、厚为宜。

（五）性生活

在妊娠 12 周以内和 32 周以后应避免性生活，以免因兴奋和机械性刺激引起盆腔充血，子宫收缩而造成流产、早破水或早产，并避免将细菌带入阴道而导致产前、产时和产后的感染。妊娠期的性生活问题应与夫妻二人共同讨论，解答双方的疑问，以使顺利渡过妊娠期。

四、孕期家庭自我监护

家庭自我监护是指在妊娠晚期，由孕妇本人及其家属，在家庭中对胎儿宫内情况进行监护，协助判断胎儿在宫内的安危。这种家庭自我监护，主要由孕妇本人定时测胎动次数，由其丈夫为孕妇听取胎心率来完成。由于家庭自我监护具有方法简单、不需要特殊设备等优点，近年我国大中城市已广泛开展，一致认为家庭自我监护收效显著，值得在全国范围普遍推广。

五、妊娠期常见症状及处理

（一）消化系统症状

于妊娠早期出现胃灼热、恶心、晨起呕吐者，可给予维生素 B_6 10 ~ 20 mg，每日 3 次口服；消化不良者，可给予维生素 B_1 20 mg、干酵母 3 片及胃蛋白酶 0.3 g，饭时与稀盐酸 1 ml 同服，每日 3 次；也可服用开胃、健脾、理气中药。若已属妊娠剧吐，则按该病处理。

（二）贫血

孕妇于妊娠后半期对铁需求量增多，仅靠饮食补充明显不足，应适时补充铁剂，如富马酸亚铁 0.2 g 或硫酸亚铁 0.3 g，每日 1 次口服预防贫血。若已发生贫血，应查明原因，以缺铁性贫血最常见。治疗时应加大铁剂量，可给予富马酸亚铁 0.4 g 或硫酸亚铁

0.6 g、维生素 C 300 mg、乳酸钙 1 g，每日 3 次口服。

（三）下肢肌肉痉挛

多见于妊娠后期，常发生于小腿腓肠肌，夜间发作较多，是孕妇缺钙表现。发作时可行局部按摩或伸直痉挛的下肢，症状可迅速缓解。并应及时补充钙剂如乳酸钙 1 g，每日 3 次；维生素 AD 丸 1 粒，每日 3 次；维生素 E100 mg，每日 1~2 次口服。

（四）下肢及外阴静脉曲张

随着妊娠进展，下肢及盆腔静脉回流受阻，引起静脉曲张。于妊娠末期应避免长时间站立，下肢绑以弹性绷带，适当卧床并抬高下肢以利静脉回流。外阴静脉曲张者，分娩时应防止曲张的静脉破裂。

（五）下肢水肿

孕妇于妊娠后期常有踝部及小腿下半部轻度水肿，经休息后消退，属正常现象。若下肢浮肿明显；经休息后不消退，应想到妊娠高血压疾病，合并肾脏疾病或其他合并症，查明病因后给予及时治疗。此外，睡眠取左侧卧位，下肢垫高 15°使下肢血液回流改善，水肿多可减轻。

（六）痔

痔于妊娠晚期多见或明显加重，系因增大的妊娠子宫压迫和腹压增高，使痔静脉回流受阻和压力增高导致痔静脉曲张。应多吃蔬菜，少吃辛辣食物，必要时服缓泻剂软化大便，纠正便秘。若痔已脱出，可用手法还纳。痔症状于分娩后可明显减轻或自行消失。

（七）便秘

由于妊娠期间肠蠕动及肠张力减弱，加之孕妇运动量减少，容易发生便秘。由于巨大子宫及胎先露的压迫，常会感到排便困难。宜每日清晨饮开水一杯，应养成每日按时排便的良好习惯，并多吃含纤维素多的新鲜蔬菜和水果，必要时口服缓泻剂，睡前口服果导片 1~2 片，或用开塞露、甘油栓塞肛，使大便滑润容易排出，但禁用峻泻剂，也不应灌肠，以免引起流产或早产。

（八）腰背痛

妊娠期间由于关节韧带松弛，增大的子宫向前突使躯体重心后移，腰椎向前突使背伸肌处于持续紧张状态，常出现轻微腰背痛。若腰背痛明显者，应及时查找原因，按病因治疗。必要时卧床休息、局部热敷及服止痛片。

（九）仰卧位低血压

妊娠末期，孕妇较长时间取仰卧姿势，由于巨大的妊娠子宫压迫下腔静脉，使盆腔及下肢静脉回流受阻，回心血量骤然减少，导致心脏每搏输出量迅速下降，出现低血压。此时若立即改为侧卧姿势，可使下腔静脉血流通畅，血压迅即恢复正常。

（范爱君）

第七节 孕妇系统保健与孕妇管理

根据卫生健康委员会（简称卫健委）的要求，国内已经普遍实行孕产期系统保健的三级管理和使用孕产妇系统保健手册，着重对高危妊娠进行筛查、监护和管理。

一、实行孕产期系统保健的三级管理

对孕妇开展系统管理，为的是认真做到医疗与预防能够紧密结合，加强产科工作的系统性以保证质量，并使有限的人力和物力发挥更大的社会效益和经济效益。如今在我国城乡，对孕产妇均已开展系统保健管理，采用医疗保健机构的三级分工。城市开展医院三级分工（市、区、街道）和妇幼保健机构三级分工（市、区、基层卫生院），实行孕产妇划片分级分工，并健全相互间挂钩、转诊等制度。农村也开展三级分工（县医院和县妇幼保健站、乡卫生院、村妇幼保健人员）。通过三级分工，一级机构（基层医院或保健站）对全体孕产妇负责，定期检查，随时发现异常，及早将高危孕妇（指具有高危妊娠因素的孕妇）或高危胎儿转至上级医院进行监测处理。有条件的地区，可以利用仪器及实验室监测手段，对高危妊娠、胎儿—胎盘单位功能以及胎儿成熟度进行监测，以降低孕产妇的并发症，特别是危害胎儿的并发症。

二、建立孕产妇系统保健手册制度

目前全国城乡各地均要求建立孕产妇系统保健手册（简称保健手册）制度，目的是加强对孕妇的系统管理，提高产科防治质量，降低三率（孕产妇死亡率、围生儿死亡率和病残儿出生率）。使用保健手册需从确诊早孕时即开始，直至产褥期结束。确诊早孕时填写"孕产妇系统保健手册"。凭保健手册去医院就诊，产前检查后将结果填写在保健手册上。住院分娩时将保健手册交医院产科。出院时将住院分娩及产后母婴情况填写完整后将保健手册交给产妇居住的基层妇幼保健机构。该机构进行产后访视汇总后送至上一级妇幼保健所统计分析，以利于各级妇幼保健机构间的相互沟通，加强协作，达到防治结合的目的。

三、对高危妊娠的筛查、监护和管理

通过早孕时的初步筛查及每次产前检查均能及时筛查出具有中危或高危因素的孕妇。常见的高危因素有孕妇本人的基本情况（如年龄、身高、体质、不孕史等）、不良孕产史、内外科合并症及产科并发症等4个方面，这4方面又分固定因素和动态因素两

大类。为了及早识别和预防这些高危因素的发生与发展，通常采用评分方法提示其对母婴危害的严重程度，同时应该考虑有关社会因素，如经济、文化、交通、医疗卫生设施等。对高危孕妇，基层医疗保健机构要专册登记，并在手册上做出特殊标记。对高危因素复杂或病情严重的孕妇，应及早转送至上一级医疗单位诊治。上级医疗单位应全面衡量高危因素对孕产妇影响的严重程度，结合胎儿—胎盘单位功能的检测和胎儿成熟度的预测，选择对母儿均最有利的分娩方式，决定最恰当时机分娩。有妊娠禁忌证者，经会诊后则应尽早动员其终止妊娠。想方设法不断提高高危妊娠管理的三率（高危妊娠检出率、高危妊娠随诊率、高危妊娠住院分娩率），是降低孕产妇死亡率、围生儿死亡率、病残儿出生率的重要手段。

（范爱君）

第三章　遗传筛查与产前诊断

第一节　遗传筛查

遗传筛查是指检测异常基因或染色体的携带者；检出患遗传性疾病的个体，给予相应治疗；以及检出其子代患遗传性疾病风险增加的个体或夫妇，对他们进行婚姻和生育指导，以减少和预防遗传性疾病的发生。

一、遗传携带者的检出

患者表型正常，带有致病遗传基因，主要为隐性遗传病杂合体和染色体平衡易位者。一般无临床症状，但能将携带的致病基因或易位的染色体传给子代，可发病；携带者检出是遗传病诊断的重要内容。人群中隐性遗传病发病率虽不高，为数千至数万分之一，但人群中隐性致病基因携带者的比例较高；如白化病群体发病率为 1/20 000，而人群中携带者频率为 1/10；苯丙酮尿症群体发病率为 1/10 000 ~ 1/20 000，携带者频率为 1/50。携带者频率均比该病发病率高数十或数百倍；染色体发病率为 5‰，染色体平衡易位携带者，每 250 对夫妇有 1 名。检出携带者是指导婚姻、生育、产前诊断的必要前提，是防止遗传病发生的主要措施。

目前国内较常用的携带者检出内容有：

1）甲型血友病测定血浆第Ⅷ因子，携带者为正常人的 50%，PCR、RFLP 分析 DNA 均可证实。

2）G－6－PD 缺乏症：红细胞组化学测定，携带者为正常红细胞与病态红细胞的嵌合体。

3）假性肥大型肌营养不良（DMD）：携带者有 55% ~ 80% 血清 CPK、LDH、Mb 均高于正常人含量，RFLP、PCR 分析 DNA 亦可证实；有学者对 DMD 携带者（244 例）采用血清联合测定 CPK、LDH、Mb 检出率达 87.3%。

4）苯丙酮尿症携带者检出：测定肝细胞苯丙氨酸羟化酶活性为正常人的 50%，口服或静脉注射苯丙氨酸负荷试验，血浆苯丙氨酸水平下降缓慢。

5）半乳糖血症携带者红细胞半乳糖－1－磷酸苷转移酶活性为正常人的 50%。

6）α－地中海贫血携带者：分子杂交法体细胞互补 DNA（cDNA）α－球蛋白结构基因数目减少。

7）糖原代谢病Ⅲ型携带者红细胞脱支酶活性与正常人有差异。

8）异染性脑白质营养不良携带者：白细胞芳基硫酸酯酶 A 活性约为正常人的 50%。

9）尼曼—匹克病携带者，白细胞神经鞘磷脂酶活性为正常人的 54% ~ 57%。

10）戈谢病携带者：测定白细胞和培养的皮肤成纤维细胞 β 葡萄糖苷酶活性为正常人的 60%。

迄今遗传病携带者检出可检测 40 余种。

二、遗传筛查的方法

产前筛查的方法主要包括影像学检查［如超声检查、磁共振（MRI）检查等］和生化检测。我国当前产前筛查的主要疾病有：

（一）开放性神经管缺陷（ONTD）

开放性神经管缺陷是胎儿神经管闭合异常造成的无脑儿、开放性脊柱裂的总称，发病率为 2% ~6%。在妊娠中期，甲胎蛋白（AFP）主要由胎儿肝脏产生，随着孕周而逐渐增加，并通过胎儿的尿液排进羊水中，也可通过胎盘的跨膜运输进入母体血液循环。当胎儿存在开放性神经管缺陷时，AFP 从胎儿体内大量漏出，使羊水和母体血清中的浓度明显升高，因此若某孕妇血清中 AFP 检测值比相同孕周的正常均值升高 2 倍，提示胎儿可能有 ONTD，应当仔细进行 B 超检查或查羊水 AFP、乙酰胆碱酯酶测定以确诊。妊娠 16 ~18 周母血清 AFP 测定是 ONTD 产前筛查较敏感的方法。

（二）21 - 三体综合征

21 - 三体综合征又称唐氏综合征，是足月新生儿最常见的染色体疾病，以严重的先天性智力障碍为特征。发病率为 1/700 ~1/1 100。其发生与孕妇的年龄密切相关，发病率随孕妇的年龄增大而增加。

1. B 超检查

采用高分辨率的超声仪在孕 9 ~14 周对胎儿进行扫描，若颈项透明带厚度（NT）增厚，与胎儿染色体非整倍体异常有关，可同时进行生化指标筛查，或行产前诊断，并需密切随访。

2. 生化指标筛查

1）AFP：孕妇怀有 21 - 三体综合征胎儿时，母体血清 AFP 水平比正常妊娠低 23% 左右。在分析孕妇血清 AFP 水平与唐氏综合征的关系时，还需考虑孕妇的身体状况。例如，孕妇体重较重或者患胰岛素依赖型糖尿病时，其血清 AFP 较正常孕妇低。而吸烟或者肝功能异常的孕妇血清 AFP 水平会增高。

2）HCG：HCG 由胎盘滋养层细胞分泌，β 亚基具有特殊性氨基酸顺序，检测可避免交叉反应，更能反映胎盘功能及胎儿状况，怀孕时，母血清 β - HCC 的水平是总 HCG 的 1%，在妊娠早期，β - HCG 升高很快，孕 8 周到达高峰，后逐渐下降，在 18 周维持一定水平。孕中期的 21 - 三体综合征胎儿的母血清中 HCG 和 β - HCG 均呈持续上升趋势，高于同期普通孕妇。如果孕妇血清 HCG 异常升高，还需排除死胎、早产、低体重儿或发生先兆子痫的可能性。

3）游离雌三醇（μE_3）：是由胎儿胎盘单位产生的主要雌激素，胎儿血清中 uE_3 的浓度随孕周增加而升高。母体血清中 μE_3 的水平在妊娠 7 ~9 周时开始超过非妊娠水平，然后持续上升，在足月前可以升高为 7 ~3 μg/ml。怀有唐氏儿的母体血清 μE_3 的水平比正常妊娠水平平均低 29%。

4）妊娠相关血浆蛋白 A（PAPP－A）：PAPP－A 是胎盘合体滋养细胞分泌的糖蛋白，PAPP－A 的浓度随孕周升高直到足月。妊娠早期怀有 21－三体综合征胎儿的母体血清 PAPP－A 的水平比正常妊娠水平明显下降。如果孕妇血清 PAPP－A 降低，也可能与自然流产、异位妊娠、胎儿生长迟缓、死胎或者先兆子痫相关。

5）抑制素 A（DIA）：DIA 是由 α 亚基和 β 亚基组成的糖蛋白。β 亚基有两种形式：βA 和 βB，形成了两种类型的抑制素，抑制素 A 和抑制素 B。母体血清中 DIA 在妊娠早期时上升，在第 10 周以后逐渐下降。DIA 在 15～25 周时的水平稳定。21－三体综合征胎儿孕妇血清 DIA 是普通孕妇的二倍。

（三）18－三体综合征的筛查

18－三体综合征较 21－三体综合征少见，但在孕中期其筛查项目与 21－三体综合征的筛查项目相同，故可将结果行统计学处理计算出风险率。筛查方法同孕中期 21－三体综合征三联筛查，但 18－三体综合征高风险者 AFP、μE_3 和 HCG 均降低（"三低"现象），一般将风险率大于 1:350 定为高风险，建议进一步行产前诊断。

（四）地方性遗传病

某些遗传病有地域性，如我国南方广东、广西、四川等地区地中海贫血发病率较高，可为 1%～2%，是危害较大的单基因遗传病，故当地将其纳入产前筛查的疾病，以防止 α－地中海贫血、血红蛋白 H 病（HbH）和重型 β－地中海贫血儿的出生。

（王艳丹）

第二节　产前诊断

产前诊断又称宫内诊断，是对胚胎或胎儿在出生前是否患有某种遗传病或先天性疾病进行的诊断。产前诊断是围生医学的重要组成部分，对提高人口素质，实行优生优育具有重要意义。

一、产前诊断的适应证

1）35 岁以上的高龄孕妇。
2）产前生化筛查结果属高危人群。
3）夫妇一方为染色体异常携带者或孕妇曾生育过染色体病患儿。
4）曾有不良孕产史者如自然流产、畸胎、死产、新生儿死亡等或特殊致畸因子接触史。
5）曾生育过或者家族中有某些单基因病，或特定酶缺陷所致的遗传性代谢病，或者多基因病如神经管缺陷等，并且这些疾病的产前诊断条件已经具备。

二、产前诊断的疾病种类

1）染色体病。

2）性连锁遗传病。

3）先天性代谢缺陷病。

4）非染色体性先天畸形。

三、产前诊断的方法

（一）羊膜腔穿刺

羊膜腔穿刺作为产前诊断的技术始于 20 世纪 50 年代。20 世纪 70 年代中晚期以后利用羊水进行多项遗传检测及生化分析的产前诊断迅猛发展，现国内外羊膜腔穿刺亦大量应用于临床。

（二）绒毛取材

绒毛细胞是由受精卵发育分化的滋养层细胞及绒毛间质中的胚外中胚层细胞组成，绒毛细胞与胎儿组织同源，它们具有相同的遗传特性。因绒毛组织以活细胞为主，而且量多，对基因诊断比羊水细胞更有利。绒毛细胞还可以不经培养直接制备染色体。

取材时间以停经 55 ~ 65 天最合适，B 超下确定胎囊位置后再进行盲取。使用一带有韧性金属管作为内芯的塑料套管（可高压消毒），直径约 2 mm，按人工流产手术常规消毒，严格无菌操作，拭去颈管外口黏液，再以生理盐水消除宫颈消毒液。将塑料管按宫腔方向轻轻自宫口进入宫腔，遇阻力后将套管内芯抽出，塑料套管仍停留在原位置；外接一 5 ml 注射器抽吸压力为 2 ~ 3 ml，边抽边退，可见针管内有少许组织，将其注入生理盐水中，在立体显微镜下观察确定为绒毛组织后送检。

吸取绒毛量很少，不会影响胎儿的发育，是比较安全的，但有时可以造成流产、感染，也可造成胎儿母体血交换，对母儿血型不合者加重其免疫对抗。绒毛取材一定要由有经验的妇产科医生进行操作。

（三）抽取胎儿脐血

经母腹抽取胎儿脐静脉血进行产前诊断，对有些遗传病如地中海贫血及血友病可省去复杂的基因诊断方法，直接用胎血查第 8 第 9 因子及进行血红蛋白电泳进行诊断。用胎血测酶活性查病毒感染以及染色体检查，比用羊水细胞或绒毛细胞更简便可靠。

取脐血时间从孕 18 ~ 24 周为宜，严格无菌，在 B 超指引下在脐带附着胎盘的根部找到脐静脉，穿刺。先抽出 0.2 ml 血检测确属胎儿血后继抽血 1 ~ 3 ml 送检。

（四）胎儿镜

胎儿镜又叫羊膜腔镜或宫腔镜，从子宫颈口插入妊娠 14 ~ 18 周的子宫腔内及羊膜腔内观察胎儿体表、五官等方面有无畸形，或取脐血进行染色体分析、血型分析、酶的测定，还可以取胎儿肌肉、皮肤进行活检。但技术要求精良、设备昂贵，且有一定的并发症，目前国内尚不能普及。

（五）超声检查在产前诊断中的应用

超声诊断是 20 世纪 70 年代以后发展起来的一门新兴学科，近年来超声技术飞速发展，使超声检查内容不断拓宽，尤其是高分辨率的二维超声及彩色多普勒的出现使检查范围更加广泛。1958 年 Lan Donald 首次将超声应用于产前检查，获得了良好的效果，从此，超声检查在产前诊断中成为主要组成部分，也是产前检查的首选方法。实时超声可动态地观察胎儿的生长发育、胎儿活动、胎心搏动、呼吸及吞咽等，应用彩色多普勒可以检查胎儿先天性心脏病及脐带血流动力学的改变，对胎儿的畸形与异常、胎盘疾患、脐带的缠绕、胎儿宫内发育迟缓等均可由超声做出诊断。

1. 中枢神经系统缺陷

胎儿中枢神经系统缺陷是最多见的畸形，因受累部位不同，故在声像图上表现也不同。

1）无脑儿：本病为严重的先天性畸形，表现为胎儿颅骨未形成，脑组织发育不全或未发育，颅底面裸露在外，血肉模糊。超声检查无颅骨光环而代以"瘤节"状及反光强的结构，此为颅底骨及颜面骨。

2）脊柱裂：本病系由脊柱背面未愈合而形成。因病变轻重不同，声像图表现多样化，超声检查脊柱纵切面两排整齐光带被打乱，可见外带中断型、隆起型、凹陷型、分叉型等。横切面可见脊柱如"U"字形。

3）脑积水：当脑室率 >0.5 应疑有脑积水的存在，重度脑积水时胎儿双顶径明显大于孕龄，胎儿头围大于腹围，颅内绝大部分为液性暗区占据，脑中线漂浮在脑积水中，脑组织被压成薄层。

4）脑膜、脑膨出：胎儿颅骨愈合不全，在颅缝某处骨质缺损，多发生在后枕部，脑组织连同脑膜从骨质缺损处突出。超声可见后枕部突出一包块，有包膜，包块与颅骨连接处有骨质缺损，颅骨光环小于孕周。

2. 消化系统畸形

胎儿消化道某处梗阻，声像图表现不同。

1）十二指肠闭锁：胎儿十二指肠闭锁，胃泡扩大，十二指肠闭锁近端扩大。超声表现：胎膜横断面时可见"双泡"征。两泡可相距略远或靠近，且在某切面有贯通。

2）小肠闭锁：胎儿小肠梗阻，超声可见胎腹扩大，腹腔内可见许多含液肠环。肠蠕动亢进。

3）脐疝：本病是胎儿发育期脐部腹壁未能闭合，内脏可由此处突出疝囊，脐疝可大可小。超声可见胎腹皮肤有缺损，由此突出一包块，在包囊内含内脏。分娩时疝囊常被挤破而内脏外翻。

3. 胸水、腹水

胎儿胸、腹水在超声中可以显示胎腹壁与内脏之间有不同程度液性暗区存在，胎胸壁与肺之间有大量液性暗区，胎肺被压缩。

4. 胎儿泌尿系统异常

胎儿泌尿系统异常亦有多种，如肾缺如、多囊肾、肾积水等异常。肾缺如在声像图上看不到肾与膀胱；多囊肾可见肾增大含多囊，一侧或双侧受累；肾积水可见肾盂内积存液体并扩大。

5. 胎儿骨骼系统畸形

胎儿短肢畸形近年多有发现，因此 B 超时应仔细认真测量骨骼各径线，另外，致死型软骨发育不全在超声影像图上亦有其特殊的表现。

6. 胎儿水肿

原因很多，例如 Rh 因子不合、ABO 溶血、药物中毒、先天性心脏病、糖尿病等。超声可见胎儿头、颈部、躯干上部被一大囊性肿物所包围，囊壁清晰，内含放射形隔及液体，常伴有全身水肿。

7. 其他

如囊性畸胎瘤、恶性畸胎瘤、双胎的畸形、联体双胎、胎儿先心病等，都可在超声中有其独有的表现。尤其对发病率较高的胎儿先天性心脏病（简称先心病）随着二维超声分辨率的提高及彩色多普勒频谱技术应用于临床，将对产前诊断胎儿先心病的开展，展现一美好的前景。

（六）产前血清学筛查 Down's 综合征及神经管缺陷

1. 血清学筛查 Down's 综合征

在临床实践中，人们发现孕妇血清中低含量的甲胎蛋白（AFP）与 Down's 胎儿有一定的相关性。AFP 是胎儿的一种特异性球蛋白，在妊娠期间具有糖蛋白的免疫调节功能，可能预防胎儿被母体排斥。母血 AFP 的来源是羊水和胎血，妊娠早期母血中 AFP 浓度最低，随妊娠月份的增加逐渐升高，妊娠 32 周时达高峰，以后又下降。妊娠中期，Down's 综合征孕妇血清 AFP 浓度比正常低 25%。

人绒毛膜促性腺激素（HCG）是由胎盘合体滋养层细胞分泌的一种糖蛋白激素，由 α 和 β 两个亚基合成。α 亚基与 LH 和 FSH 及 TSH 等激素的 α 亚基氨基酸顺序几乎完全相同，并与 LH 有较强的免疫交叉反应。而 β 亚基具有特异性的氨基酸顺序。故检测 β - HCG 可以避免交叉反应。当孕卵植入后 HCG 就进入母血循环，并逐渐上升，至 34 周达到高峰，以后维持在这一水平。在妊娠中期，怀 Down's 综合征孕妇血清 HCG 浓度比正常至少高 2 倍。

μE_3 是由胎儿肾上腺皮质、肝脏和胎盘合成，怀孕加 Down's 综合征的母亲血清在孕中期时 μE_3 水平低于正常约 25%。

妊娠相关蛋白 A（SPPA）是一种大分子糖蛋白，是由胎盘合体滋养层和蜕膜产生，可以进行孕早期产前筛查。

目前，国外发达国家已较普遍地应用 AFP、μE_3、β - HCG 对孕妇血清进行筛查 Down's 综合征，国内也正在推广应用。

2. 神经管缺陷的产前筛查

超声检查对神经管缺陷儿的意义很大，B 超对无脑儿诊断准确率可达 100%，从孕

14～16周为最佳诊断时间。脊柱裂的最佳诊断时间在孕7～18周，准确率80%。孕妇血清AFP在孕6～18周时高于标准时要怀疑有神经管缺陷的可能，可进一步做B超诊断。

（七）孕妇外周血富集分离细胞进行产前诊断

从孕妇外周血中分离胎儿细胞进行胎儿宫内诊断是一种无创伤的产前诊断，但因母血循环中胎儿细胞太少，故有假阳性及假阴性的可能，因为如何从母血中富集分离胎儿细胞是该项研究的关键，目前常用的分离手段为荧光激活细胞分离技术、磁性细胞分离技术、近年来用Ficoll – Hypagul梯度法分离等技术。但都要排除母源细胞的干扰。

（八）植入前遗传学诊断

近年来，随着人工授精、试管婴儿、显微授精等技术的发展，使得植入前进行遗传学诊断成为可能。其方法可采用卵细胞或极体分析；囊胚细胞活检，胚胞滋养外胚层细胞活检等方法。但由于技术性强，诊断费用昂贵，目前尚不能普及。但随着社会的进步，它将有美好的应用前景。

（王艳丹）

第四章　孕产期常见病的防治

第一节 流 产

妊娠不够28周、胎儿体重不到1 000 g而终止者称流产。发生于12周前者称为早期流产，发生在妊娠12周以上至不足28周者称为晚期流产。

一、病因和发病机制

（一）染色体异常

染色体异常是流产的主要原因。早期自然流产时，染色体异常的胚胎占50% ~ 60%，多为染色体数目异常，其次为染色体结构异常。数目异常多见三体、三倍体及X单体等；结构异常有染色体断裂、倒置、缺失和易位。染色体异常的胚胎多数结局为流产，极少数可能继续发育成胎儿，但出生后也会发生某些功能异常或合并畸形。若已流产，妊娠产物有时仅为一空孕囊或已退化的胚胎。

（二）环境因素

许多外界不良因素可以直接或间接对胚胎或胎儿造成损害。过多接触某些有害的化学物质（如砷、铅、苯、甲醛等）和物理因素（如放射线、噪声及高温等），均可引起流产。

（三）母体因素

1. 生殖器官疾病

1）先天性子宫畸形：子宫纵隔、单角子宫、双子宫等生殖器官疾病，因子宫发育不健全影响孕卵着床及发育，故易致流产发生。

2）肿瘤：子宫肌瘤是最常见引起流产的生殖器官肿瘤，肌瘤本身除可影响孕卵着床及发育外，还可因引起子宫收缩从而导致流产。

3）子宫内口松弛：先天性的宫颈内口功能不全或因损伤所致的继发性宫颈内口功能不全，伴随孕周的延长，宫腔内压力逐渐增大，宫颈难以承受更大的压力，而导致中期流产，这是习惯性流产诸多因素中最常见的原因之一。

2. 内分泌失调

雌孕激素的正常分泌是孕卵发育的基础，如果雌孕激素分泌失衡，必然导致胚胎发育受限或停止发育从而导致流产。还有学者指出多囊卵巢综合征也可以导致流产。此外，如糖尿病、甲状腺疾病等因影响体内的生殖内分泌变化，也可造成流产的发生。

3. 母体全身性疾病及其感染因素

母体在孕期患急性感染性疾病，或合并某些慢性疾病，如心脏病、肾炎、高血压等，可使胎盘发生梗死或早剥而致流产。巨细胞病毒、弓形虫病毒、支原体、沙眼衣原体、梅毒螺旋体及类病毒体等感染也可引起流产。

4. 其他

精神心理因素如惊恐、抑郁；过度劳累、持重物、性交、行腹部手术、跌倒或其他外伤；妊娠营养缺乏、过量吸烟等，均可发生流产。

（四）免疫因素

1. 组织相容抗原（HLA）

HLA 复合体定位于人的第 6 对染色体短臂的一个区段上，至少包括 4 个与移植有关的基因位点。正常妊娠时夫妇 HLA 不相容，可维持遗传的多样性，防止致死纯合子的产生。而习惯性流产夫妇间 HLA 抗原相容的频率较大，过多的共有抗原，阻止母体对妊娠作为异体抗原的辨认，不能刺激母体产生维持妊娠所需的抗体，从而缺乏抗体的调节作用，母体免疫系统易对胎儿产生免疫学攻击，而导致流产。

2. 抗磷脂抗体

是一组自身免疫性抗体，其中包括狼疮抗凝抗体及抗心磷脂抗体。近年来研究发现，在自身免疫性疾病、某些感染及一些不明原因的疾病中，如抗磷脂抗体阳性，习惯性流产发生率极高。抗磷脂抗体不是作用于妊娠早期导致流产，而是作用于妊娠中、晚期使胎儿死亡，因此，抗磷脂抗体可能是中晚期流产的因素。

3. 抗精子抗体

研究发现，在反复自然流产（RSA）夫妇中，双方或男方血清中存在抗精子抗体。动物实验证明抗精子抗体有杀死胚胎的作用，提示该抗体的存在与 RSA 有关。抗精子抗体引起的流产，多发生在 3 个月以内的早期流产。

（五）其他

1. 血型不合

由于以往的妊娠或输血，致 Rh 因子不合的 ABO 血型因子在母体中产生抗体，此次妊娠由胎盘进入胎儿体内与红细胞凝集而产生溶血，以致流产。

2. 精神或神经因素

如惊吓、严重精神刺激等也都可致成流产。

二、病理改变

早期流产多数因胚胎先死亡，继之底蜕膜坏死，造成胚胎及绒毛与蜕膜层剥离，血窦开放引起出血，剥离的胚胎组织如同异物，引起子宫收缩而被排出。所以早期流产，往往先有流血而后有腹痛。

在妊娠 8 周以前绒毛发育尚不成熟与子宫蜕膜联系还不牢固，此时发生流产，妊娠产物多数可以完全从子宫壁剥离而排出，故流血不多。

妊娠 8～12 周，胎盘绒毛发育繁盛，与蜕膜联系较牢固，此时发生流产，妊娠产物往往不易完整剥离排出，常因剥离不完全影响子宫收缩而出血较多。妊娠 12 周以后，胎盘完全形成，流产过程常与足月分娩相似，先有阵发性子宫收缩，然后排出胎儿及胎盘。但也有可能胎盘滞留于子宫腔中，引起大量出血。

有时由于底蜕膜反复出血，凝固的血块包绕胎块，形成血样胎块稽留于宫腔内不易排出，时间久后，血红蛋白被吸收形成肉样胎块，有时胎儿被挤压，形成纸样胎儿，或钙化后称为石胎。

三、临床类型

（一）先兆流产

早期先兆流产主要表现为停经一段时间后有早孕反应，以后有阴道流血，量少，色红，持续时间数日或数周，无痛或有轻微下腹疼痛，伴腰痛及下坠感。妇科检查子宫颈口闭合，子宫大小与停经月份符合。经过治疗及休息后，如胎儿存活，一般仍可继续妊娠。

（二）难免流产

由先兆流产发展而来，是已经不可避免的流产。阴道流血量增多，阵发性腹痛加重，出现阴道流液（胎膜已破），子宫颈口已经扩张，可见组织物堵于子宫颈口。

（三）不全流产

指部分胚胎已排出体外，尚有部分残留在子宫腔内。一般都是从难免流产发展而来。阴道流血量由少到多，下腹痛，有组织物排出，但尚有部分残留。检查时可见子宫颈口开大，不断有血从子宫颈口流出，有时可以见到组织物堵于子宫颈口或部分组织物已经排出于阴道内，子宫小于停经月份。

（四）完全流产

妊娠产物已经全部排出，阴道流血逐渐停止，腹痛逐渐消失，子宫颈口已经关闭，子宫接近正常大小。

（五）过期流产

指胚胎在子宫内死亡已超过两个月，但仍未自然排出者。早孕反应已经消失，子宫不增大，较停经月份小；质地软，无胎心音或 B 超见胚胎或胎儿已经死亡。如时间不足 2 月者，称胚胎发育终止或胚胎死亡。

（六）习惯性流产

自然流产连续发生 3 次以上者，每次流产多发生于同一妊娠月份，早期流产多因为胎儿染色体异常、孕妇黄体功能不全，晚期流产多因宫颈口松弛、子宫畸形。其临床特征与一般流产相同。

四、临床表现

主要为停经后出现阴道流血和腹痛。孕 12 周前发生的流产，由于胚胎坏死，绒毛与蜕膜剥离，血窦开放，出现阴道流血；剥离的胚胎及血液刺激子宫收缩，排出胚胎，产生阵发性下腹疼痛。当胚胎完整排出后，子宫收缩，血窦关闭，出血停止。故早期流产的全过程有阴道流血，而腹痛常常出现在阴道流血之后；晚期流产的临床过程与早产及足月产相似，经过阵发性子宫收缩，排出胎儿及胎盘，同时出现阴道流血。晚期流产时胎盘与子宫壁附着牢固，如胎盘粘连仅部分剥离，残留组织影响子宫收缩，血窦开放，可导致大量出血、休克，甚至死亡。胎盘残留过久，可形成胎盘息肉，引起反复出血、贫血及继发感染。

五、实验室及其他检查

（一）妊娠试验

妊娠试验现已采用免疫学方法。近年多用试纸法，诊断妊娠快速、方便。另外，放射免疫法或酶联免疫吸附试验做血清 HCG 定量测定对进一步了解流产的预后有帮助。

（二）B 超

B 超应用广泛，根据宫腔内有无妊娠囊及其形态、有无胎心反射与胎动，以及子宫大小等情况，对鉴别诊断和确定流产类型很有价值。

（三）血清黄体酮等激素测定

血清黄体酮等激素测定对判断先兆流产的预后有帮助。

（四）病理检查

排出物的病理组织切片检查有助于鉴别是否为妊娠产物，确定诊断。

（五）病原体检查

近年来发现流产与早期宫内感染关系较为密切，宫腔拭子的细菌培养结果有助于确定感染病菌，有利于治疗。对反复流产且原因不明者，应常规行 TORCH 检查。

（六）免疫学检查

对原因不明反复流产的夫妇双方须进行 ABO 血型及 Rh 血型测定，必要时可做 HLA 位点抗原检查。

六、诊断

（一）先兆流产

生育年龄妇女妊娠后（28 周以前）阴道少量出血，下腹轻微疼痛；子宫大小与孕周相符；尿妊娠试验阳性；B超显示胎动、胎心。

（二）难免流产

妊娠后，阴道出血超过月经量，下腹痛加剧；子宫与孕周相符或稍小，子宫颈口已扩张；尿妊娠试验阳性或阴性。

（三）不全流产

阴道少量持续或大量出血，下腹痛减轻，有部分组织排出；子宫较孕周为小，子宫颈口扩张或有组织堵塞；妊娠试验阳性和阴性。

（四）完全流产

阴道出血少或无，腹痛消失，胚胎组织全排出；子宫稍大或正常，子宫颈口闭合；妊娠试验阴性。

（五）稽留流产

有类似先兆流产史，胚胎已死2月以上未排出；子宫小于孕周，宫颈口未扩张；妊娠试验阴性；B超无胎心、胎动。

（六）习惯性流产

有连续3次或3次以上自然流产史。

（七）感染性流产

流产与感染同时存在，即流产伴急性盆腔炎表现。

七、鉴别诊断

（一）各种类型流产的鉴别诊断

见表4-1。

表 4 – 1　各种类型流产的鉴别诊断

流产类型	病史			妇科检查	
	出血量	下腹痛	有无组织物排出	子宫大小	子宫颈口
先兆流产	少	轻或无	无	与孕周相符	未扩张
难免流产	增多	加剧	无	同上或稍小于孕周	扩张
不完全流产	少量持续或多量，甚至休克	减轻	部分排出	小于孕周	扩张，有组织物阻塞，有时闭合
完全流产	少或无	消失	全部排出	接近正常	闭合
稽留流产	少、常反复出血或无	轻或无	无	小于孕周	闭合

（二）异位妊娠

腹痛多剧烈，而阴道流血量少，如有内出血则贫血或休克与阴道流血量不成正比。阴道出血常是点滴状，呈深褐色，偶然流血量增多或伴有子宫蜕膜管型，被误为流产。若将蜕膜管型置于水中漂浮时，见不到绒毛组织；不典型的复杂病例，还应借助 B 超、诊断性刮宫等排除宫内流产。

（三）葡萄胎

停经后阴道反复流血呈暗红色，有时在流出的血中查见水泡样物，早孕反应较重，贫血、水肿及妊娠高血压综合征出现较早，子宫常大于停经月份，血或尿 HCG 水平较高，借助 B 超可排除流产。

（四）子宫肌瘤

子宫增大而硬是子宫肌瘤的特点，有时子宫凹凸不平，或月经量增多，经期延长，尿妊娠试验阴性，诊断性刮宫未见绒毛，B 超即可诊断。

（五）功能性子宫出血

发生于生育年龄的功能性子宫出血，多为黄体功能不全，无明显停经史，经期延长，阴道流血时多时少，可淋漓不断，多无腹痛，无早孕反应，妊娠试验阴性。妇科检查一般无异常发现，子宫内膜病理检查无蜕膜样改变。易与流产相鉴别。

八、治疗

一旦发生流产，应根据流产的不同类型，给予积极恰当的处理。流产的治疗，采用安胎或下胎两种截然不同的治则和处理方法。先兆流产以安胎为治；难免流产、不全流产、过期流产，宜尽快下胎，免生他疾；感染性流产和习惯性流产，则需做特殊处理。

（一）先兆流产

以保胎治疗为原则，大约60%的先兆流产经保胎治疗有效。确定胚胎存活者应绝对卧床休息，待症状消失后方可适当活动。禁止性生活，避免不必要的盆腔检查。可酌情给予对胎儿无害的镇静药如苯巴比妥0.03 g，口服，每天3次或地西泮5 mg，每天2~3次。只有在证实有黄体功能不全时须加用黄体酮20 mg，肌内注射，每天1次或者隔日1次，可帮助蜕膜生长及抑制子宫收缩，待症状消失后5~7天停用。值得注意的是保胎治疗须在B超监护下了解胚胎发育情况，避免盲目保胎造成过期流产。基础代谢低者，可给予口服甲状腺片0.03 g/d。

对晚期先兆流产患者除卧床休息外，可给予β受体兴奋剂，常用硫酸沙丁胺醇2.4~4.8 mg口服，每天4次；前列腺素抑制剂，吲哚美辛25 mg口服，每天3次；或25%硫酸镁10 ml加入10%葡萄糖液20 ml中缓慢静脉注射，继之以25%硫酸镁40~60 ml加入5%葡萄糖液1 000 ml中，以1 g/h硫酸镁的速度静脉滴注，维持血镁浓度。静脉滴注时须密切观察患者呼吸频率及尿量，定时监测膝反射。

（二）难免流产

一旦确诊，早期流产应及时吸宫或刮宫。发生于12周之前出血不多者，可给催产素10 U肌内注射，随即行吸宫术；出血多者，可将催产素10 U加入5%葡萄糖液500 ml中静脉滴注，同时行吸宫术。若发生在12周之后，可每半小时肌内注射催产素5 U，共4次，引起规律宫缩后，胎儿及胎盘常可自行排出。如排出不全，须再行宫腔清理，否则仍会发生阴道出血。术后用抗生素预防感染。

（三）不全流产

肌内注射催产素并立即清理宫腔内容物以使子宫收缩，从而减少出血。该类患者常有反复的或大量的阴道出血，若进入休克状态，应视具体情况补液、输血并给予宫缩剂及抗生素，与抗休克同时清除宫内残存组织。

（四）完全流产

胚胎组织排出后，流血停止，腹痛消失，除嘱患者休息，注意排除感染，无须特殊处理。但胚胎组织是否完全排出，必须正确判断。如经检查排出组织已见到完整胎囊、蜕膜或胎儿胎盘，结合症状及检查，必要时B超检查证实，可诊断为完全流产；如不能确定，应按不全流产处理，以再做一次刮宫为妥。

（五）稽留流产

处理意见不一，甚至有完全相反的意见。有人认为不必干预，待其自然排出。但有人则认为确诊后即应行手术清除。

目前常用的处理原则是：妊娠3个月内如已确诊为死胎，可立即清除宫腔。如孕期超过3个月，先用大量雌激素，然后再用缩宫素引产，如不成功，可考虑手术。

在稽留流产中胚胎死亡时间愈久，由于组织机化，刮宫愈困难；且近年来临床上及文献报道孕 16 周以上之稽留性流产，可能引起凝血功能障碍，造成严重出血，故以确诊后积极处理为宜。

术前给予雌激素，如炔雌醇 1 mg，每日两次，共 3 ～ 5 天，以增加子宫对缩宫素的敏感性。术前检查血常规，出凝血时间，如有条件应查纤维蛋白原，并做好输血准备。

3 个月以内者，可行刮宫术，术中肌内注射缩宫素，如果胎盘机化且与子宫壁致密粘连，术中应谨防子宫穿孔，如一次不能刮净，可待 5 ～ 7 天二次刮宫。月份较大者，先行 B 超检查了解胎儿死亡时大小，是否有羊水。如有羊水，可行羊膜腔穿刺，依沙吖啶 80 ～ 100 mg 羊膜腔内注射引产或应用催产素引产，促使胎儿及胎盘排出。

（六）习惯性流产

1. 病因治疗

应针对不同病因采取恰当的治疗方法。

1）遗传因素：若流产多由于胚胎染色体异常所致，表明流产与配子的质量有关。男方精子畸形率过高者建议到男科治疗，久治不愈者可行供者人工授精。高龄女性胚胎的染色体异常多为三体，且多次治疗失败可考虑做赠卵体外授精 - 胚胎移植术。夫妇双方基因或染色体异常者可视具体情况选择种植前诊断、供者人工授精或赠卵体外授精—胚胎移植术。

2）母体生殖道解剖结构异常：对子宫纵隔者可行纵隔切除术。子宫黏膜下肌瘤可在宫腔镜下做肌瘤切除术，壁间肌瘤可做经腹肌瘤挖出术。宫腔粘连可在宫腔镜下做粘连分离术，术后放置宫内节育器 3 个月。

3）宫颈功能不全：施行宫颈环扎术。

2. 药物治疗

1）黄体酮：黄体功能不全者可给本品治疗。方法：20 mg，肌内注射，每日 1 次。用至胎盘形成。

2）维生素 E：维生素 E 有类似黄体酮作用，有利于胚胎发育。方法：100 mg，口服。每日 3 次。

3）叶酸：叶酸 5 ～ 10 mg，口服，每日 3 次。有利于胚胎发育。

4）镇静剂：对情绪不稳定多次流产恐惧者，适当应用镇静药物，苯巴比妥 0.03 g，每日 3 次，口服；或地西泮 2.5 mg，每日 3 次，口服。以利保胎。

5）沙丁胺醇：对于孕晚期习惯性流产，不伴有心脏病、甲亢、糖尿病者，可用本品 2.4 ～ 72 mg，每日 3 ～ 4 次口服。

6）硫酸镁：可松弛子宫平滑肌，降低子宫张力，改善子宫胎盘循环，以利保胎。方法：25% 硫酸镁 40 ～ 60 ml 加入 5% 葡萄糖 500 ml 中稀释后缓慢静脉滴注（8 ～ 10 小时）。

（七）感染性流产

治疗原则为在控制感染的基础上，尽早清除宫腔内容物。

1）在致病菌未确定前，应选用广谱抗生素，尤其要加针对厌氧菌的药物。目前应用较多的是甲硝唑。可选用其中之一：

（1）青霉素 G480 万～800 万 U＋甲硝唑 2 g，分别加入 5% 葡萄糖液中静脉点滴，每日 1 次。

（2）氨苄西林 4～6 g＋甲硝唑 2 g 分别稀释后静脉滴注，每日 1 次。

（3）头孢类药物，如头孢拉定、头孢唑啉、头孢曲松（菌必治），4～6 g＋甲硝唑 2 g，分别稀释后静脉滴注，每日 1 次。

（4）如青霉素过敏，可选用对类杆菌等厌氧菌亦有较好疗效的克林霉素。1.2～2.4 g/日，稀释后静脉滴注。

2）如出血量少或出血已停止，应先控制感染，3～5 日以卵圆钳轻轻夹取组织或以钝刮匙轻刮宫壁。

3）如感染体征明显，出血量多，应在抗感染的同时清理宫腔。可在静脉滴注抗生素及使用缩宫剂的同时行钳刮术。

4）术后仔细检查刮出组织，并将刮出物行细菌培养及药敏试验。

5）术后应继续应用抗生素治疗至体温正常后 3 日。

6）如子宫严重感染，药物不易控制，或出现中毒性休克者，应考虑切除子宫。

九、护理与健康教育

（一）严格各项无菌操作

会阴擦洗每天 2 次，保持会阴清洁，置消毒垫。密切监测体温、血常规、阴道流血及腹痛情况。发现感染征象，及时报告医生，并遵医嘱应用抗生素。

（二）理解患者，帮助患者接受现实

理解患者的悲观情绪，帮助患者及家属接受现实，顺利度过悲伤期。护士还应向患者及家属解释流产的相关知识，与其共同讨论此次流产的原因，帮助他们为再次妊娠做好准备。

（三）注意休息，加强营养

流产后，需注意休息和加强营养。保持外阴清洁，禁止盆浴和性生活 1 个月。清宫后，如阴道流血时间较长、流血量超过月经量，或伴有发热、腹痛，应及时到医院复诊。再次妊娠宜在半年后。

十、预后

在所有妊娠中约 30% 会出现阴道流血，流血患者中有一半会发生流产。多数流产的预后良好，一般不会危及生命。如果处理不当，可能会导致宫腔感染和输卵管阻塞，影响以后的生育。流产后 6 个月内怀孕再次流产概率较高。习惯性流产者建议避孕 6～12 个月。自然流产 1～2 次者，再次妊娠成功的概率是 80%；流产 3 次，再次妊娠成功

的概率是 55% ~ 75%。

（王秀丽）

第二节　早　产

　　早产是指妊娠 28 周末至不足 37 周期间分娩者。此时娩出的新生儿称早产儿，出生体重多在 2 500 g 以下，由于尚未发育成熟易于死亡。死亡率在发达国家与发展中国家有较大差异，国内报道为 12.7% ~ 20.8%。早产占分娩总数的 5% ~ 15%。75% 以上围生儿死亡与早产有关，约有 1/4 的存活早产儿会遗留智力障碍或神经系统后遗症。因此，防治早产是降低围生儿死亡率和患病率的关键。

一、病因

（一）感染

　　绒毛膜羊膜炎是早产的重要原因。感染的来源是子宫颈及阴道的微生物，部分来自子宫内感染。病原微生物包括需氧菌及厌氧菌、沙眼衣原体、支原体等。

（二）胎膜早破

　　胎膜早破是造成早产的重要原因。在早产的产妇中，约 1/3 并发胎膜早破。

（三）子宫过度膨胀

　　双胎或多胎、羊水过多等均可使子宫腔内压力升高，以至提早临产而发生早产。

（四）生殖器官异常

　　如子宫畸形、子宫颈内口松弛、子宫肌瘤等。

（五）妊娠并发症

　　常见的有流行性感冒、肺炎、病毒性肝炎、急性肾盂肾炎、慢性肾炎、严重贫血、急性阑尾炎等。有时因医源性因素，必须提前终止妊娠，如妊娠高血压疾病、妊娠肝内胆汁瘀积症、前置胎盘及胎盘早剥、心脏病、母儿血型不合等。

（六）其他

　　如外伤、过劳、性生活不当、酗酒等。

二、临床表现

早产的临床表现主要是子宫收缩，最初为不规则宫缩，并常伴有少许阴道流血或血性分泌物，以后可发展为规则宫缩，与足月临产相似。胎膜早破的发生较足月临产多。子宫颈管先逐渐消退，后扩张。

三、实验室及其他检查

（一）血常规

检查是否贫血，发现贫血，及时纠正。

（二）尿常规

检查尿蛋白、尿糖、尿沉渣镜检，如有泌尿系感染史者，常规做尿培养，以便及时发现菌尿症。

（三）白带检查

注意有无真菌、滴虫，如发现阴道炎应予以治疗。

（四）超声检查

做 B 超及断层法，了解胎儿情况，是否多胎，胎位、胎儿是否存活或死亡。

近年来，早产预测工作有明显进展。现常用两种方法：

1）阴道 B 超检查宫颈长度及宫颈内口漏斗形成情况，如宫颈内口漏斗长度大于宫颈总长度的 25%，或功能性宫颈内口长度 <30 mm，提示早产的可能性大，应予治疗。

2）阴道后穹隆棉拭子检测胎儿纤维连接蛋白（fFN），fFN 是一种细胞外基质蛋白，通常存在于胎膜及蜕膜中，在妊娠最初 20 周内，宫颈、阴道分泌物中可测出 fFN。若妊娠 20 周后，上述分泌物中 fFN >50 ng/ ml，则提示胎膜与蜕膜分离，有早产可能。其预测早产的敏感性可达 93%，特异性 82%。

（五）阴道窥器检查及阴道流液涂片

阴道窥器检查及阴道流液涂片可了解有无胎膜早破。

（六）宫颈及阴道分泌物培养

宫颈及阴道分泌物培养可排除 B 族链球菌感染及沙眼衣原体感染。

（七）羊膜穿刺

胎膜早破者可抽取羊水送细菌培养，排除绒毛膜羊膜炎，以及检测卵磷脂/鞘磷脂比值或磷脂酰甘油等，了解胎儿肺成熟度。

四、诊断

妊娠满 28 孕周至不足 37 周期间出现不规则子宫收缩,多伴有少量阴道血性分泌物,临床上可诊断为先兆早产。一旦有规律宫缩,即宫缩每次间隔 5~6 分钟,持续 30 秒以上,伴宫颈管缩短≥75%、宫口扩张达到 2 cm 以上或胎膜已破,可诊断为早产临产。

五、鉴别诊断

(一) 前置胎盘

前置胎盘为无痛性出血,不伴规律宫缩。

(二) 胎盘早剥

胎盘早剥出血常伴腹痛及压痛,宫缩间歇时亦存在,严重者胎位、胎心不清,如板样腹肌多伴内出血。

(三) 宫颈局部病变出血

宫颈局部病变出血可通过窥器检查或指检发现。

(四) 假临产及妊娠晚期子宫生理性收缩

假临产及妊娠晚期子宫生理性收缩时一般子宫收缩不规则,无痛感,且宫口不开大,经休息或应用镇静剂治疗后消失。

六、治疗

(一) 治疗原则

若胎儿存活、无胎儿窘迫,胎膜未破,应设法抑制宫缩,尽可能使妊娠继续维持。若胎膜已破,早产已不可避免时,应尽力设法提高早产儿的存活率。

(二) 一般治疗

先兆早产患者卧床休息可减少自发性宫缩频率,增加子宫血流量,增加胎盘对氧、营养和代谢物质的交换。对伴有胎膜早破者应绝对卧床休息。但长期卧床休息有一定的副作用,可能增加血栓性疾病的发生率,因此,对于长期卧床者需注意预防下肢血栓形成。

(三) 药物治疗

1. 促胎肺成熟

对 34 周以前的早产,应用糖皮质激素后 24 小时至 7 天,能促进胎肺成熟,明显减少新生儿呼吸窘迫综合征。当早产孕妇住院后即应考虑给予糖皮质激素，包括有自然早产趋向的，以及因妊娠合并症、并发症等需及早终止妊娠者。

产前糖皮质激素治疗方案有：在分娩 7 天内地塞米松 6 mg 肌内注射，12 小时 1 次，共 4 次；或者倍他米松 12 mg，24 小时 1 次，共 2 次。

2. 抑制宫缩

抑制宫缩是早产治疗中的重要环节，最大益处在于尽可能地延长妊娠时间，促进胎儿肺成熟，减少早产儿病死率，有时甚至可避免早产。

目前宫缩抑制药主要有 6 大类：β_2 受体激动剂、缩宫素受体拮抗剂、硫酸镁、前列腺素合成酶抑制剂、钙离子通道阻滞剂和一氧化氮供体。目前临床最常用的为前 3 类，其他类型的药物因对母胎的作用尚不确切，临床较少应用。

1）β_2 受体激动剂：β_2 受体激动剂目前应用最广泛。其代表药物为盐酸利托君，是 FDA 唯一批准用于治疗早产的药物。

用法：盐酸利托君 150 mg 加于 5% 葡萄糖液 500 ml 中静脉滴注，开始时应控制滴速使剂量为 0.05 mg/min，每 10 分钟增加 0.05 mg/min，直至达到预期效果。通常保持在 0.15～0.35 mg/min，待宫缩停止，继续输注至少 18 小时。停止静脉滴注前半小时改为口服，24 小时内通常口服剂量为 2 小时 10 mg，此后 4～6 小时 10～20 mg，每天总剂量不超过 120 mg。为了抗早产的需要，此种维持治疗还可按此剂量继续口服。

用药期间宜保持左侧姿势，以减少低血压危险，并且注意监测呼吸、血压、心率、胎心率；总液体量限制在 2 000 ml/d；复查生化指标（1 周 1 次）、心肌酶、心电图 4 周 1 次、超声心动图（必要时）。

药物绝对禁忌证：孕妇心脏病、肝功能异常、子痫前期、产前出血、未控制的糖尿病、心动过速、低血钾、肺动脉高压、甲亢、绒毛膜羊膜炎；相对禁忌证：糖尿病、偏头痛、偶发心动过速。

2）硫酸镁：通过拮抗钙离子对子宫收缩的活性，抑制子宫收缩。常用方法为 25% 硫酸镁 16 ml 加入 5% 葡萄糖液 100 ml 中在 30～60 分钟缓慢静脉滴注，然后以 1～2 g/h 速度静脉滴注维持，直至宫缩 <6 次/分钟。每天总量不超过 30 g。

用药期间注意监测呼吸（每分钟不少于 16 次）、膝反射（存在）及尿量（每小时不少于 25 ml）等，并配备硫酸镁解毒药 10% 葡萄糖酸钙 10 ml。

禁忌证：重症肌无力、肾功能不全、近期心肌梗死史和心肌病史。

3）前列腺素合成酶抑制药：通过抑制前列腺素合成酶，降低前列腺素水平从而抑制宫缩。如吲哚美辛，但因其有导致动脉导管早闭、羊水过少等严重副作用，因此仅在 34 周前短期（1 周内）选用，孕 34 周后慎用。

4）钙离子阻滞剂：通过阻止钙离子进入子宫肌细胞，降低细胞内钙离子浓度，抑制肌肉收缩。常用药物为硝苯地平 10 mg 舌下含服，6～8 小时 1 次，应密切注意孕妇心率及血压变化。已用硫酸镁者慎用，以防血压急剧下降。

5）一氧化氮（NO）：是强烈的平滑肌舒张药，松弛血管的同时也抑制子宫的收缩。因其效果尚不确切，安全性有待进一步确定，临床上应用较少。

3. 控制感染

感染是早产的重要诱因，近期观点建议仅用于有明确感染者。

4. 预防新生儿呼吸窘迫综合征

对妊娠 34 周前的早产，应用糖皮质激素 24 小时至 7 天，能促胎儿肺成熟。

（四）手术治疗

宫颈环扎术是治疗宫颈功能不全所致晚期习惯性流产的主要方法，多为预防性治疗。紧急宫颈环扎术则是指当发生宫颈缩短、宫口开大等宫颈发生变化，胎囊突向阴道甚至是发生早产临产时所施行的以干预为目的、为阻断产程进展所采取的手术。该治疗对高危人群可延长孕周，但术后感染率可能增加，胎膜早破较多见，其失败率较预防性手术高。术后应继续抑制子宫收缩治疗，预防感染，并超声监测宫颈长度。

（五）不可避免早产的处理

1）临产时做好监护，临产后慎用吗啡、哌替啶等抑制新生儿呼吸中枢的药物。

2）产程中应给孕妇吸氧，避免胎头受压，若为初产妇或经产妇而会阴较紧者，行会阴切开，预防早产儿颅内出血。

3）需助产时，宜用产钳，不用胎头吸引器，以减少颅内出血。

4）若为臀位，宜选用剖宫产分娩，其新生儿存活率及并发症将比经阴道分娩者为高。

5）分娩时新生儿科医生协同处理，新生儿娩出后，除保持呼吸道通畅外，特别注意保暖，并按早产儿常规处理。

七、护理与健康教育

1）嘱产妇左侧卧位休息，增加胎儿供氧，避免活动，减少自发宫缩。注意阴道流血与腹痛情况，有异常情况及时报告医生。

2）向患者解释早产的原因及所采取的防治措施，增强对治疗的信心。鼓励家属多关心体贴患者，帮助其摆脱焦虑情绪。

3）健康教育：妊娠前积极治疗慢性疾病，进行遗传优生咨询，做好计划妊娠。加强孕期保健和产前检查，注意休息、营养，避免精神创伤，保持身心健康。左侧卧位休息可减少子宫自发性收缩，并增加子宫胎盘血流量，改善胎儿的氧气和营养供给。妊娠晚期节制性生活，预防感染。积极治疗妊娠合并症及并发症。宫颈内口松弛者在妊娠14～18 周时做子宫颈内口缝合术。

（王艳丹）

第三节　异位妊娠

异位妊娠是发生在子宫腔以外妊娠的总称。异位妊娠的发病率占所有妊娠的 0.5% ~1%，而死亡率占母体死亡率的 10%，是早期孕妇死亡的主要原因。近年来，异位妊娠的发病率有所上升，而死亡率明显下降，这与诊断技术的进步、输血和麻醉技术的改善等有密切关系。异位妊娠绝大多数是输卵管妊娠，占 97.5%，卵巢妊娠占 0.7%，腹腔妊娠占 1.8%，宫颈、阔韧带内及子宫残角妊娠罕见。因此，一般提及异位妊娠，大多指输卵管妊娠而言。输卵管妊娠可发生于间质部、峡部、壶腹部及伞端，以壶腹部妊娠为多见。

一、病因和发病机制

（一）炎症

输卵管炎及盆腔炎是异位妊娠最常见的原因。炎症可引起输卵管内膜细胞表面的纤毛功能丧失或缺损，影响孕卵的游走，严重者可致输卵管管腔狭窄、粘连，甚至完全堵塞。此外，盆腔炎症所致的盆腔广泛粘连亦可影响输卵管的蠕动功能，从而导致异位妊娠的发生。导致盆腔炎症的病原体主要为淋病双球菌、衣原体、支原体。

（二）输卵管发育不良或先天畸形

输卵管过长、屈曲、管壁肌纤维发育不良、内膜纤毛缺失以及副伞等均易致输卵管妊娠。

（三）输卵管手术后

如输卵管吻合、造口、粘连分离等手术，均可由于手术仅部分恢复输卵管之通畅度而影响受精卵之运行。绝育术后则可能因结扎部位部分沟通或形成瘘管而导致输卵管妊娠。

（四）盆腔子宫内膜异位症

子宫内膜异位症引起的输卵管妊娠，主要由于机械因素所致。而异位在盆腔的子宫内膜，对孕卵有趋化作用，促使其在宫腔外着床。

（五）放置宫内节育器

宫内节育器与异位妊娠发病率的关系已引起国内外重视。随着节育器的广泛应用，异位妊娠的发生率相应增高，这可能是由于使用节育器后的输卵管炎所致。

（六）孕卵外游

孕卵外游移行时间过长，不能适时到达宫腔，或发育时日较长，孕卵已长大而无法通过相对狭窄的输卵管腔。

（七）辅助生育技术后

辅助生育技术后异位妊娠的发生率为5%，主要是下列因素。

1. 不孕者自身的输卵管病变和多种异位妊娠的高发因素

盆腔炎、盆腔手术史、子宫内膜异位症、前次异位妊娠史等。

2. 移植胚胎技术因素

包括置管过程，置入的数量和质量，胚胎冷冻移植等均为发生异位妊娠的因素。

3. 激素环境

女性甾体激素和前列腺素 E 和 F 等能影响输卵管运动，"拾卵"前高雄激素水平可改变输卵管收缩功能，影响子宫内膜和输卵管内膜增生，为异位妊娠形成因素之一。辅助生育技术后异位妊娠的发生部位：输卵管、卵巢、宫颈、腹腔易发生宫内宫外复合妊娠。

（八）计划生育有关因素

1. 输卵管绝育术

手术后再通形成瘘管，导致绝育失败而致异位妊娠。

2. 人工流产、中期妊娠引产和药物流产

常因消毒不严格，术后感染、内膜损伤；宫腔残留物引起炎症，成为异位妊娠的易感因素。因此，多次流产、引产者更易发生异位妊娠。

3. 口服避孕药

复合型口服避孕药，同时抑制宫内妊娠和宫外妊娠。但用含大剂量雌激素片的事后避孕，避孕失败后则易致异位妊娠，其发生率占异位妊娠的1/10。一般认为是由于高雌激素水平对输卵管和子宫内膜的不良影响，为异位妊娠制造了条件，国外使用的低剂量纯孕激素制剂，由于未完全抑制排卵功能，降低了输卵管平滑肌张力及正常功能，受精卵运行受到干扰，易致异位妊娠。

4. 宫内节育器（IUD）

IUD 是否会增加异位妊娠发生率是有争议的。我国 13 个省市对 6 236 例 IUD 使用者作前瞻性研究，观察时间 3 年，异位妊娠发生率0.55%。Org 等指出，用 IUD 与不用 IUD 的异位妊娠危险性相同，但用 IUD 比口服避孕药者大 3 倍，应用时间大于 25 个月者比短期应用者大 3 倍。Beral 报道英格兰威尔士的异位妊娠发生率 1970 年以来明显上升，与 IUD 使用有关，原因可能是继发输卵管炎症。

（九）性传播疾病（STD）

STD 病原体导致子宫颈管、子宫腔黏膜、输卵管功能受到破坏，易致异位妊娠。

（十）其他

盆腔内肿瘤压迫或牵引，可使输卵管移位变形，阻碍孕卵通过而发生输卵管妊娠。

孕卵在输卵管内着床，由于输卵管管壁较薄，黏膜只有上皮，缺少黏膜下组织，在孕卵种植后不能形成完整的蜕膜层，而且输卵管的血管系统亦不同于子宫，既不能抵御绒毛的侵蚀亦不能提供足够的营养，孕卵遂直接侵蚀输卵管肌层。绒毛侵及肌壁微血管，引起局部出血，进而由蜕膜细胞、肌纤维及结缔组织形成包膜。输卵管的管壁薄弱，管腔狭小，不能适应胎儿的生长发育，因此，妊娠发展到某一阶段即被终止。如孕卵着床在靠近伞端的扩大部分——壶腹部，则发展到一定程度即以流产告终。当胚胎全部流入腹腔（完全流产）一般出血不多；如部分流出（不完全流产）则可反复多次出血。如孕卵着床在狭窄的输卵管峡部，则往往导致输卵管破裂而发生严重的腹腔内大出血。

二、病理

（一）输卵管妊娠的病理改变与结局

输卵管管壁很薄，肌层发育不良，妊娠时不能形成完整的蜕膜层，抵挡不住滋养层的侵蚀。受精卵种植时，绒毛溶解周围结缔组织和肌层，引起局部出血，血液进入绒毛间，使绒毛剥离，受精卵死亡，致流产、输卵管妊娠破裂或继发性腹腔妊娠。

1. 输卵管妊娠流产

输卵管妊娠流产是多见的一种结局。多见于壶腹部妊娠。由于输卵管管壁形成的蜕膜不完整，发育中的囊胚常向管腔突出，最终突破包膜而出血，囊胚可自管壁分离，进入输卵管管腔，腔内的妊娠物经由伞端排入腹腔，称输卵管妊娠流产。多在妊娠 8～12 周发生。据妊娠物排出的完全程度，分为输卵管完全流产和输卵管不完全流产。流产不完全者，滋养细胞可侵蚀输卵管管壁，使之反复出血，形成输卵管血肿或输卵管周围血肿，甚至盆腔血肿，血量多时可流向腹腔。

2. 输卵管妊娠破裂

输卵管妊娠破裂是较多见的一种结局。多见于峡部妊娠，囊胚生长可使狭小的输卵管过度膨胀，滋养细胞侵蚀肌层和浆膜，最终导致输卵管破裂。输卵管肌层血管丰富，输卵管妊娠破裂所致的出血较输卵管妊娠流产时为剧，如短时间内大量出血，患者迅即陷入休克。反复出血者，腹腔内积血形成血肿，日后可机化变硬并与周围组织粘连，临床上称为"陈旧性异位妊娠"。有时内出血停止，病情稳定，时间久之，胚胎死亡或被吸收，也可能继发感染、化脓。

3. 继发性腹腔妊娠

继发性腹腔妊娠是罕见的一种结局。输卵管妊娠流产或发生破裂后，随血液排至腹腔中的胚胎偶有存活者，存活的胚胎绒毛继续从原位或其他部位获得营养，则可在腹腔中继发生长，发展为继发性腹腔妊娠。

（二）子宫的变化

妊娠内分泌使子宫稍大变软，子宫内膜仍呈蜕膜反应，腺上皮低矮，染色淡、分泌旺盛，腺体增生呈锯齿状，间质细胞呈大多角形，紧密相连，未见滋养细胞。当胚胎死亡后，有50%的病例可由阴道排出三角形蜕膜管型，其余呈碎片排出，在排出组织中见不到绒毛。

三、临床表现

输卵管妊娠破裂后的症状和体征较未破裂者及输卵管流产重。

（一）症状

最典型的症状是腹痛、阴道出血和闭经。

1. 腹痛

90% ~100%的患者有腹痛。开始为隐痛，逐渐加重。输卵管破裂或流产时，疼痛剧烈，腹腔内出血，血液聚集于直肠子宫陷凹中，刺激直肠，患者有便意或里急后重感。横膈下积血可引起肩痛。

2. 闭经

75% ~95%的患者有闭经史。仔细询问月经史，特别是末次月经日期。如患者自认为无闭经史，应询问前二、三次月经的日期，因患者常将异位妊娠引起的不规则阴道出血误认为月经。

3. 阴道出血

50% ~80%的患者有不规则阴道出血，一般为少量间断性出血，系子宫蜕膜脱落所致。很少有大量出血。少数患者在出血的同时排出蜕膜管型。

4. 早孕反应

10% ~25%的患者有恶心、呕吐、食欲缺乏及倦怠等现象。

5. 头晕、晕厥

头晕、晕厥占20% ~35%。腹腔内大出血时则有出血性休克的表现。

（二）体征

1）大量内出血时，血压降低，脉压小，舒张压上升。

2）大多数患者无发热，少数体温在38℃以上。

3）腹部压痛（占80% ~95%）及反跳痛，可有腹膜刺激征象。大量内出血时腹部有移动性浊音。

4）妇科检查时，将宫颈向上推动时有剧烈疼痛，子宫正常大小或稍大而软，附件有压痛的肿块（如腹壁紧张，不一定能查清楚），阴道后穹隆膨出、触痛。

四、实验室及其他检查

当症状和体征不典型，诊断有疑问时，可做以下检查。

（一）妊娠试验

放射免疫测血清 β－HCG 水平，较同期正常妊娠低。病情不紧急时，可做 β－HCG 连续测定。正常妊娠早期，在闭经 37 天前，β－HCG 加倍时间为 1.4～2.1 天，闭经 6～8 周时，加倍时间为 3.3～3.5 天。异位妊娠的 β－HCG 连续测定随孕龄、滋养细胞增殖情况及胚胎是否存活而异，呈正常增加、缓慢增加（加倍时间延长）或下降。有报道相隔 48 小时测 β－HCG，增加不到 66% 者，表示妊娠异常。

在异位妊娠大出血时，时间不允许做 β－HCG 放射免疫测定，可用新的单克隆抗体检查法做初步筛选，较放射免疫快速，较其他尿妊娠试验灵敏度高。

（二）B 超检查

如发现宫腔内有孕囊及胎心，即可排除异位妊娠。但有时宫内孕与异位妊娠并存，虽极少见，亦应注意。在附件区查到孕囊及胎心，可以确诊为异位妊娠，但这种情况很少，仅占 5%。如附件区不能发现孕囊，输卵管、宽韧带内及盆腔血肿表现为壁厚的肿块，其中实性及囊性区并存，亦可协助诊断，须与卵巢囊肿、带蒂的浆膜下子宫肌瘤、输卵管积水及积脓等鉴别。直肠子宫陷凹内液体聚积，可能是血液，亦可能为炎症渗出物，不能作为肯定的诊断依据。如能应用超声波阴道探头，可提供较腹部检查更为清晰的图像。

（三）后穹隆穿刺

经阴道后穹隆将长针头刺入直肠子宫陷凹，如抽出不凝的血液，即为穿刺阳性，如抽出清亮或带血的液体，为阴性，未抽出液体或抽出凝固的血液则无诊断意义。穿刺阳性率占异位妊娠的 80%～95%。假阳性率为 5%～10%，血液来自卵巢黄体破裂、子宫内膜异位症及经血倒流等。假阴性率为 11%～14%，见于直肠子宫陷凹中血量过少或输卵管妊娠未发生出血时。随着诊断技术的进步，很多病例在未破裂前已做出诊断，破裂的病例较以往减少，因此，近年来后穹隆穿刺的应用亦随之减少。一般如症状及体征典型，腹部已发现有移动性浊音时，不需再行后穹隆穿刺。

（四）诊断性刮宫

宫腔刮出物病理检查，未能查到绒毛，子宫内膜间质水肿，分泌活跃，蜕膜形成。由于雌激素和孕酮的刺激，有时腺体细胞增大，失去边界并聚集成堆，细胞核大小不一，有不典型改变，胞质丰富，含空泡，腺腔缩小或消失。这种现象称阿里亚斯—斯特拉反应，简称 A－S 反应。在无子宫内妊娠的情况下，上列改变都可提示在宫腔以外的妊娠。

（五）腹腔镜检查

腹腔镜检查可清楚地看到盆腔器官，但在有内出血及粘连的情况下，不宜应用。文献报道假阴性率为 3%～4%，假阳性率为 5%。

五、诊断

输卵管妊娠流产或破裂后，多数有典型的临床表现。根据停经、阴道流血、腹痛、休克等表现可以诊断。如临床表现不典型，则应密切监护病情变化，观察腹痛是否加剧、盆腔包块是否增大、血压及血红蛋白下降情况，从而做出诊断。

诊断标准如下：

1）多有急腹痛、短期停经后少量持续性阴道出血史，常伴肛门坠痛及便意，少数有蜕膜管型排出。

2）腹部有压痛、反跳痛明显，腹软，腹肌不紧张。内出血多时叩诊有移动性浊音，可并发休克。

3）后穹隆穿刺抽出不凝血，镜下有陈旧红细胞。

4）尿妊娠试验可能阳性，血 β - HCG 放射免疫测定和单克隆抗体妊娠试验多呈阳性。

5）需要和可能时做 B 超及腹腔镜检查。

六、鉴别诊断

异位妊娠须与其他产生下腹痛、闭经及不规则阴道出血的情况鉴别。

（一）流产

流产时阴道出血量较异位妊娠多，不全流产可有大量阴道出血。宫腔刮出物可见胎盘绒毛。

（二）输卵管炎

输卵管炎时表现为发热，白细胞升高，双侧附件压痛。无闭经及阴道出血史。妊娠试验阴性。

（三）卵巢黄体破裂

卵巢黄体破裂时可发生下腹痛及内出血，如同时有宫内妊娠时，鉴别较困难。超声检查、妊娠试验及后穹隆穿刺可帮助诊断。不伴有宫内妊娠时，无闭经史，阴道出血多发生于月经周期的后期。

（四）阑尾炎

阑尾炎腹痛在右下腹，麦氏点有压痛。无闭经及阴道出血史，妊娠试验阴性。妇科检查，附件区无压痛。

（五）卵巢囊肿蒂扭转

卵巢囊肿蒂扭转无闭经及阴道出血史。急性腹痛，常伴恶心、呕吐。无内出血征象。超声或腹腔镜检查可证实。

（六）功能失调性子宫出血

功能失调性子宫出血月经不规则，出血量多，无闭经史（少数可有闭经史）。妊娠试验阴性。无腹痛。诊断性刮宫可发现子宫内膜增生或黄体功能失调表现。

（七）子宫内膜异位症

子宫内膜异位症表现为剧烈痛经。腹腔镜检查可确诊。

（八）子宫肌瘤退行性变

子宫肌瘤发生红色性变时可有剧烈腹痛。妊娠试验、超声检查可协助诊断。

七、治疗

（一）手术治疗

约 10% 的异位妊娠患者有急性失血性休克，60% 腹腔内出血超过 500 ml。因此，一旦诊断明确，须迅速做手术准备，立即静脉输液，配血，准备输血。

手术须立即进行，任何延误将增加更多的内出血。进入腹腔后，可收集大量腹腔内血液，过滤后做自身输血，患者情况将立即好转。探查盆腔器官，用环钳或大血管钳迅速夹住患侧附件以制止出血，然后根据患者情况，是否希望生育而决定手术方式。

最常做的手术是输卵管切除术，将患侧输卵管切除，尽量保留卵巢。如情况许可，切除输卵管的同时将子宫角做楔形切除，以免输卵管残端日后再发生异位妊娠。但子宫角切除将造成子宫壁缺陷，以后妊娠时可能发生子宫破裂。如手术中发现输卵管系膜中血管破裂，危及卵巢血液供应，则可行输卵管卵巢切除术。若患者今后不希望生育，应将对侧输卵管结扎。无内出血，患者情况良好时，亦可用腹腔镜做输卵管切除术。

近年来，异位妊娠手术趋向于保守，以保留患者的生育功能，如输卵管切开术（切开输卵管后，取出妊娠产物及血块，再行缝合）、输卵管造口术（切开后取出内容物，不再缝合）、输卵管部分切除术（将有病变的节段切除，适用于峡部妊娠，可同时做两侧断端吻合术，亦可以后再做）、将位于输卵管远侧端粘连不重的妊娠产物挤出或经破裂口将妊娠产物取出等。

最近的研究发现，输卵管切开术很多获得成功，而输卵管部分切除术及吻合术以后出现问题较多，发生再次异位妊娠的机会增加。以上手术除输卵管部分切除及吻合术外，也可在腹腔镜下进行。

（二）非手术治疗

如输卵管妊娠未破裂，病情不重，可行非手术治疗，如用氨甲蝶呤（MTX）和以破坏滋养细胞。我国报道用天花粉直接对滋养细胞产生毒性作用，用活血化瘀中药，促进血肿吸收，都收到较好的疗效。在非手术治疗期间，应密切注意病情，动态监测 β - HCG 水平，定时做妇科检查及 B 超检查。如发现异位妊娠破裂及内出血的征象，及时手术。

（三）腹腔镜处理

当异位妊娠诊断较早，患者病情稳定，输卵管最大直径不超过 4 cm 时，可用腹腔镜行手术治疗。如患者不再希望生育，或输卵管损害严重，无法保留时，可行输卵管切除术。先用双极电流凝固输卵管系膜，然后切断或用套环结扎。最近有应用ENDOGIAR钳夹并切断输卵管系膜者。如欲保留生育功能，可行输卵管切开术。用针形电极、剪刀或激光于输卵管系膜附着处对侧的输卵管最膨大部分表面做纵行线形切开，取出妊娠产物。如残留滋养组织被机化的血块所包绕，可冲洗后取出。切口开放或缝合均可。为减少出血，在切开前，可于输卵管系膜注入稀释的加压素。

腹腔镜处理异位妊娠的优点是切口小、损伤少、患者康复较快、住院日期短，但腹腔镜设备昂贵，术者需经一定的训练，熟练掌握技术后方可进行手术，手术费用较剖腹手术高。如有腹腔内出血及粘连等情况，不宜进行。

后续治疗：纠正贫血，用抗生素预防感染。保守性手术康复后，做输卵管通液或子宫输卵管造影以观察输卵管通畅情况。再次妊娠时，须警惕重新发生异位妊娠的可能。

八、护理与健康教育

1）绝对卧位，不宜搬动患者或按压腹部，以免因震动破裂而致休克或使休克加重。必要时保留会阴垫，以便观察。

2）按医嘱给饮食或暂禁食。

3）尽量减少突然改变体位和增加腹压的动作，禁止灌肠，以免刺激出血。

4）育龄妇女应做好避孕，减少人工流产等手术机会，防止生殖器感染。

5）放置宫内避孕器、施行人工流产等宫腔操作时，要严格遵守操作常规，防止盆腔感染。

6）积极、彻底治疗子宫内膜异位症、生殖系统炎症、性传播疾病。

7）发现异位妊娠后，应绝对卧床休息，减少体位变动，勿增加腹压。尽量避免不必要的妇科检查，专人护理，密切观察病情变化。

（马小静）

第四节　妊娠高血压疾病

妊娠高血压疾病是妊娠期特有的疾病，多发生在妊娠 20 周以后至产后 24 小时内。临床表现主要为水肿、高血压和蛋白尿，严重时出现抽搐、昏迷、心肾功能衰竭，甚至母婴死亡。

一、病因

关于本病的发病原因，至今尚未阐明，其机制仍不清楚。

（一）高危因素

初孕妇、孕妇年龄小于 18 岁或大于 35 岁、慢性高血压、慢性肾炎、抗磷脂抗体综合征、糖尿病、血管紧张素基因 $T235$ 阳性、肥胖、营养不良、低社会经济状况等与妊娠期高血压疾病的发病风险增加相关。

（二）病因学说

1. 胎盘缺血—缺氧学说

妊娠高血压疾病常见于子宫张力较大，滋养细胞沿螺旋小动脉逆行浸润，逐渐取代血管内皮细胞，并使血管平滑肌弹性层为纤维样物质所取代，使血管腔扩大、血流增加，以便更好地供给胎儿营养，这一过程称血管重铸，入侵深度可达子宫肌层内 1/3。妊娠期高血压疾病时，绒毛侵袭仅达蜕膜血管层，也不发生血管重铸，导致早期滋养层细胞缺氧，影响胎儿发育。

2. 免疫学说

胚胎对母体来说是一种同种半异体移植，妊娠被认为是成功的自然同种异体移植。正常妊娠的维持有赖于胎儿母体间免疫平衡的建立与稳定。这种免疫平衡一旦失调，即可导致一系列血管内皮细胞病变，从而发生妊娠高血压疾病。故妊娠高血压疾病的发病与免疫机制关系密切。某些学者认为其病因是母体对胎盘某些抗原物质的免疫反应，与移植免疫的观点很相似。本病所见到的胎盘血管床和蜕膜血管的动脉粥样硬化样病变，与移植脏器被排斥时的血管病变极其相似。但与免疫的复杂关系有待进一步证实。

3. 肾素、血管紧张素、醛固酮、前列腺素系统失常

本病发病时，子宫胎盘缺血，子宫、胎盘变性，肾素增加，血管紧张素 II 增加，同时伴随血管对血管紧张素 II 的敏感性增强，而血管紧张素降解酶的活力降低，导致子宫动脉收缩。另外，子宫血流减少时，进入子宫的前列腺素的前身物质——花生四烯酸的量减少，小动脉亦易发生痉挛，外周阻力增加。肾血管痉挛及肾小球中纤维素凝集引起肾小球损害，肾小球上皮通透性增加，蛋白随尿漏出，血管紧张素 II 还刺激肾上腺皮质分泌醛固酮，增加钠的回吸收，使细胞外容量扩张而发生水肿。

4. 遗传因素

从回顾性调查发现本病妇女的女性后代，发病率高于无家族史者。从普查中发现，近亲婚配因有同一家庭中具有较近的组织相容性。其发病率低于随机婚配者。这种事实从正反两方面说明遗传基因与发病有一定关系。

5. 其他

近来研究发现本病与体内钙、锌代谢失调有关。与内皮素（ET）的增高、尿钙/肌酐比值的异常、血 HCG 的异常升高、甲状旁腺分泌异常以及血糖和胰岛素的异常密切相关，正在进一步地研究探讨。

二、病理

全身小动脉痉挛是本病的基本病变。

（一）病理生理改变

由于小动脉痉挛，周围小血管阻力增强，使血压升高；肾血管痉挛时，肾血流量减少，肾小球滤过率降低，使水和钠排出减少，同时醛固酮分泌增加；导致肾小管对钠的重吸收增加，从而出现少尿和水肿。肾小球和肾小管毛细血管痉挛、缺氧，使其管壁通透性增加，引起血浆蛋白漏出而出现蛋白尿及透明管型。

（二）重要器官改变

1. 脑

可有点状和局限性斑状出血；血管痉挛时间延长，脑血栓形成，脑组织软化或血管破裂、脑出血。

2. 心脏

冠状小动脉痉挛，心内膜点状出血，心间质水肿；毛细血管血栓形成，心肌局灶性坏死，可致心力衰竭。

3. 肝脏

肝小动脉痉挛，血栓形成，肝组织梗死或坏死；也可见到肝小血管破裂出血。

4. 肾脏

肾小动脉痉挛，肾血管缺血、缺氧，血管内皮细胞肿胀，体积增大，血流受阻，血栓形成，肾小球梗死。

5. 胎盘

滋养细胞侵蚀和胚泡植入较浅；子宫肌层、蜕膜层血管发生急性动脉粥样硬化，内膜细胞脂肪变和血管壁坏死，血管腔狭窄，影响母体血流对胎儿的供应，损害胎盘功能，导致胎儿宫内发育迟缓。严重时发生螺旋动脉栓塞、蜕膜坏死出血，导致胎盘早剥。

6. 血液

由于全身小动脉痉挛，血管壁渗透性增加，血液浓缩，血细胞比容上升。当血细胞比容下降时，多合并贫血或红细胞受损或溶血。某些患者可伴有一定量的凝血因子缺乏或变异所致的高凝血状态，特别是重症患者可发生微血管病性溶血，主要表现血小板减少，血小板少于 $100 \times 10^9/L$，肝酶升高、溶血（即 HELIP 综合征），反映了凝血功能的严重损害及疾病的严重程度。

7. 内分泌及代谢

由于血浆孕激素转换酶增加，妊娠晚期盐皮质激素、去氧皮质酮升高致水钠潴留，以蛋白尿为特征的上皮受损降低了血浆胶体渗透压，患者细胞外液可超过正常妊娠，出现水肿，但与妊娠期高血压疾病的严重程度及预后关系不大。患者酸中毒的严重程度与乳酸产生的量及其代谢率以及呼出的二氧化碳有关。

8. 眼底

有视网膜小动脉痉挛、缺氧和水肿，严重时可有渗出和出血，甚至视网膜剥离。

三、分类

（一）妊娠期高血压

血压≥140/90 mmHg，妊娠期首次出现，并于产后 12 周恢复正常；尿蛋白（－）；患者可伴有上腹部不适或血小板减少。产后方可确诊。

（二）子痫前期

1. 轻度

血压≥140/90 mmHg，孕 20 周以后出现，尿蛋白≥300 mg/24 h 或（＋）。可伴有上腹部不适、头痛等症状。

2. 重度

血压≥160/110 mmHg，尿蛋白≥2.0 g/24 h 或（＋＋）；血肌酐＞106 μmol/L；血小板＜100×10^9/L；微血管病性溶血（LDH 升高）；血清 ALT 或 AST 升高，持续性头痛或其他脑神经或视觉障碍，持续性上腹不适。

（三）子痫

子痫前期孕妇抽搐不能用其他原因解释。

（四）慢性高血压并发子痫前期

高血压孕妇妊娠 20 周以后无尿蛋白，若出现尿蛋白≥300 mg/24 h；高血压孕妇孕 20 周前突然尿蛋白增加，血压进一步升高或血小板＜100×10^9/L。

（五）妊娠合并慢性高血压

血压≥140/90 mmHg，孕前或孕 20 周以前或孕 20 周后首次诊断高血压并持续到产后 12 周后。

通常正常妊娠、贫血及低蛋白血症均可发生水肿，妊娠高血压疾病之水肿无特异性，因此不能作为妊娠高血压疾病的诊断标准及分类依据。

血压较基础血压升高 30/15 mmHg，但低于 140/90 mmHg 时，不作为诊断依据，须严密观察。

四、临床表现

妊娠高血压疾病的临床表现主要是高血压、水肿、蛋白尿，随其程度的轻重不同可单独存在，亦可 2 种或 3 种症状与体征同时存在。

（一）病史

患者有以上的高危因素及上述临床表现，特别应询问有无头痛、视力改变、上腹不适等。

（二）高血压

应注意血压升高的程度，是否持续升高至收缩压≥140 mmHg 或舒张压≥90 mmHg，血压升高至少出现两次以上，间隔≥6 小时。慢性高血压并发子痫前期常在妊娠 20 周后血压持续上升。其中特别要注意舒张压的变化。

（三）尿蛋白

应取中段尿进行检查，每 24 小时内尿液中的蛋白含量≥300 mg 或在至少相隔 6 小时的两次随机尿液检查中尿蛋白浓度为 0.1 g/L（定性 +），其准确率达 92%。应避免阴道分泌物污染尿液，造成误诊。蛋白尿反映肾小动脉痉挛引起肾小管细胞缺氧及其功能受损的程度，临床上出现略迟于血压的升高。

（四）水肿

体重异常增加是许多患者的首发症状，体重突然增加≥0.9 kg/周，或 2.7 kg/月是子痫前期的信号。孕妇出现水肿的特点是自踝部逐渐向上延伸的凹陷性水肿，休息后不缓解。水肿局限于膝以下为 " + "，沿至大腿为 " + + "，涉及腹壁及外阴为 " + + + "，全身水肿，有时伴腹水为 " + + + + "。

（五）尿少

尿排出量减少表示肾脏排泄功能障碍，可 <500 ml/24 h。

（六）自觉症状

包括明显头痛、头晕、视物不清、恶心、呕吐、上腹疼痛等，表示病情的发展已进入子痫前期，应及时做出相应检查与处理。

（七）抽搐及昏迷（子痫）

是本病病情最严重的阶段。子痫发生前可有不断加重的重度子痫前期，但子痫可发生于血压升高不显著、无蛋白尿或水肿的病例。若无妊娠滋养细胞疾病，子痫很少发生在孕 20 周前，通常产前子痫占 71%，产时子痫与产后子痫占 29%。

典型的子痫发作过程可分为四期。

1. 侵入期

发作时开始于面部、眼睑及颈项肌肉强直，头扭向一侧，眼球固定，瞳孔散大，继而出现口角及颜面部肌肉颤动。此期持续仅 10 秒钟。

2. 强直期

上述病情很快发展至两臂及全身肌肉强直性收缩，出现两臂屈曲，双手紧握，眼球上翻，牙关紧闭，呼吸暂停，面色青紫。此期约持续 20 秒钟。

3. 抽搐期

全身肌肉强烈抽搐，头向一侧扭转，眼睑及颌部时开时闭，口吐白沫或血沫，面色青紫，四肢抽动，每次抽搐历时 1~2 分钟。此期易发生唇舌咬伤及坠地损伤等。

4. 昏迷期

抽搐逐渐停止，全身肌肉松弛，呼吸恢复，发出深而长的鼾声，继而进入昏迷状态。昏迷时间长短不一，病情轻者可以立即清醒。清醒后患者对发作前后情况记忆不清。重者抽搐反复发作，甚至昏迷呈持续状态直至死亡。

抽搐发作次数和间隔时间与病情程度及预后相关。抽搐愈频、时间愈长，病情愈重、预后愈差。

子痫患者除上述典型征象以外，抽搐时血压显著升高，少尿、无尿，偶尔也有因平时血压不高，发病时也无特殊高血压现象，少数病例病情进展迅速，子痫前期的征象不显著，而突然发生抽搐、昏迷。

产前和产时子痫发作时，因全身肌肉强直性收缩可促使分娩发动和加速产程进展，故应注意产科情况。

五、并发症

1）对孕妇特别是重度妊娠高血压疾病，可发生妊娠高血压疾病心脏病、胎盘早剥、肺水肿、凝血功能障碍、脑出血、急性肾衰竭、HELLP 综合征、产后出血及产后血液循环衰竭等并发症。这些并发症多可导致患者死亡。

2）对胎儿由于子宫血管痉挛所引起的胎盘供血不足、胎盘功能减退，可致胎儿窘迫、胎儿宫内发育迟缓、死胎、死产或新生儿死亡。

六、实验室及其他检查

（一）尿液检查

测定尿蛋白量和有无管型，可了解肾功能受损情况。尿蛋白定量每 24 小时大于 0.5 g 属异常，每 24 小时大于 5 g 则为重症。

（二）血液检查

在有条件的情况下，特别是对于重症患者，需进行一些必要的实验室检查，以便有利于处理。

1. 血浆黏度、全血黏度及血细胞比容测定

以了解有无血压浓缩。正常妊娠后期，血浆黏度应在 1.6 以下，全血黏度低于 3.6，血细胞比容应 <0.35。

2. 尿酸

重症患者——先兆子痫及子痫，由于肝脏破坏尿酸及肾脏排泄尿酸的功能降低，所以血浆尿酸均有不同程度的升高。

3. 尿素氮的测定

对于了解肾功能情况有一定的参考价值。

4. 二氧化碳结合力

重症患者，特别是在应用了大剂量解痉、降压、镇静剂之后，常影响进食。另外，由于肾功能减退，均促使易于发生酸中毒；所以测定二氧化碳结合力有助于及早发现酸中毒。

5. 血清电解质测定

重症患者常伴发电解质紊乱，一般认为应用冬眠合剂治疗，可导致低血钾，但少数患者有高血钾发生，血钾可升高为 5.78 ~ 9.97 mmol/L，乃由于酸中毒致细胞内 K^+ 外游所致。心电图也提示有高钾。因此，对这些患者进行血清 K^+、Na^+ 测定是极其重要的。

6. 肝功能测定

妊娠高血压疾病患者，特别是先兆子痫、子痫患者，可由于肝细胞缺氧，使肝细胞的线粒体释放出丙氨酸氨基转移酶（ALT），可使血清 ALT 轻度升高在 60 ~ 120 U/L，总胆红素、碱性磷酸酶也可有轻度升高，但多无消化道症状。产后 1 周内 ALT 等均可恢复至正常。

7. 凝血功能测定

对于重症患者需及时测定血小板，以了解有无降低；测定凝血酶原时间，纤维蛋白原及抗凝血酶Ⅲ（ATⅢ）、纤维蛋白降解产物（FDP）等指标以助判断凝血和纤溶之间有无失调，有利于指导临床治疗。

（三）眼底检查

眼底改变是反映妊娠高血压疾病严重程度的一项重要标志，对估计病情和决定处理均有重要意义。眼底的主要改变为视网膜小动脉痉挛，动静脉管径之比，可由正常的 2:3 变为 1:2，甚至 1:4。严重时可出现视网膜水肿、视网膜剥离，或有棉絮状渗出物及出血。

（四）其他检查

如母、儿心电图，超声，羊膜镜等检查，胎盘功能及胎儿成熟度检查等，可视病情而定。

七、诊断

妊娠高血压疾病的诊断一般不困难。在妊娠 20 周后出现高血压、水肿和蛋白尿 3 种症状，严重者出现头痛、头晕、眼花、恶心和呕吐等自觉症状，甚至出现抽搐及昏迷。在诊断时注意病史、诱发因素、病情轻重、妊娠高血压疾病分类，有无并发症，对母婴的影响。并与相关的疾病鉴别。

八、鉴别诊断

本病应与原发性高血压、慢性肾炎相鉴别。子痫应与癫痫、脑出血、癔症、糖尿病昏迷相鉴别。

九、对母儿的影响

(一) 对母体的影响

重度患者可发生心力衰竭，肝、肾衰竭，肺水肿，DIC，胎盘早剥，产后出血及HELLP 综合征（溶血、肝酶增高、血小板减少）等并发症，其中妊娠高血压疾病并发的心力衰竭、脑出血是导致孕产妇死亡的主要原因。

(二) 对胎儿的影响

主要有早产、羊水过少、胎儿宫内发育迟缓（IUGR）、胎儿宫内窘迫、死胎、死产、新生儿窒息及死亡等。

十、治疗

本病因其病因不明，虽不复杂，但治疗有一定的难度。

(一) 治疗原则

1）加强围生期保健，定期产前检查，早诊断、早治疗。
2）必要时尽早收入院治疗，严密监护母胎变化及产后监护。
3）治疗以左侧卧位、解痉、镇静、降压、合理扩容、利尿，适时终止妊娠。终止妊娠是迄今治本的最佳方法。
4）注意监护心、脑、肺等重要器官，防止并发症。

(二) 轻度妊娠高血压疾病

一般无须用药，嘱左侧卧位休息。侧卧位可降低下腔静脉和股静脉的压力及髂总动脉和腹主动脉的压力，改善重要器官和胎盘的灌流量，增加尿量。注意血压压变化。也可酌情给予口服解痉药物。

(三) 子痫前期的治疗

应住院治疗。治疗原则为：解痉、降压、镇静、合理扩容及利尿，适时终止妊娠。

1. 解痉药物
1）硫酸镁：首选解痉药，其药理作用机制为：
（1）抑制周围血管神经肌肉的运动神经纤维冲动，减少乙酰胆碱的释放，使血管扩张，尤其对脑、肾、子宫血管平滑肌的解痉作用更突出。
（2）镁离子对中枢神经细胞有麻醉作用，可降低中枢神经细胞的兴奋性。
（3）硫酸镁还可使血管内皮合成前列环素增高，使依赖镁的 ATP 酶恢复功能，有利于钠泵的转运，从而达到脑水肿消失、制止抽搐的目的。
用药途径及剂量：可以深部肌内注射亦可静脉滴注。深部肌内注射即 25% 硫酸镁

20 ml 加 2% 普鲁卡因 2 ml（过敏试验阴性），6～8 小时 1 次，连续应用 2 天。肌内注射缺点是血中浓度不稳定，局部疼痛。静脉滴注，首次剂量为 25% 硫酸镁 10 ml 加入 5% 葡萄糖液 250 ml 中，于 1 小时内静脉滴入。10 g 加入 5% 葡萄糖液 500 ml 中以 1～1.5 g/h 速度静脉滴入，24 小时硫酸镁总量控制在 15～20 g，第一个 24 小时不得超过 30 g。

注意事项：硫酸镁过量会引起呼吸和心率抑制甚至死亡，故每次用药前及持续静脉滴注期间应做有关检测：①膝反射必须存在；②呼吸不可少于 16 次/分钟；③尿量不少于 25 ml/h；④必须备有解毒作用的钙剂如 10% 葡萄糖酸钙 10 ml/支的针剂。

2）抗胆碱药物：主要有东莨菪碱和山莨菪碱（654-2），这些药物可抑制乙酰胆碱的释放，有明显解除血管痉挛的作用，且有抑制大脑皮质及兴奋呼吸中枢，以及改善微循环的作用。

方法：0.25% 东莨菪碱 5～8 ml（0.08～0.3 mg/kg），加入 5% 葡萄糖液 100 ml 中静脉滴注，10 分钟滴完，6 小时可重复 1 次；山莨菪碱：口服 10～20 mg/次，3 次/天或 10 mg 肌内注射，2 次/天。

3）安密妥钠（异戊巴比妥钠）：对中枢有抑制作用，且与硫酸镁有协同作用。常用每次 0.1～0.25 g，肌内注射或静脉注射，或每日 0.5～1.0 g 静脉缓注（1 ml/min）。

4）β_2 受体兴奋剂：最近用 β_2 受体兴奋剂治疗妊娠高血压疾病的文献日益增多。

作用机制：

（1）使子宫肌肉的张力减低（减压作用），改善子宫胎盘血流量，胎盘缺氧状态获得改善以求对因治疗。

（2）由于动脉血管平滑肌松弛使血压下降。

（3）β_2 受体兴奋剂可明显降低血小板功能，从而使妊娠高血压疾病的病理生理变化恢复正常和减少其并发症——DIC。

（4）减少因子宫胎盘缺血所致的胎儿宫内生长迟缓。沙丁胺醇剂量为 2～4 mg，每日 4 次。为防止宫缩乏力，宜在临产前早停药。

2. 镇静

应适当使用具有抗惊厥和有较强的镇静作用的镇静剂，对病情控制可起到良好的效果。

1）苯巴比妥：口服 0.03～0.06 g/次，3 次/天，必要时苯巴比妥钠 0.1 g 肌内注射 3 次/天，有一定的抗惊厥作用。

2）地西泮：口服 2.5～5 mg，2 次/天，亦可 10 mg 肌内注射。

3）哌替啶：肌内注射 10 mg，用于头痛，临产时宫缩痛，亦可预防抽搐、止痛、镇静。若 4 小时内将娩出胎儿，则不宜应用，以免引起胎儿呼吸抑制。

4）冬眠药物：冬眠药物可广泛抑制神经系统，有助于解痉降压，控制子痫抽搐。用法：①哌替啶 50 mg，异丙嗪 25 mg 肌内注射，间隔 12 小时可重复使用，若估计 6 小时内分娩者应禁用。②哌替啶 100 mg，氯丙嗪 50 mg，异丙嗪 50 mg 加入 10% 葡萄糖液 500 ml 内静脉滴注；紧急情况下，可将 1/3 量加入 25% 葡萄糖液 20 ml 中缓慢静脉推注（>5 分钟），余 2/3 量加入 10% 葡萄糖 250 ml 静脉滴注。由于氯丙嗪可使血压急骤下降，导致肾及子宫胎盘血供减少，导致胎儿缺氧，且对母儿肝脏有一定的损害作用，现仅应用于硫酸镁治疗效果不佳者。

3. 降压

对于血压≥160/110 mmHg 或舒张压≥110 mmHg 或平均动脉压≥140 mmHg 者，以及原发性高血压、妊娠前高血压已用降压药者，须应用降压药物，预防脑出血及子痫的发生。

选择降压药物应注意：药物对胎儿无毒副反应，降压又不影响胎盘、胎儿血供，避免血压急剧下降或下降过低。

1）肼屈嗪：肼屈嗪作用于血管舒缩中枢或直接作用于小动脉平滑肌，扩张周围血管而降低血压，并可增加心输出量，有益于脑、肾、子宫胎盘灌注。剂量：5 mg 为起始剂量；5~10 mg，15~20 分钟用完，使舒张压降为 90~100 mmHg 为宜。不良反应是心率增快、面部潮红等，妊娠高血压疾病心力衰竭者不宜使用。

2）拉贝洛尔：拉贝洛尔为 α、β 受体阻滞剂，降低血压而不影响肾及胎盘血流量，并有对抗血小板凝集，促进胎儿肺成熟作用。剂量为 50~100 mg 加入 5% 葡萄糖液 250~500 ml 中静脉滴注，5 日为 1 个疗程；血压稳定后 100 mg 口服，每日 2~3 次。药物显效快，不会引起血压过低或反射性心动过速，是妊娠高血压疾病常用的降压药物。

3）硝苯地平：硝苯地平为钙离子通道阻滞剂，可抑制平滑肌收缩，使全身血管扩张，血压下降。剂量为 10 mg 舌下含服，每日 3~4 次，每日总量不超过 60 mg。可连续应用数周。

4）甲基多巴：甲基多巴为较安全的妊娠期降压药，可兴奋血管中枢。受体，抑制外周交感神经而降压。常用 250 mg 口服，每日 3 次。

5）其他：如硝普钠、肾素血管紧张素类的药物等皆具有良好降压作用，但应注意硝普钠的代谢产物对胎儿有毒性作用，不宜在妊娠期使用；肾素血管紧张素类药物可导致胎儿生长受限、胎儿畸形、新生儿呼吸窘迫综合征、新生儿早发性高血压，妊娠期应禁用。

4. 利尿剂

多不主张应用。常在以下指征时可考虑用：合并严重贫血或慢性肾炎的高血容量患者；有心血管负担过重者，如心力衰竭、肺水肿、脑水肿、颅内压增高，少尿的患者；全身水肿患者。

1）氢氯噻嗪（双氢克尿塞）：氢氯噻嗪，口服 25 mg，每天 3 次，有尿时，同时加服 10% 氯化钾，以免电解质紊乱。

2）呋塞米：呋塞米，肌内注射，每次 20~40 mg。也可用 20~40 mg 加入 25% 葡萄糖液 20 ml 中静脉注射，见尿补钾，可重复用。

3）甘露醇：甘露醇为渗透性利尿药，用于颅内压增高，脑水肿或肾功能不全的少尿期。心力衰竭、肺水肿患者禁用。用法：20% 甘露醇 200~250 ml，静脉滴注，30 分钟滴完。

5. 扩容治疗

扩容应遵循在解痉的基础上扩容，在扩容的基础上脱水和胶体优于晶体的原则，方能调节血容量，改善组织灌注量，减轻心脏负担，减少肺水肿的发生。扩容指征：血细

胞比容 > 0.35；尿比重 > 1.020，或全血黏稠度比值 > 3.6 ~ 3.7；血浆黏稠度比值 > 1.6 ~ 1.7 者。扩容的禁忌证：有心血管负担过重者，脉率 > 100 次/分，肺水肿，肾功能不全者，血细胞比容 < 0.35。

1）低分子右旋糖酐：低分子右旋糖酐可疏通微循环，减少血小板黏附，预防 DIC，利尿。每克右旋糖酐可吸收组织间液 15 ml。常用量为每日 500 ml 静脉滴注，可加入 5% 葡萄糖液 500 ml 中，以延长扩容时间。

2）羧甲淀粉：羧甲淀粉在血中停留时间较长，但扩容不如低分子右旋糖酐。常用量为每日 500 ml，静脉滴注。

3）平衡液：平衡液为晶体溶液，可促进排钠利尿，常用量为每日 500 ml 静脉滴注。

4）白蛋白、血浆和全血：白蛋白、血浆和全血亦为理想的扩容剂。白蛋白 20 g 加入 5% 葡萄糖液 500 ml 稀释，静脉滴注。尤其适合低蛋白血症，尿蛋白定量 ≥ 0.5 g/24 h 之患者。贫血、血液稀释患者则适合于输入全血。

6. 适时终止妊娠

本病患者，一旦胎儿胎盘娩出，病情将会迅速好转，若继续妊娠对母、婴均有较高的危险时，应在适当时机，采用适宜的方法终止妊娠。

1）终止妊娠指征：①妊娠未足月、胎儿尚未成熟，但本病病情危重，经积极治疗 48 ~ 72 小时不见明显好转者。②妊娠已足月的子痫前期。③子痫抽搐控制 6 ~ 12 小时后。④子痫虽经积极治疗，抽搐不能控制者。⑤本病患者合并胎盘功能不全，血和尿 E_3、HPL、SP_1 低值，胎动减少，胎监评分低，胎儿生物物理评分低值，胎儿宫内发育不良，继续妊娠对胎儿有危险者。

2）终止妊娠的方法：可进行引产或选择性剖宫产。当病情稳定、胎位正常、头盆比例相称，宫颈条件成熟，可行人工破膜加静脉滴注催产素引产。

有下列情况者宜进行剖宫产术：①病情危重，不能在短期内经阴道分娩者。②妊娠高血压疾病合并羊水过少。③有终止妊娠的指征而不具备阴道分娩的条件时，如胎儿宫内窘迫而宫颈不成熟者。④子痫患者经积极治疗控制抽搐 2 ~ 4 小时者。⑤破膜引产失败者。⑥病情危重，MAP ≥ 140 mmHg，阴道分娩屏气用力可能导致脑出血者。⑦其他产科指征如骨盆狭窄、胎盘早剥和 DIC 等。

（四）子痫的治疗

子痫是妊娠高血压疾病最严重的阶段，是妊娠高血压疾病所致母儿死亡的最主要原因，应积极处理。

1. 子痫处理原则

控制抽搐，纠正缺氧和酸中毒，控制血压，抽搐控制后终止妊娠。

1）控制抽搐：①25% 硫酸镁 20 ml 加于 25% 葡萄糖液 20 ml 中静脉推注（> 5 分钟），继之以 2 g/h 静脉滴注，维持血药浓度，同时应用有效镇静药物，控制抽搐。②20% 甘露醇 250 ml 快速静脉滴注降低颅压。

2）血压过高时给予降压药。

3）纠正缺氧和酸中毒：间断面罩吸氧，根据二氧化碳结合力及尿素氮值给予适量的 4% 碳酸氢钠纠正酸中毒。

4）终止妊娠：抽搐控制后 2 小时可考虑终止妊娠。对于早发性高血压治疗效果较好者，可适当延长孕周，但须严密监护孕妇和胎儿。

2. 护理

保持环境安静，避免声光刺激；吸氧，防止口舌咬伤；防止窒息；防止坠地受伤；密切观察体温、脉搏、呼吸、血压、神志、尿量（应保留导尿管监测）等。

3. 密切观察病情变化

及早发现心力衰竭、脑出血、肺水肿、HELLP 综合征、肾功能衰竭、DIC 等并发症，并积极处理。

十一、护理与健康教育

（一）嘱加强营养，左侧卧位

摄入足够的蛋白质、蔬菜，水肿者限制食盐。保证足够的睡眠时间，常左侧卧位以解除妊娠增大的子宫对下腔静脉的压迫，增加回心血量改善肾脏及胎盘的血供。

（二）向孕妇说明药物治疗的重要性

以取得孕妇的合作，定时服药，观察效果。

（三）加强随访

凡在门诊观察及治疗的轻症患者，应有随访卡，孕妇未按期复诊随时电话或信函督促孕妇就诊，以免疾病发展。

（四）健康指导

1. 心理指导

首先指导产妇了解妊娠、分娩、产褥期的一般常识，避免一切不良的刺激，解除对分娩的恐惧心理防止因情绪紧张、恐惧而引起交感神经兴奋，儿茶酚胺分泌增加使血管痉挛，肾血流量减少而加重病情。

2. 环境与休息及卧位指导

1）居室环境要安静，减少探视，避免光声刺激，防止诱发抽搐。

2）绝对卧床休息，尽量取左侧卧位，有利于子宫胎盘的血液灌注，改善胎儿缺氧。每晚睡眠不少于 8 小时，并保证有 1～2 小时的午休，可消除疲劳，减低机体的耗氧量，减轻心脏负担。

3）昏迷、抽搐时，平卧位将头偏向一侧，有利于口腔分泌物及呕吐物流出，防止吸入窒息。

3. 饮食指导

1）多进高蛋白、高维生素和无刺激性食物，以补充从尿中丢失的蛋白质，避免诱发抽搐；水肿严重者，进低盐饮食每日盐的摄入量要限于 2~4 g，以减少水钠潴留，避免加重水肿。

2）昏迷时，给予鼻饲流汁，保证营养供给，防止鼻饲管脱出。

4. 血压的监测

血压超过 160/110 mmHg 者，应密切检测血压。

5. 体重的监测

每周测体重、尿检 1~2 次，以了解水肿程度，肾功能受损程度。

6. 先兆子痫症状的观察

注意有无头痛、眼花、眩晕、呕吐、上腹部不适等先兆子痫的症状，一旦出现立即报告医护人员进行处理。

7. 子痫患者并发症的预防

子痫患者是妊娠高血压疾病最严重的一种，常因昏迷、抽搐而引起外伤、窒息、泌尿系感染、口腔溃疡、压疮等并发症，应指导家属掌握有关预防知识。

1）防止外伤：①床边加床档，防止患者坠床；②适当地固定患者四肢；③不用暴力强行制止抽搐，以免引起误伤；④交缠包有纱布的压舌板置放于上、下臼齿之间，防止抽搐时咬伤舌唇。

2）保持呼吸道通畅，有活动义齿要取出，避免引起窒息。

3）为了防止患者尿失禁污染床单，需给予留置导尿管，应注意：①防止导尿管脱出，避免重插尿管增加尿路感染；②注意保持导尿管通畅，防止扭曲和受压；③尿液引流袋不要高于患者会阴平面，以免逆行感染；④引流袋内尿液满后，应从尿袋下通的活塞处流出尿液；⑤每天要用消毒水棉球擦洗会阴部 1~2 次，以预防上行感染。

4）保持口腔清洁，预防口腔感染，每日用漱口液棉球清洗口腔 1~2 次。

5）保持床单清洁、平整、干燥，协助医护人员为患者翻身每 2 小时 1 次，防止压疮发生。

（马小静）

第五节 前置胎盘

妊娠 28 周后，胎盘附着于子宫下段，其下缘达到或覆盖子宫颈内口，位置低于胎儿先露部，称为前置胎盘。是妊娠晚期出血最常见的原因。85%~90% 发生于经产妇。

一、病因

确切病因尚不清楚，但认为子宫内膜退化、受精卵发育迟缓、胎盘发育异常等为发病基础。而导致上述情况可能与以下因素有关。

（一）人工流产

有关报道认为前置胎盘的发生与人工流产、流产、引产刮宫有关。因无论刮匙清宫或人工流产吸引均可损伤子宫内膜，引起内膜瘢痕形成，再受孕时蜕膜发育不良，使孕卵种植下移；或因内膜血供不足为获得更多血供及营养，胎盘面积增大，因而导致前置胎盘。

（二）剖宫产

国内外均有报道有剖宫产史的前置胎盘发生率明显增高；前次为古典式或下段直切口的剖宫产，宫体或下段纵向有瘢痕形成，局部蜕膜血供差，再孕时前置胎盘发生率高，胎盘植入机会也大。

（三）胎盘异常

前置胎盘于胎盘娩出后检查胎盘可能发现有胎盘异常者，如副叶胎盘、膜状胎盘等。也有因胎盘过大，宫内种植面增加，使其下缘延至子宫下段，最常见的如双胎妊娠合并前置胎盘等。而且胎盘异常过大亦为前置胎盘常见原因之一。

（四）吸烟及毒品影响子宫胎盘血液供应

国外有吸烟及嗜可卡因诱发前置胎盘的报道。吸烟孕妇的胎盘面积增大、重量增加。因为尼古丁可促使肾上腺皮质释放肾上腺素，使血管收缩影响子宫胎盘血流量，因此胎盘为获取较多氧供而扩大面积，即有可能覆盖子宫颈内口。

二、发病机制

妊娠晚期、临产后子宫下段逐渐扩展、拉长，而附着于子宫下段或子宫颈内口的胎盘不能相应的伸展，以致胎盘的前置部分自其附着处剥离，血窦破裂而出血。若出血不多，剥离处血液凝固，出血可暂时停止。随着子宫下段不断伸展，出血常反复发生，且出血量也越来越多。

三、分类

按胎盘边缘与子宫颈口的关系，将前置胎盘分为 3 种类型。

（一）完全性前置胎盘

完全性前置胎盘或称中央性前置胎盘，子宫颈内口全部被胎盘组织所覆盖。

（二）部分性前置胎盘

部分性前置胎盘胎盘组织部分覆盖子宫颈内口。

（三）边缘性前置胎盘

边缘性前置胎盘胎盘附着于子宫下段，但其边缘未达宫颈内口。

上述分类反映了病情的轻重，对制订治疗方案至关重要。但胎盘边缘与宫颈内口的关系随孕周和诊断时期的不同而改变，分类也随之改变。因此，目前以处理前的最后一次检查来决定分类。

四、临床表现

（一）症状

1. 阴道流血
早中期妊娠胎盘少量出血；晚期妊娠无诱因、无痛性、大量阴道流血；10% 的病例有最初的痉挛。
2. 贫血与休克
程度与阴道出血量成正比。
3. 胎儿异常
15% 并发胎位异常、胎儿窘迫。

（二）体征

全身情况由出血量而定，子宫大小与停经月份相符，子宫软，无压痛，轮廓清楚，胎体及胎心音清楚。临产后可有阵发性宫缩，间歇期子宫完全放松。

五、实验室及其他检查

（一）阴道检查

阴道检查一般不做。阴道检查的指征：决定终止妊娠，选择分娩方式；除外宫颈或阴道病变。需要输液，输血及做好急诊剖宫产准备下进行；检查时以阴道窥诊 + 阴道穹隆扪诊为主，不做宫颈管内指诊。禁止肛查。

（二）产后检查胎盘及胎膜

产后检查胎盘及胎膜，胎膜破口距胎盘边缘 < 7 cm 提示为前置胎盘；胎盘母体面有无凝血块附着。

（三）超声检查

超声检查最重要的诊断手段。可以诊断前置胎盘（根据宫壁、胎先露、胎盘、宫颈的关系）；并明确前置胎盘的类型，准确性在 95% 以上。

六、诊断

1）妊娠晚期反复出现无痛性阴道流血（中央性者可在妊娠中期发生）。

2）腹软，无宫缩，胎体清楚，胎头高浮或胎位异常，胎心多正常。

3）阴道检查在宫颈内口处可触及海绵样胎盘组织。此项检查必须慎用。

4）B超见胎盘位置低置。

七、鉴别诊断

由于阴道壁静脉曲张破裂；宫颈病变如息肉、糜烂、癌肿等引起的产前出血，通过阴道窥诊即可确诊。前置胎盘主要需与胎盘早期剥离、帆状胎盘前置血管破裂、胎盘边缘血窦破裂相鉴别。

八、对孕妇及胎儿的影响

（一）产时、产后出血

附着于子宫前壁的前置胎盘行剖宫产时，如子宫切口无法避开胎盘，则出血明显增多。胎儿分娩后，子宫下段肌肉收缩力较差，附着的胎盘不易剥离。即使剥离后因开放的血窦不易关闭而常发生产后出血。

（二）产褥感染

前置胎盘的胎盘剥离面低，细菌易从阴道上行入侵，患者因失血而贫血，经剖宫产终止妊娠，机体抵抗力降低，故产褥期易于感染。

（三）植入性胎盘

子宫下段蜕膜发育不良，胎盘绒毛容易植入到子宫肌层。剖宫产后子宫内膜受损，切口处瘢痕愈合不良，子宫内膜缺陷，绒毛及胎盘容易侵入肌层甚至浆膜层，形成前置胎盘及胎盘植入。若胎盘附着于子宫前壁下段，妊娠 28 周后应考虑为凶险型前置胎盘。

凶险型前置胎盘是指剖宫产术后再次妊娠发生的前置胎盘，目前有的学者把既往有剖宫产史，此次妊娠时胎盘附着于原子宫切口部位，称为凶险型前置胎盘。40%～50%并发胎盘植入，出血为 3 000～5 000 ml，往往需子宫切除，死亡率为 20% 左右。

（四）羊水栓塞

羊水可通过前置胎盘附着处病理性开放的血窦进入母体血循环。

（五）早产及围生儿死亡率高

孕妇失血过多可致胎儿宫内缺氧、缺血甚至死亡；医源性早产发生率高。

（六）对胎儿的影响

1. 胎儿宫内窘迫

前置胎盘初次出血大多发生于妊娠晚期，而且往往反复出血。孕妇失血过多造成贫血，胎盘血灌注量不足引起缺氧可致胎儿宫内窘迫甚至死亡。

2. 胎儿宫内发育迟缓

胎盘附着部位异常或反复出血，致部分纤维化，使功能减退影响胎儿发育而导致胎儿宫内发育迟缓。

3. 早产

若大量出血或期待疗法效果不佳；为保证孕妇安全，必须紧急终止妊娠，故早产发生率高。

4. 死亡率高

早产儿存活力低，此外，由于出生前血氧供应不足、出生时手术操作可能损伤胎盘使胎盘小叶撕裂而胎儿失血，出生后常迅即死亡。所以，前置胎盘的早产率高，围产儿死亡率亦高。

5. 胎儿畸形

有资料表明前置胎盘孕妇的胎儿严重先天性畸形发生率大约是胎盘位置正常妊娠的2倍。畸形多发生于神经、血管、呼吸及消化系统。

九、预防

做到预防为主。非孕期认真避孕，避免多次刮宫，防止多产及宫腔感染，尽量减少子宫内膜损伤，积极治疗子宫内膜炎。

十、治疗

治疗原则是止血和补血。应根据阴道流血量多少、有无休克、妊娠周数、产次、胎位、胎儿是否存活、是否临产等情况做出决定。

（一）期待疗法

前置胎盘时围生儿死因主要是早产。对妊娠期小于37周，胎儿体重小于2 300 g，阴道出血不多，孕妇一般情况好者，应住院治疗，使胎儿尽量接近足月，从而降低围生儿死亡率。

1）绝对卧床休息，尤以左侧卧位为佳。

2）应用镇静药。有腰酸、下腹痛时给苯巴比妥0.03 g，3 次/天；地西泮2.5 mg，3 次/天，口服。

3）应用平滑肌松弛药

（1）硫酸镁：25% 硫酸镁20 ml 溶于5% 葡萄糖液250 ml 中，以每小时1 g 的速度静脉滴注，症状消失后改用沙丁胺醇口服。

（2）β 受体激动剂：可松弛子宫平滑肌，抑制子宫收缩，达到止血目的。常用药物为硫酸沙丁胺醇，用量2.4 ~ 4.8 mg，每天3 次口服。但有学者认为此药不宜长期服用，因其能促进肺表面活性物质的释放，但不能促进其合成，故短期应用可促肺成熟，但长期应用则可造成肺表面活性物质的缺乏。

4）促进胎儿发育和肺成熟：前置胎盘反复出血常常影响胎儿的发育，而前置胎盘往往需提前终止妊娠，故促进胎儿发育和肺成熟非常必要，可输注多种氨基酸、葡萄糖和维生素 C。胎儿未足月，又未能确定何时终止妊娠的情况下，可静脉滴注地塞米松 10 mg，每周 1~2 次；如为择期剖宫产，则术前 3 天，每天滴注地塞米松 10 mg，以促进胎肺成熟。

5）宫颈环扎术：近年来，国内外已有报道利用宫颈环扎术治疗中央性前置胎盘，术后平均孕周可达 37 周。手术的关键是要缝合至宫颈内口水平，用尼龙线编成辫子进行缝合，手术可在急诊情况下进行，术后用宫缩抑制剂。

6）胎儿监护：包括胎儿安危状态监护和胎儿成熟度检查。

（二）终止妊娠

如保守治疗成功，应考虑适时分娩。与自然临产、大出血时紧急终止妊娠相比，适时分娩的围生儿死亡率和发病率明显降低。原则上，完全性前置胎盘应在妊娠达 34 周、估计胎儿体重 >1 500 g 时；有报道胎儿出生体重 >1 500 g 者，围生儿死亡率为 62.5%，超过 1 500 g 者为 4.6%。边缘性胎盘可在妊娠 37 周时，考虑终止妊娠。至于部分性前置胎盘则根据胎盘遮盖子宫颈内面积的大小，适时分娩。妊娠合并各种类型的前置胎盘的平均分娩时间为孕 35 周以后自然发动宫缩，据统计，此时胎儿尤其是胎肺已成熟，出生体重多 >1 500 g，终止妊娠的时间可在 37 周以内。若就诊时阴道出血多，孕妇已有休克现象；或在等待观察期间发生大量流血或反复流血，应以孕妇生命安全为重，不考虑胎龄，果断终止妊娠。

1. 剖宫产术

剖宫产术可以迅速结束分娩，于短时间内娩出胎儿，可以缩短胎儿宫内缺氧的时间，增加胎儿成活机会，对母子较为安全。该术为处理前置胎盘的主要手段。对完全性或部分性前置胎盘者，如阴道流血量多，估计短时间内不能经阴道分娩，必须以剖宫产结束分娩。已发生休克者同时输液、输血，补充血容量以纠正休克。

1）手术切口：前置胎盘剖宫产前，需做 B 超检查，了解前置胎盘类型、附着部位，决定切口类型。切口应避开胎盘附着处，减少术中出血。胎盘附着于后壁者，可用下段横切口；附着于前壁者，可用下段偏高处纵切口或体部切口；如附着于前壁偏左，则切口从右侧进入，反之亦然。有时胎盘大而薄，附着于前壁大部分，则可直接从下段切入宫腔，迅速撕开胎盘进入羊膜腔，取出胎儿。

2）娩出胎盘：胎儿娩出后，即用宫缩剂，麦角新碱 0.2 mg 和催产素 10 U 宫肌内注射，不需等待胎盘剥离，迅速徒手剥离胎盘，如剥离困难，不宜强行剥离，注意植入胎盘，如为完全植入，以子宫切除为宜；部分植入者，则可行宫肌部分切除。

3）术中止血：子宫下段肌层菲薄，收缩力弱，胎盘娩出后，往往出血较多，先用组织钳或卵圆钳钳夹切口边缘，观察出血部位，采用适当的止血措施。

（1）纱布压迫：采用宫缩剂和局部纱布压迫，约 50% 可止血成功。压迫时间至少 10 分钟，如出血凶猛，压迫期间仍不能完全止血者，立即改用其他方法。

（2）局部缝扎：用 0 号肠线在出血部位 8 字缝扎，如仍有少量出血时，加用宽纱布条填塞宫腔，一端通过宫颈管置入阴道内，待 24 小时后从阴道拉出，填塞时注意不要留有空隙。

（3）局部子宫肌切除：胎盘附着处出血经缝扎无效，或局部有胎盘植入者，可行局部子宫肌切除，切口呈菱形，用肠线分两层缝合。此法尚不多用。

2. 阴道分娩

确诊为边缘性前置胎盘，出血少，产妇一般情况好，枕先露；部分性前置胎盘，子宫颈口已扩张，估计短时间内可结束分娩者，可予试产。在输液、输血条件下，人工破膜。破膜后羊水流出，胎头下降可压迫胎盘前置部分而止血，并促进子宫收缩而加速产程，现已不主张破膜后头皮钳牵引或牵足压迫胎盘止血，此法易引起宫颈撕伤、出血；且前置胎盘出血时一部分胎盘已剥离，氧的供给减少，压迫胎盘可加重循环障碍和胎儿缺氧，死亡率高。胎儿娩出后，由于胎盘往往不易自行剥离或剥离不全而出血不止，故以人工剥离为宜。操作一定要轻柔，谨防损伤子宫下段，并警惕合并粘连胎盘或植入性胎盘的可能。产后除仔细检查胎盘之外，应逐一探查阴道穹隆、子宫颈、子宫下段等处有无裂伤。经阴道分娩而发生产后出血，胎盘剥离面的止血方法同剖宫产时。中央性和部分性前置胎盘原则上不能从阴道分娩。

若人工破膜后，胎头下降不理想，仍有出血；或产程进展不顺利，应立即改行剖宫产术。

3. 紧急转送

如患者阴道大量流血而当地无条件处理，应予以静脉输液或输血，并在外阴消毒后，用无菌纱条填塞阴道以暂时压迫止血，迅速护送转院处理。

4. 产褥期

产褥期应继续纠正贫血，预防感染。

十一、护理与健康教育

1）根据病情需立即接受终止妊娠的孕妇，立即安排孕妇去枕侧卧位，开放静脉，配血，做好输血准确。在抢救休克的同时，按腹部手术患者的护理进行术前准备。并做好母儿生命体征监护及抢救准备工作。

2）孕妇的心理状况直接影响其血压及疾病的处理过程，护士必须重视评估孕妇的心理状况，予以相应的解释和支持；与孕妇一起听胎心音，解释目前胎儿状况等措施均有助于减轻顾虑，稳定孕妇血压；允许家属陪伴，消除患者的孤独感。此外，提供倾诉的环境和机会，鼓励孕妇说出心中疑虑，有助于稳定孕妇情绪、减少恐惧感；同时，把病情及处理方案及时通知患者和家属并予以必要解释，可获得理解，取得患者的主动配合。

（王秀丽）

第六节　胎盘早剥

胎膜早破系指在临产开始前胎膜自然破裂，属于产科妊娠晚期常见并发症。其发生率为 7% ~ 12%。多数胎膜早破发生在足月时，并在 24 小时内多可自然临产。如果发生在未足月妊娠或有宫内感染，则对母儿均有影响，因此引起的围生儿死亡率达 10%。

一、病因

（一）胎膜的生物物理性状改变

由于羊膜组织缺少弹性蛋白，故其韧性主要依赖羊膜中的胶原蛋白来维持。如果体内颗粒性弹性蛋白酶及胰蛋白酶增加，此两种酶对羊膜中胶原蛋白的分解作用增强，使之弹性下降，脆而易破。已有证据显示胎粪污染可使这两种酶活性增加。另外，孕妇体内微量元素缺乏，如铜与锌的缺乏可致使赖氨酸酰化酶活性受限，羊膜内胶原蛋白合成障碍，脆性增加而易破。

（二）宫内感染

可由阴道上行感染，或全身感染所致。约有 66% 的胎膜早破都有绒毛膜羊膜炎存在。宫内感染除了能使胎膜合成、释放前列腺素增加刺激产生宫缩外，炎症本身使羊膜水肿、质脆易破。

（三）羊膜腔内压力过高

羊水过多、多胎妊娠、子宫肌张力过高均可导致子宫内压力过高而引起胎膜早破；腹部外伤、剧烈持续的咳嗽、体位的突然改变等均可使子宫内压力一过性增高而致胎膜破裂。

（四）羊膜腔内压力不均

包括胎位异常，如臀位、横位、头盆不称、先露高浮不能衔接，使宫内压力不均，前羊膜囊承受压力过大而引起胎膜破裂。

（五）性生活、阴道检查

妊娠晚期性生活，除了宫颈受冲击外，精液中前列腺素的刺激，感染的诱发均是性生活引起胎膜早破的原因。不规范的阴道检查亦可引起胎膜破裂。

（六）子宫颈管松弛

可能是先天性子宫颈管发育不良，也可能为前次妊娠分娩或流产导致的创伤，使子宫颈功能不全，在妊娠晚期子宫下段形成时子宫颈管不能支托先露及羊膜囊，而引发胎膜破裂。

二、对母儿的影响

（一）对母体的影响

1. 感染

破膜后，阴道病原微生物上行性感染更容易、更迅速。随着胎膜早破潜伏期（指破膜到产程开始的间隔时间）延长，羊水细菌培养阳性率增高，且原来无明显临床症状的隐匿性绒毛膜羊膜炎常变成显性。除造成孕妇产前、产时感染外，胎膜早破还是产褥感染的常见原因。

2. 胎盘早剥

足月前胎膜早破可引起胎盘早剥，确切机制尚不清楚，可能与羊水减少有关。据报道最大羊水池深度 < 1 cm，胎盘早剥发生率 12.3%，而最大池深度 > 2 cm，发生率仅 3.5%。

（二）对胎儿的影响

1. 诱发早产

胎膜早破是发生早产的重要原因。30% ~ 40% 早产与胎膜早破有关，早产儿易发生新生儿呼吸窘迫综合征、胎儿及新生儿颅内出血、坏死性小肠炎等并发症，围生儿死亡率增加。

2. 感染

孕妇发生羊膜腔感染，直接威胁子宫内的胎儿，常引起胎儿及新生儿感染，表现为肺炎、败血症、颅内感染。

3. 脐带并发症

胎先露未衔接者，破膜后脐带脱垂的危险性增加，因破膜继发性羊水减少，使脐带受压，亦可致胎儿窘迫，对胎婴儿威胁极大。

4. 胎肺发育不良及胎儿受压综合征

妊娠 28 周前胎膜早破保守治疗的患者中，新生儿尸解发现，肺/体重比值减少、肺泡数目减少。活体 X 线摄片显示小而充气良好的肺、钟形胸、横膈上抬到第 7 肋间。胎肺发育不良常引起气胸、持续肺高压，预后不良。破膜时孕龄越小、引发羊水过少越早，胎肺发育不良的发生率越高。如破膜潜伏期长于 4 周，羊水过少程度重，可出现明显胎儿宫内受压，表现为铲形手、弓形腿、扁平鼻等。

三、临床表现

胎盘早剥的临床特点是妊娠晚期突然发生的腹部持续性疼痛，伴有或不伴有阴道出血。根据胎盘剥离面的大小和出血量多少可分为以下二型。

（一）轻型

轻型以外出血为主，胎盘剥离面通常不超过胎盘的1/3，多见于分娩期。主要症状为阴道流血，出血量一般较多，色暗红，伴轻微腹痛或无腹痛，贫血体征不显著。若在分娩期则产程进展较快。

腹部检查：子宫软，宫缩有间歇，子宫大小符合妊娠月份，胎位清，胎心率多正常，若出血量多胎心可有改变。腹部压痛不明显或仅有局部轻压痛（胎盘剥离处）。产后检查见胎盘母体面有凝血块及压迹。

（二）重型

重型以隐性出血为主，胎盘剥离面积超过1/3，同时有较大的胎盘后血肿。主要症状为突然发生的持续性腹痛或腰酸，其程度因剥离面积大小及胎盘后积血多少而不同。积血越多疼痛越剧烈，严重时可出现休克表现。可无阴道出血或仅有少量的阴道出血，贫血程度与外出血量不相符。

腹部检查：触诊子宫硬如板状，有压痛。子宫妊娠月份大，而且随着病情的发展，胎盘后血肿不断增大，宫底也随之相应升高。偶见宫缩，但由于子宫处于高张状态，因此胎位触诊不清。如胎盘剥离面超过1/2以上，胎儿多因严重宫内窘迫而死亡。故重型患者，胎心率多有改变或已消失。

四、实验室及其他检查

（一）化验检查

主要了解患者的贫血程度及凝血功能。可行血常规、尿常规及肝、肾功能等检查。重症患者应做以下试验：①DIC筛选试验（血小板计数、凝血酶原时间、血浆纤维蛋白原测定）：血纤维蛋白原<250 mg/L为异常，如果150 mg/L对凝血功能障碍有诊断意义；②纤溶确诊试验（凝血酶时间、纤维蛋白溶解时间和血浆鱼精蛋白副凝试验）；③情况紧急时，可抽取肘静脉血于试管中，轻叩管壁，7~10分钟观察是否有血块形成，若无血块或血块质量差，说明有凝血障碍。

（二）B超检查

典型声像图显示胎盘与子宫壁间出现边缘不清楚的液性低回声区，胎盘异常增厚或胎盘边缘"圆形"裂开。同时还可见胎儿的宫内情况及排除前置胎盘。Ⅰ度胎盘早剥血液若已流出未形成血肿，则见不到上述典型图像。

五、诊断

1）多有腹部外伤史，突然腹痛，多伴有阴道流血。

2）阴道流血呈暗红色，而出血量往往与孕妇一般情况不一致。

3）子宫大小符合或超过妊娠周数。子宫呈强直收缩或放松不良，胎位不清，胎心多听不到，子宫有压痛处。

4）B超检查准确、快速，并可判定胎盘早剥类型。

六、鉴别诊断

见表4-2。

表4-2 重型胎盘早期剥离的鉴别诊断

项目	重型胎盘早期剥离	前置胎盘	子宫破裂
发病因素	有妊娠高血压疾病，外伤等	子宫内膜创伤、感染史、流血无诱因	有头盆不称，胎位不正或剖宫产史
腹 痛	突然发作剧烈腹痛	无	有强烈宫缩及破裂先兆，后剧烈腹痛
阴道流血	以内出血为主，或先内出血后外出血。外出血量与全身症状不成正比	反复阴道流血，外出血量与全身症状成正比	少量阴道流血，可出现血尿
内 出 血	宫腔积血	无	腹腔积血，有移动性浊音
子 宫	宫体增大超过妊娠月份，硬如木板，压痛明显	子宫大小与妊娠月份相符，软，无压痛	胎儿排入腹腔，子宫体收缩，偏在一侧
胎 位	不清	清楚	不清
胎 心	微弱或消失	正常	消失
阴道检查	宫口无胎盘组织	宫口全部或部分被胎盘覆盖	宫口无胎盘组织

七、并发症

（一）DIC

重型胎盘早剥特别是胎死宫内患者可能发生DIC，出现皮下、黏膜、注射部位出血，子宫出血不凝或出现较软凝血块，另有血尿、咯血及呕血现象，对胎盘早剥患者从入院到产后均应密切观察，结合化验结果，积极防治。

（二）产后出血

胎盘早剥可致子宫肌层发生病理改变影响收缩而易出血，一旦发生DIC，产后出血不可避免，必须提高警惕。

（三）急性肾功能衰竭

伴妊娠高血压疾病的胎盘早剥，或失血过多及休克和发生DIC，均严重影响肾血流量，造成双侧肾小管或肾皮质缺血坏死，出现急性肾衰竭。

（四）胎儿宫内死亡

胎盘早剥面积超过胎盘面积的 1/2 时，胎儿多缺氧死亡。

八、治疗

（一）期待疗法

适用于胎儿未成熟、流血不再加重、子宫敏感性消失或减轻，且无胎儿宫内窘迫者。轻型胎盘早剥可在严密监测血压、脉搏、宫高、腹围、胎心、子宫硬度与压痛、阴道出血等变化下，卧床静息。如病情稳定，胎龄 < 36 周，又未自行临产者，可继续做期待疗法。并定期进行尿 E_3 和 B 超检查；如病情加重，则应尽快终止妊娠。做好输血及急救准备。

（二）纠正休克

患者入院时情况比较危重，对处于休克状态的患者应立即予以面罩吸氧、快速静脉滴注平衡液及输血，在短时间内补足血容量，使血细胞比容达 0.30 或稍高，尿量至少 30 ml/h，同时应争取输新鲜血，可补充凝血因子。

（三）及时终止妊娠

胎盘早剥危及母儿生命，其预后与处理的及时性密切相关。胎儿娩出前胎盘剥离可能继续加重，难以控制出血，时间越长，病情越重，因此一旦确诊重型胎盘早剥，必须及时终止妊娠。

1. 剖宫产

剖宫产的手术指征为：①重型胎盘早剥，估计短时间内不能结束分娩；②重型胎盘早剥，胎儿已死，产妇病情继续恶化者；③破膜后产程无进展者；④轻型胎盘早剥，有胎儿窘迫征象者。在剖宫产术中发现子宫胎盘卒中，子宫是否保留的问题，应当以子宫壁受损的程度为标准。仅表面颜色青紫，不能作为子宫切除指征，应视胎儿及其附属物娩出后，子宫收缩情况而定。如经按摩及注射子宫收缩剂后，仍松弛不收缩，血液不凝。出血不能控制，在输新鲜血液的同时行子宫切除术。

2. 经阴道分娩

适用于病情较轻者，特别是经产妇，出血不多，宫缩仍有间歇，局部压痛轻，无板状腹，或初产妇宫口开全，估计短时间内可经阴道分娩者。首先进行人工破膜，可加快产程进展；羊水流出后子宫腔容积缩小，子宫收缩压迫胎盘止血；子宫腔内压力降低同时可防止凝血活酶进入子宫血循环，以阻断或预防 DIC。破膜后以腹带扎紧腹部。如宫缩弱可同时静脉滴注缩宫素。并密切观察患者的血压、脉搏，出血情况及胎心等，必要时检查红细胞、血红蛋白及凝血功能。

（四）并发症的处理

1. 休克

重症早剥，出血量多，血压下降，处于休克状态者，应积极补充血容量，纠正休克，尽快改善患者状况。尽量输给新鲜血液，因为新鲜血除补充血容量外，还可以补充凝血因子。

2. DIC

早剥并发 DIC 时，临床上除了原来早剥的症状外，还出现休克，多部位出血，阳性的凝血功能障碍的化验检查结果以及多发性微血管栓塞征象，此时，胎心多有改变或消失。病情危急，应立即大量输给新鲜血的同时行剖宫产术，尽快娩出胎儿和胎盘以去除诱发 DIC 的原因；如果病情严重，伤口出血不凝，难以止血者，宜行全子宫切除术。同时还需做凝血功能的监测，根据情况补充血小板、纤维蛋白原等凝血物质，但应用后者宜小心，不能单纯以血纤维蛋白水平为依据。至于肝素，对于胎盘早剥引起的 DIC 应慎用，以免增加出血倾向。

3. 其他并发症

胎盘早剥容易出现产后出血，因此，产后仍需加强子宫收缩并密切观察出血情况。少数患者可出现肾衰竭，应记录液体出入量，当出现尿少或无尿时，可用甘露醇或呋塞米，必要时应使用人工肾，以挽救产妇生命。

九、护理与健康教育

1）患者入院后应卧床休息，迅速完成各项实验室检查，配制新鲜血，测量子宫底高度，并应反复检查，以判断病情的发展，备好母婴抢救药品及用物。

2）当出现产兆时，应给予精神安慰，解除其紧张情绪和恐惧心理。

3）健康教育：加强产前检查，对妊娠高血压疾病等高危人群加强管理、积极治疗，向孕妇宣传避免腹部外伤的重要性，以预防和治疗胎盘早剥的发生。

由于产前出血较多，患者体质比正常的孕、产妇虚弱，因此，在体力上更需护理人员的帮助。由此产生的虚弱无力也往往影响患者的心理状态，她们更需要周围的工作人员、家属予以心灵上的慰藉，以及提供一些诸如自我照顾、婴儿喂养等方面的实际帮助，使她们再树信心。对于失去孩子，甚至遭受子宫切除的患者，护理人员尽量安排她们在周围没有婴儿的房间，让家人尽量陪伴，以免触景生情；或联系心理医生，共同解决她们的心理障碍，尽快走出阴影，接受现实，恢复正常的心态。

（马小静）

第七节 妊娠剧吐

妊娠剧吐是在妊娠早期发生，以恶心、呕吐频繁为重要症状的一组症候群，导致体液失衡及新陈代谢障碍，恶心、呕吐者可因酸中毒、电解质紊乱、肝肾衰竭而死亡，发病率为 0.35%～0.47%。病因尚未明确。一般认为可能与血 HCG 值升高相关，但临床表现的程度与血 HCG 水平并不一定呈正相关。有研究提示精神及社会因素对发病有影响，近年的研究还发现此病可能与感染幽门螺杆菌有关。

一、病因

妊娠剧吐确切病因不明，目前认为可能与以下因素有关。

（一）内分泌因素

妊娠早期呕吐最严重时，体内 HCG 水平最高，双胎妊娠或水泡状胎块患者血 HCG 浓度明显增高，而其发生剧吐者也明显增多。据此推测妊娠呕吐可能与体内 HCG 水平相关。

（二）精神、神经因素

妊娠期自主神经的敏感性随个体差异变化很大，故每人呕吐的严重程度不一。一些妇女心理受环境影响很大，思想恐惧或脆弱都可增加精神紧张性。精神因素对妊娠剧吐发生有较大关系。

由于严重呕吐和长期饥饿引起失水及电解质紊乱，出现低血钾症，低氯血症，代谢性碱中毒。由于热量摄入不足，发生负氮平衡，脂肪氧化不全，酮体积聚，出现代谢性酸中毒，严重者肝、肾功能受阻。

二、临床表现

1）多见于年轻初孕妇，多发生在早孕阶段。通常可开始于妊娠 5～6 周，妊娠 10～12 周缓解或减轻，罕见病例中可持续至妊娠 20 周以上。

2）出现早孕反应后逐渐加重。恶心、流涎和呕吐，初以晨间为重，随病情发展而呕吐频繁，不能进食，不局限于晨间，呕吐物中有胆汁或咖啡样物质。

3）B 超检查排除双胎妊娠及葡萄胎。

4）脱水、体重下降及电解质紊乱。

5）代谢性酸中毒。饥饿情况下机体动用脂肪供能，酸性代谢产物增多。

6）肝肾功能损害出现黄疸、管型尿等。

7）严重病例

（1）血压急剧下降，可引起肾前性急性肾衰竭。

（2）长期进食不足导致的维生素 B_1 缺乏导致 Wernicke 综合征，表现为中枢神经系统症状：眼球震颤、视力障碍、共济失调，有时可出现语言增多、记忆障碍、精神迟钝或嗜睡等脑功能紊乱状态，个别可发生木僵或昏迷。约 10% 妊娠剧吐者并发此综合征，若不及时治疗，死亡率达 50%。

（3）维生素 K 缺乏导致凝血功能障碍，常伴血浆蛋白及纤维蛋白原减少，出血倾向增加，可发生鼻出血、骨膜下出血，甚至视网膜出血。

三、实验室及其他检查

（一）尿常规检查

尿常规检查酮体强阳性是住院治疗的重要指征之一，同时会发现尿相对密度升高，有时可能有蛋白尿及管型尿。

（二）血常规检查

血常规检查有 RBC、Hb 的升高，提示血液浓缩。

（三）动脉血气分析

动脉血气分析可有代谢性酸中毒表现。

（四）血清离子测定

血清离子测定出现电解质失衡，最常见血钾降低，其次是血钠升高、降低均可能（发生低渗性脱水、等渗性脱水、高渗性脱水）。

（五）肝肾功能测定

肝肾功能测定会有氨基转移酶、肌酐和尿素氮的升高。

（六）心电图检查

心电图检查可发现低血钾的影响。

（七）眼底检查

眼底检查出现出血有可能是视网膜出血。

四、鉴别诊断

应排除葡萄胎妊娠。超声和血 HCG 帮助诊断。与可致呕吐疾病如急性病毒性肝炎、胃肠炎、消化性溃疡、阑尾炎、胰腺炎、胆道疾病、甲状腺功能亢进症、脑膜炎及脑肿瘤等相鉴别。为此，可行 B 超检查、血清肝炎病毒检测、血淀粉酶检测、甲状腺功能检测等相关检查，有助于鉴别。

五、治疗

本病的治疗，当尽早控制呕吐。对一般患者，以中医治疗为主。若呕吐日久、剧烈者，则当及时输液以迅速控制代谢紊乱，纠正酸碱失衡。同时应结合心理疏导，消除紧张情绪，并指导饮食调养，根据患者喜爱食品"以其所思任意食之"。

（一）一般治疗

对精神紧张和情志抑郁者，应给予精神安慰和支持，解除其思想顾虑，保证充分的休息和睡眠，同时指导进食方法。饮食须少食多餐，进清淡易消化食物，禁食油炸、高脂肪和味道过浓之品。

（二）药物治疗

1. 维生素类

可给予维生素 B_6、维生素 B_1、维生素 C，酌情加用镇静药如苯巴比妥、氯丙嗪。口服效果不佳可采用静脉输液中加入维生素 C 3 g、维生素 B_6 100 mg，另每日肌内注射维生素 B_1 100 mg。也可用维生素 B_6 于足三里穴封闭，维生素 B_1 于神门穴封闭效果较佳。

2. 普鲁卡因

普鲁卡因能阻断病理性神经冲动，使神经活动恢复正常。先以 0.25% 普鲁卡因 100 ml 加 5% 维生素 C 2 ml，骶骨前封闭，次日用 2% 普鲁卡因 50 ml 进行胸段椎旁封闭，可根据病情封闭 1~2 次，每次间隔 3~4 天。

3. 氯丙嗪

把氯丙嗪和维生素 B_1 注射液分别吸入 2 支 5 ml 注射器内，以握笔式持注射器，垂直刺入穴位。稍有酸胀感时将药物缓慢注入穴位。一般胃俞穴注射氯丙嗪，脾俞穴注射维生素 B_1。每日 1 次，3 次为 1 个疗程，轻者 1 个疗程，重者 2 个疗程。

4. 肾上腺皮质激素

对少数病例经保守治疗无效时，可试加用，常可收到良好效果。如氢化可的松 200~300 mg 加入 5% 葡萄糖 500 ml 内静脉缓慢滴注。

5. 支持治疗

给予先禁食 2~3 天，予以补液，补液量要根据脱水程度进行补充，一般每日补液 1 500~3 000 ml，使每日尿量在 1 000 ml 以上，尿酮阴性，然后可逐渐进食。对营养较差或贫血较重，可补充能量，给予输血或静脉滴注必需氨基酸每日 500 ml，连续数日。同时注意补充电解质及纠正酸中毒，不能进食者静脉补钾，代谢性酸中毒多用碳酸氢钠纠正，而不用乳酸钠，因乳酸钠必须经过肝脏氧化后才起作用，会加重肝脏负担。

6. 胃肠外营养

对有条件的医院可应用。每日供热量 2 500 ~ 3 000 kcal*，除输入 10%、30%，甚至 50% 葡萄糖液外，还应输入多种氨基酸液，以供体内合成蛋白质，并输入 10% 脂肪乳剂。注意尿糖的监测，必要时高渗糖内加入胰岛素，同时注意补钾。目前可选择提供专用配方配制的全胃肠外营养液，其中含 10% 葡萄糖液 1 500 ml、10% 英脱匹利特（为无热源的脂肪乳剂灭菌制品）250 ~ 500 ml、8.5% 乐凡命（为 14 种结晶氨基酸与山梨醇配制而成的无菌水溶液，含 14 种氨基酸的总量为 8.5%）500 ml、安达美（微量元素的营养添加剂，为电解质和微量元素浓缩液）10 ml、成人维他利匹特（是脂溶性维生素制剂）10 ml、格利福斯（磷酸盐）10 ml、10% 氯化钾根据血钾水平调整用量，上述液体在 24 小时内外周静脉均匀输注完毕。用药过程中应注意电解质紊乱等不良反应。

（三）中医治疗

部分患者穴位注射（内关穴）维生素 B_1、维生素 B_6，艾叶加苍术制成艾条，足三里穴位灸治，或推按掌骨桡侧胃穴区可获良好疗效。

（四）妊娠剧吐并发 Wernicke 脑病治疗

在未补给足量维生素 B_1 前，静脉滴注葡萄糖会进一步加重三羧酸循环障碍，使病情加重，导致患者昏迷甚至死亡，对长期不能进食的患者应特别强调维生素 B_1，同时应强调对其内分泌及神经状态的评价，对于病情严重者应及时终止妊娠。早期大量维生素 B_1 治疗（100 mg/d，肌内注射）患者，上述症状可在数日至数周内有不同程度的恢复，但仍有 60% 患者不能得到完全恢复，特别是记忆恢复往往需要 1 年左右的时间。

（五）终止妊娠

经各种治疗病情不改善，体温持续在 38℃ 以上，心率超过每分钟 120 次，或出现黄疸时，应考虑终止妊娠。

六、护理与健康教育

1）患者应卧床休息，室内保持整洁、清静和通风。避免精神刺激，鼓励患者树立战胜疾病的信心。待病情改善，鼓励患者下床适当活动，有助于消化功能的恢复。

2）暂禁食 24 ~ 48 小时，记出入量。止吐后宜吃清淡、富有维生素、高热量、易于消化的食物，多吃蔬菜，防止便秘。

3）注意口腔清洁，每次呕吐后均应漱口，以免发生口腔炎。

4）密切观察体温、血压、脉搏、皮肤和巩膜的变化，注意有无因剧吐而引起的腹痛、阴道流血、腰酸等流产先兆，发现异常，立即报告医生。

5）记出入量，同时注意呕吐物的性质，如为血性或咖啡色，应立即报告医生。注

---

* 1 kcal = 4.18 kJ。

意口腔清洁，每次呕吐后均应漱口，必要时用口腔消毒液，以免发生口腔炎。

6）按医嘱每日或隔日留尿查酮体。静脉输液，注意补充氯化钾和维生素 C，维持水、电解质和酸碱平衡。

7）健康教育

（1）向患者及家属讲解，减少刺激的必要性，如不愉快的情景及气味、注意口腔卫生、饮食后不要躺卧等。

（2）避免食过甜、油腻油脂过多或油煎食物。

（3）注意休息，衣服宽松、舒适，平时坐在空气新鲜的地方。

（4）患者应保持情绪稳定和愉快的心情。

（5）心情要舒畅，居室空气要流通，阳光充足，避免受凉感冒。

（马小静）

第八节　羊水过多

妊娠期间羊水量超过 2 000 ml 称羊水过多。羊水过多时羊水的外观、性状与正常者并无异样。多数孕妇羊水增多较慢，在长时期内形成，称为慢性羊水过多；少数孕妇在数日内羊水急剧增多，称为急性羊水过多。文献报道羊水过多的发病率为 0.5% ~ 1%，合并妊娠糖尿病时发生率高达 20%。双胎妊娠时也可能发生一胎羊水过多。

一、病因和发病机制

（一）病因

1. 胎儿畸形

胎儿畸形是羊水过多发生的首要原因。

1）神经管缺陷：如无脑儿、脊柱裂。其脑脊膜裸露于羊膜腔内，大量液体渗出而导致羊水过多。

2）消化、呼吸系统畸形：包括食管闭锁、幽门闭锁、肠高位闭锁、腭裂、膈疝、肺发育不全等畸形。如胎儿消化道畸形吞咽羊水量急剧下降；膈疝则因食管受压影响羊水吞咽入消化道均致羊水过多。

3）多发畸形：如染色体异常，21 - 三体综合征、18 - 三体综合征，又例如颜面畸形发育。不能吞咽羊水，或有先天性醛固酮增多症则因胎尿增多而发生羊水过多。

2. 多胎妊娠

多胎妊娠羊水过多发生率约 10 倍于单胎妊娠，以单卵双胎最为常见，而双卵双胎则与单卵双胎的发生率相似。可能单卵双胎两个胎儿之间血循环互相交通。循环血量多的优势胎儿，因心、肾肥大，尿量增多而致羊水过多；另一个劣势胎儿则可能发生羊水过少。

3. 母亲并发症

母亲并发症如糖尿病,可能与糖尿病孕妇导致胎儿高糖血症和多尿有关,加之羊水糖浓度增高,使羊水渗透压增高,水分经胎膜渗出量减少亦可能是其致病原因。此外,妊娠高血压疾病、Rh 血型不合或贫血等孕妇,并发羊水过多者较一般孕妇为多。

4. 脐带、胎盘病变

脐带、胎盘病变如胎盘血管瘤较大或生长部位靠近脐带附近,压迫脐静脉,引起静脉回流梗阻,血液淤滞,增加渗出量可致羊水过多。胎盘过大、脐带帆状附着的羊水过多者,亦较一般孕妇为多。

5. 其他

不明原因的羊水过多。

(二)发病机制

母儿间羊水交换以 500 ml/h 速度进行,呈动态平衡,包括胎儿吞咽、呼吸、尿液排出及皮肤、胎膜的渗出和吸收。上述病因中一种或多种因素均可造成羊水循环的失衡,生成增多,输出减少,导致羊水过多。

羊水过多对母体的影响:易发生原发性宫缩乏力、产程延长、产后大出血、胎盘早剥及休克。对胎儿的影响则有:围生儿死亡率是正常羊水量组的 2.1 倍,主要原因有胎儿畸形(20%～50%)、早产、胎盘早剥、脐带脱垂、宫内窘迫、新生儿窒息等。

二、临床表现

(一)急性羊水过多

急性羊水过多较少见。多发生在妊娠 20～24 周,由于羊水急速增多,数日内子宫急剧增大,似双胎妊娠或足月妊娠大小,并产生一系列压迫症状,腹腔脏器向上推移,横膈上举,孕妇出现呼吸困难,甚至发绀。腹壁皮肤因张力过大感到疼痛,严重者皮肤变薄,皮下静脉清晰可见。孕妇进食减少,发生便秘。巨大的子宫压迫下腔静脉,影响静脉回流,出现下肢及外阴部水肿及静脉曲张,孕妇行走不便,不能平卧,仅能端坐,表情痛苦。

(二)慢性羊水过多

慢性羊水过多较多见,多数发生在妊娠晚期,数周内羊水缓慢增多,多数孕妇无自觉不适,仅在产前检查时,见腹部膨隆,测量宫高及腹围大于同期孕妇,妊娠图宫高曲线超出正常百分位数,腹壁皮肤发亮、变薄,触诊时感到皮肤张力大,有液体震颤感,胎位不清,有时扪及胎儿部分有浮沉胎动感,胎心遥远或听不清。

三、实验室及其他检查

（一）B 超检查

目前以 B 超探测意义尤大。一般 B 超显像图显示胎儿与子宫壁间距离在 7 cm 以上者，可考虑羊水过多。

（二）X 线检查

羊水明显增多时，X 线检查结果比较可靠。腹部平片见胎儿四肢伸展，不贴近躯干。侧位片可见围绕胎儿的子宫壁和羊水形成的阴影显著增宽。还可了解是否合并无脑儿、脑积水等胎儿畸形或多胎妊娠。

（三）羊水甲胎蛋白（αFP）含量测定

胎儿有开放性神经管缺陷时，由于脑脊膜裸露，αFP 随脑脊液渗入羊膜腔，羊水 αFP 含量可比正常高 4～10 倍。

（四）羊膜囊造影及胎儿造影

为了解胎儿有无消化道畸形，先将 76% 泛影葡胺 20～40 ml 注入羊膜腔内；3 小时后摄片，羊水中造影剂减少，胎儿肠道内出现造影剂。接着再将 40% 碘化油 20～40 ml（应视羊水多少而定）注入羊膜腔，左右翻身数次，因脂溶性造影剂与胎脂有高度亲和力，注药后半小时、1 小时、24 小时分别摄片，胎儿的体表包括头、躯干、四肢及外生殖器均可显影。羊膜囊造影可能引起早产、宫腔内感染，且造影剂、放射线对胎儿有一定损害，应慎用。

四、诊断和鉴别诊断

（一）诊断

根据孕妇妊娠 20～32 周，腹部胀大迅速，子宫明显大于妊娠月份，且伴有压迫症状，胎位不清，胎心音遥远等临床症状及体征，结合以上辅助检查即可诊断。
诊断标准如下：
1）妊娠足月时羊水量达到或多于 2 000 ml。
2）妊娠 5 个月后，子宫增大迅速，较妊娠月份大、张力高、有液波振动感。胎位不清，胎心音轻微或听不清，可有外阴、下肢水肿及静脉曲张。急性羊水过多可出现腹部胀痛、呼吸困难、心悸、不能平卧及行动不便等症状。
3）X 线摄片及超声检查显示羊水过多的特征。常并发畸胎。

（二）鉴别诊断

须注意与多胎妊娠、葡萄胎、腹水及巨大卵巢囊肿相鉴别。

五、治疗

对于羊水过多的处理要根据胎儿有无畸形、孕周及症状严重程度来定。

（一）胎儿合并畸形

若胎儿合并畸形，原则应及时予以终止妊娠。

1）孕妇一般情况下，无明显的心肺压迫症状，可用 15～18 号腰穿针经腹羊膜腔穿刺放出适量羊水后，注入依沙吖啶 50～100 mg 引产。

2）症状严重者，予人工高位破膜引产。高位破膜器自宫口沿胎膜上行送入 15 cm，刺破胎膜，使羊水以 500 ml/h 的速度缓慢流出。破膜后 12～24 小时无宫缩，可静脉滴注缩宫素或用前列腺素等引产。也可先经腹羊膜腔穿刺放出部分羊水后，再人工破膜。破膜过程中注意脉搏、血压、阴道流血的情况。

（二）羊水过多合并正常胎儿

对孕周不足 37 周，胎肺不成熟者，应尽可能延长孕周。

1. 一般治疗

低盐饮食、减少孕妇饮水量。卧床休息，取左侧卧位，改善子宫胎盘循环，预防早产。每周复查羊水指数及胎儿生长情况。

2. 羊膜穿刺减压

对压迫症状严重，孕周小、胎肺不成熟者，可考虑经腹羊膜穿刺放液，以缓解症状，延长孕周放液时注意：①避开胎盘部位穿刺；②放液速度应缓慢，每小时不超过 500 ml，一次放液不超过 1 500 ml，以孕妇症状缓解为度，放出羊水过多可引起早产；③有条件应在 B 超监测下进行；④密切注意孕妇血压、心率、呼吸变化；⑤严格消毒，防止感染，酌情用镇静药预防早产；⑥放液后 3～4 周如压迫症状重，可重复放液以减低宫腔内压力。

3. 前列腺素合成酶抑制剂

孕晚期羊水主要由胎尿形成，吲哚美辛有抗利尿作用，可抑制胎儿排尿使羊水量减少。用法：2.2～2.4 mg/（kg·d），分 3 次口服，一周后胎尿明显减少，羊水亦可减少。每周一次 B 超检查测羊水量的变化，若羊水再增多可重复使用。有报道吲哚美辛可导致动脉导管提前闭合，不宜长期使用，且主张限于 32 周以前使用。

4. 病因治疗

若为妊娠期糖尿病或糖尿病合并妊娠，需控制孕妇过高的血糖；母儿血型不合溶血，胎儿尚未成熟，而 B 超检查发现胎儿水肿，或脐血显示 Hb < 60 g/L，应考虑胎儿宫内输血。

5. 分娩期处理

自然临产后，应尽早人工破膜，除前述注意事项外，还应注意防止脐带脱垂。若破膜后宫缩仍乏力，可给予低浓度缩宫素静脉滴注，增强宫缩，密切观察产程进展。胎儿娩出后应及时用宫缩剂，预防产后出血。

六、预后

围产儿的预后与有无畸形及羊水过多的严重程度有关。羊水过多特别是急性羊水过多往往合并胎儿畸形。神经管缺陷性疾病是最常见的畸形，约占 50%，其中又以无脑儿、脊柱裂所致的脑脊膜膨出多见。消化道畸形，特别是上消化道闭锁，约占 25%。对于外表正常的围产儿的预后仍应谨慎对待，因为 B 超检查难以发现所有畸形。高位破膜放羊水的过程中，脐带可随羊水滑出造成脐带脱垂，造成胎儿宫内窘迫甚至胎死宫内。

羊水过多使子宫张力变大，破膜后子宫骤然变小易引起胎盘早剥，产时宫缩不协调、乏力、胎位异常均使手术产的概率增加，且易发生产后出血，治疗性放羊水加大感染概率。羊水过多的孕妇易合并妊娠高血压疾病。

七、护理与健康教育

羊水过多胎儿的畸形率、新生儿发病率及围生儿死亡率较正常儿增高，故应积极做好产前检查，尽早发现，正确诊断并及时处理。

本病病因不明，无特殊预防措施。患者应注意休息，低盐饮食。

（马小静）

第九节　羊水过少

妊娠晚期羊水量少于 300 ml 者称为羊水过少，主要与羊水产生减少或羊水吸收、外漏增加有关。常见原因有：胎儿畸形，尤其是泌尿系统畸形为主；过期妊娠；胎盘功能减退；羊膜病变；胎膜早破；孕妇患病及药物影响等。羊水量的精确测定是在分娩后，剖宫产术中以吸引器收集羊水；阴道分娩时破膜羊水与胎儿娩出后羊水量之和。羊水过少严重影响围生儿预后，应高度重视。

一、病因和发病机制

主要与羊水产生减少或吸收、外漏增加有关。临床上多见下列情况。

（一）过期妊娠

因胎盘老化、功能减退、胎盘灌注不足，使胎儿脱水、羊水生成减少。也可因胎儿过熟，其肾对抗利尿激素的敏感性增高，尿量减少而致羊水过少。羊水量在过期后每周下降 33%，也有 24 小时内骤减的。

（二）胎儿畸形

主要是胎儿泌尿系统畸形，如先天性肾缺如、肾发育不全及泌尿道闭锁等，羊水生成减少；或因尿路梗阻不能排尿或仅少量排入羊膜腔而致羊水过少。

（三）羊膜病变

一些原因不明的羊水过少可能与羊膜上皮细胞坏死或退行性病变有关。

（四）药物影响

如前列腺合成酶抑制剂吲哚美辛（消炎痛）、血管紧张素转移酶抑制剂可干扰胎尿生成、胎肾的发育，而引起羊水过少。

（五）胎膜早破

胎膜早破持续的羊水流失，可导致羊水过少。

（六）妊娠并发症

妊娠高血压疾病、宫内生长迟缓、原发高血压、慢性肾炎、系统性红斑狼疮及贫血等常出现羊水过少，均与胎盘血流灌注量减少和内分泌等因素有关。

二、对母儿的影响

（一）对母体的影响

由于胎儿先露部在临产后内回转受阻，容易发生胎位异常。羊水过少易致胎儿窘迫，为抢救胎儿行剖宫产率明显增高，术后感染率也相应增多。

（二）对胎儿、新生儿的影响

1. 对胎儿的影响

羊水过少发生在妊娠早期，可使胎体与羊膜粘连引起畸形，甚至导致胎儿截肢。羊水过少易发生胎儿宫内发育迟缓，与合并胎盘功能减退有关。临产后发生胎儿窘迫的机会明显增多，有资料表明，胎儿窘迫率达 60%，严重者造成胎死宫内。羊水少不易润滑产道，不利于临产后胎先露部下降与内回转而致产程延长，使胎儿缺氧概率明显增大。

2. 对新生儿的影响

胎儿宫内缺氧，羊水过少使胎儿肺部受压，肺发育不全，妨碍呼吸运动，导致肺液潴留，使娩出的新生儿发生窒息、胎粪吸入综合征的概率明显增高。羊水过少的围生儿患病率及死亡率均明显增高。

三、临床表现

（一）症状

孕妇自觉腹部增大不明显，胎动时腹痛。

（二）体征

1）产前检查发现宫高与腹围比同期妊娠者为小。

2）子宫敏感，易有宫缩，胎儿在宫内有充实感而无胎块漂浮或浮动感。

3）常于引产行人工破膜时发现无羊水或仅有少许黏稠液体。

4）凡过期妊娠、胎儿 IUGR、孕妇合并妊娠高血压疾病、慢性高血压等情况，临产前发生胎心变化，原因不明，应考虑羊水过少的可能性。终止妊娠前宜及时行人工破膜，可发现无羊水或羊水量少黏稠、浑浊或为暗绿色。

四、实验室及其他检查

（一）B 超

羊水量（AFV）≤2 cm 为羊水过少，≤1 cm 为严重羊水过少；羊水指数（AFI）≤8 cm 为可疑羊水过少，≤5 cm 为羊水过少。另外，B 超可较早发现胎儿生长受限及胎儿畸形等。

（二）胎心电子监护仪检查

羊水过少的主要威胁是脐带及胎盘受压，使胎儿储备能力下降，NST 呈无反应型，一旦子宫收缩脐带受压加重，出现胎心变异减速及晚期减速。

（三）经皮羊膜腔穿刺重氮染色稀释法

近年来，此方法已逐步应用于测量真实羊水量，其方法是在超声引导下将含有重氮基的染色剂注入羊膜腔，经羊水稀释后抽出，行分光光度分析测量羊水量，此种方法测得的羊水量较为准确。但作为一种有创检查，不易为孕妇接受，临床应用受到一定限制。

（四）直接测量羊水量

破膜时羊水量少于 300 ml 即可诊断为羊水过少，本法缺点为不能早期诊断。

五、诊断

1）孕妇常于胎动时感到腹痛，检查发现腹围及子宫底均较同期妊娠者为小。

2）临产后阵痛剧烈，宫缩多不协调，宫口开张缓慢，产程往往延长。

3）人工破膜时发现无羊水或仅有少许黏稠液体流出。

六、鉴别诊断

应与足月小样儿及死胎相鉴别。

七、治疗

根据胎儿有无畸形及孕周大小选择治疗方案。

（一）早发羊水过少的处理

早发羊水过少多由于胎儿因素，首先应通过超声检查排除胎儿畸形，必要时行羊水细胞或胎儿血染色体核型分析。MRI 作为超声以外的非侵入性检查越来越受到关注，可用于超声检查无法明确的胎儿泌尿系统和肺发育的检查。一经确诊胎儿畸形、染色体异常，应及时终止妊娠。

（二）中、晚期羊水过少的处理

排除胎儿畸形和母体因素外，对于血脂水平、凝血功能、抗心磷脂抗体及 B 超检查胎盘回声、大小、厚度和脐血流异常者，可考虑低分子肝素注射、阿司匹林及中药丹参静脉滴注，以及羊膜腔灌注等方法，可有效治疗羊水过少，改善围生儿预后。

（三）晚期羊水过少的处理

1. 终止妊娠

妊娠已足月，应终止妊娠。合并胎盘功能不良、胎儿窘迫或破膜时羊水少且胎粪污染严重者，估计短时间不能结束分娩，应行剖宫产术。

2. 增加羊水量期待治疗

1）母体水化疗法：母体水化疗法分为饮水疗法和静脉补液 2 种。饮水疗法为 2 小时内让孕妇饮水 2 L，经对照后羊水过少患者 AFI 明显增加，羊水正常者 AFI 无明显变化；静脉补液为 5% 葡萄糖溶液 2 L 在 2 小时内静脉滴注完毕。目前，母体水化疗法机制尚不清晰。

2）羊膜腔内灌注（AI）：AI 可增加妊娠晚期羊水量，改善围生期结局。经宫颈 AI 常在临产破膜后或人工破膜后进行，称为产时羊膜腔灌注，但由于经宫颈 AI 造成子宫内膜感染概率大，临床应用受限制。经腹 AI 成为产前经腹羊膜腔内灌注（APTA），产前输入晶体液以补充羊水，避免脐带受压和胎儿宫内窘迫，提高胎儿经阴道分娩的耐受力。具体方法：在 B 超引导下行羊膜腔穿刺，以 10 ~ 15 ml/min 速度输入 37℃ 生理盐水 200 ~ 300 ml，与此同时，应选用宫缩抑制药预防流产或早产。

八、护理与健康教育

1）妊娠前积极治疗慢性疾病，进行遗传优生咨询，做好计划妊娠。加强孕期保健和产前检查，注意休息、营养，避免精神创伤，保持身心健康。左侧卧位休息可减少子宫自发性收缩，并增加子宫胎盘血流量，改善胎儿的氧气和营养供给。妊娠晚期节制性生活，预防感染。积极治疗妊娠合并症及并发症。宫颈内口松弛者在妊娠 14～18 周时做子宫颈内口缝合术。

2）鼓励孕妇绝对卧床休息，并采左侧卧。

3）病室应安静、舒适，宜视需要限制访客。

4）必要时给予氧气吸入，2～3 L/min。

5）加强生活护理，保持床褥被单干燥平整，协助孕妇更换清洁衣服。

6）采用连续性子宫胎心音监视器观察宫缩情形，每15～30分钟记录。同时监测胎动情形，并教导孕妇自行测量胎动的方法。

7）注意观察及评估胎儿窘迫之征象，若胎儿窘迫状况无法改善，依情况协助医生准备生产。

8）遵医嘱正确给予安胎药物，注意观察药物疗效及不良反应，发现异常及时通知医生。

（马小静）

第五章　产时医疗保健

第一节　产妇心理

分娩虽是生理现象，但分娩对于产妇确实是一种持久而强烈的应激源。分娩应激既可以产生生理上的应激，也可以产生精神心理上的应激。产妇精神心理因素能够影响机体内部的平衡、适应力和健康。产科医生必须认识到影响分娩的因素除了产力、产道、胎儿之外，还有产妇精神心理因素。

相当数量的初产妇从亲友处听到有关分娩时的负面诉说，害怕和恐惧分娩，怕疼痛、怕出血、怕发生难产、怕胎儿性别不理想、怕胎儿有畸形、怕有生命危险，致使临产后焦虑不安、情绪紧张。现已证明，产妇的这种情绪改变会使机体产生一系列变化，如心率加快、呼吸急促、肺内气体交换不足，致使子宫缺氧收缩乏力，产程延长导致产力性难产，同时也促使产妇神经内分泌发生变化，兴奋交感神经，释放儿茶酚胺，血管紧张素增加，血压升高，导致胎儿缺血缺氧，出现胎儿宫内窘迫。不良的心理影响甚至能够出现严重的分娩期并发症如产后出血等。

显而易见，在妊娠期间应对孕妇详细讲解有关分娩的知识；在分娩过程中，医护人员耐心安慰产妇，讲解分娩是生理过程，尽可能消除产妇不应有的焦虑和恐惧心情，告知掌握分娩时必要的呼吸和躯体放松的技术，使之成为产妇自己控制产痛和帮助分娩的良好工具；开展家庭式产房，准许由丈夫或家人陪伴，这是克服分娩焦虑紧张的重要心理需要，有利于克服孤独感，唤起战胜疼痛等的信心，就能较顺利地度过分娩的全过程。新生儿万一出现问题，必须安排适当时机和恰当方式告诉给产妇，以免影响产后康复，避免和预防产后忧郁症的发生。

（张福晶）

第二节　决定分娩的三因素

产力、产道、胎儿及心理因素是影响分娩的四大因素。若各因素正常且相互适应，胎儿经阴道自然娩出，称正常分娩。

一、产力

将胎儿及其附属物从子宫内逼出的力量，称为产力。产力包括子宫收缩力、腹肌及膈肌收缩力和肛提肌收缩力。

（一）子宫收缩力

是临产后的主要产力，贯穿于整个分娩过程中。临产后的子宫收缩力（简称宫缩）能迫使宫颈管缩短直至消失、宫口扩张、胎先露部下降和胎盘及胎膜娩出。临产后的正常宫缩具有以下特点。

1. 节律性

宫缩具有节律性，是临产的重要标志之一。正常宫缩是子宫体部不随意、有节律的阵发性收缩。每次阵缩总是由弱渐强，维持一定时间，随后由强渐弱，直至消失进入间歇期，间歇期子宫肌肉松弛。阵缩如此反复出现，直至分娩全过程结束。

宫缩时，子宫肌壁血管及胎盘受压，致使子宫血流量减少。但子宫缩间歇期，子宫血流量又恢复到原来水平，利于胎儿与母体之间的物质交换。宫缩的这一节律性，既能迫使胎儿娩出，又不致胎儿缺氧，对胎儿有利。

宫缩时，子宫肌壁血管及胎盘受压，致使子宫血流量减少。但子宫缩间歇期，子宫血流量又恢复到原来水平，利于胎儿与母体之间的物质交换。宫缩的这一节律性，既能迫使胎儿娩出，又不致胎儿缺氧，对胎儿有利。

2. 对称性和极性

正常宫缩起自两侧子宫角部，迅速向子宫底中线集中，左右对称，向子宫下段扩散，此为宫缩的对称性。宫缩以子宫底部最强最持久，向下逐渐减弱，子宫底部的收缩力和强度是子宫下段的 2 倍，此为子宫收缩的极性。

3. 缩复作用

宫缩时宫体部肌纤维缩短变宽，收缩后肌纤维虽又松弛，但不能完全恢复到原来的长度，经过反复收缩，肌纤维越来越短，这种现象称缩复作用。缩复作用随产程进展使宫腔内容积逐渐缩小，迫使胎先露部不断下降及子宫颈管逐渐短缩直至消失。

（二）腹肌及膈肌收缩力

腹肌及膈肌收缩力是第二产程时娩出胎儿的重要辅助力量。特别是第二产程末期配以宫缩时运用最有效，否则容易使产妇疲劳和造成子宫颈水肿，致使产程延长。在第三产程，此收缩力还可促使已剥离的胎盘娩出。

（三）肛提肌收缩力

肛提肌收缩力有协助胎先露在骨盆腔进行内旋转的作用。当胎头枕部露于耻骨弓下时，能协助胎头仰伸及娩出，胎儿娩出后胎盘降至阴道时，此收缩力有助于胎盘娩出。

二、产道

产道是胎儿娩出的通道，分为骨产道和软产道两部分。

（一）骨产道

指真骨盆，是产道的重要部分，骨产道形状、大小与分娩关系密切。

1. 骨盆平面及其主要径线

为了便于了解分娩时胎先露部通过骨产道的过程，临床上将骨盆分为 4 个假想平面。

1）骨盆入口平面及其径线：指真假骨盆的交界面，前起耻骨联合上缘，两侧经髂耻缘，至后面的骶骨岬上缘。其特点是前后径短而横径长。入口平面有四条径线。

（1）入口前后径：又称真结合径。由耻骨联合上缘中点至骶岬前缘正中间的距离，平均值为 11 cm，是胎儿先露部进入骨盆入口的重要径线。

（2）入口横径：左右髂耻缘间之最大距离，平均值约为 13 cm。

（3）入口斜径：入口斜径左右各一，左斜径为左骶髂关节至右髂耻隆突间的距离，右斜径为右骶髂关节至左髂耻隆突间的距离，平均约为 12.75 cm。

2）中骨盆平面：为骨盆最小平面，具有重要的产科临床意义。其前方为耻骨联合下缘，两侧为坐骨棘，后为骶骨下端。中骨盆平面有两条径线即中骨盆横径和中骨盆前后径。

（1）中骨盆横径：是指两坐骨棘间的距离，故也称坐骨棘间径。是胎先露部通过中骨盆的重要径线，平均约为 10 cm。其长短与分娩关系密切。

（2）中骨盆前后径：是指耻骨联合下缘中点通过两坐骨棘间连线中点到骶骨下端间的距离，平均约为 11.5 cm。

3）骨盆出口平面：即骨盆腔的下口，由两个在不同平面的三角形所组成。前三角的顶端为耻骨联合下缘，两侧为耻骨降支；后三角的尖端为骶尾关节，两侧为骶结节韧带。有 4 条径线。

（1）出口前后径：耻骨联合下缘至骶尾关节间的距离，平均值约为 11.5 cm。

（2）出口横径：又称坐骨结节间径。两坐骨结节间的距离，平均值约为 9 cm。横径长者，耻骨弓角度也大。

（3）出口前矢状径：耻骨联合下缘至坐骨结节间径中点间的距离，平均值约为 6 cm。

（4）出口后矢状径：骶尾关节至坐骨结节间径中点间的距离，平均值约为 8.5 cm。若出口横径稍短，而出口后矢状径较长，两径之和 >15 cm，一般大小的胎头可通过后三角区经阴道娩出。

4）骨盆轴：连接骨盆各假想平面中点的曲线，代表骨盆轴。此轴上段向下向后，中段向下，下段向下向前。

5）骨盆倾斜度：是妇女直立时，骨盆入口平面与地平面所形成的角度，一般为 60°。若角度过大，常影响胎头衔接。

（二）软产道

由子宫下段、子宫颈、阴道、骨盆底软组织构成。

1. 子宫下段的形成

子宫下段由非孕时约 1 cm 的子宫峡部形成。子宫峡部于妊娠 12 周后逐渐扩展成为子宫腔的一部分，至妊娠末期逐渐被拉长形成子宫下段。临产后的规律宫缩进一步使子宫下段拉长为 8~10 cm，肌壁变薄成为软产道的一部分。由于子宫肌纤维的缩复作用，子宫上段的肌壁越来越厚，子宫下段的肌壁越来越薄，由于子宫上下段的肌壁厚薄不同，在两者间的子宫内面有一环状隆起，称为生理性缩复环。

2. 子宫颈变化

1）展平：子宫颈内口受宫缩牵拉及胎先露与羊水囊的支撑，向上向外扩张成漏斗状，子宫颈管展平成为子宫下段的一部分。临产后初产妇的子宫颈先展平后扩张，经产妇则二者同时进行。

2）扩张：临产前初产妇的子宫颈外口仅容指尖，而经产妇则容一指。临产后的宫缩使子宫颈向上牵拉，胎先露或羊水囊的直接压迫，子宫颈逐渐扩张，子宫口开全时为 10 cm。

3）盆底、阴道、会阴的变化：胎先露及羊水囊将阴道上部撑开，使之成为向前弯的筒状，阴道黏膜皱襞展平，肛提肌向下向两侧扩展，肌束分开，肌纤维拉长，会阴体变薄以利胎儿顺利通过。

三、胎儿

（一）胎儿大小

是决定分娩难易的重要因素之一。胎儿过大致使胎头径线过大且颅骨较硬不易变形，常能引起相对性头盆不称导致难产。

（二）胎位

产道为一纵行管道。若为纵产式（头位或臀位），胎体纵轴与骨盆轴（为连接骨盆各假想平面中点的连线）相一致，容易通过产道。枕先露是胎头先通过产道，较臀先露娩出，但需触清矢状缝及前后囟，以便确定胎位。矢状缝和囟门是确定胎位的重要标志。头先露时，在分娩过程中颅骨重叠，使胎头变形、周径变小，有利于胎头娩出。臀先露时，胎臀先娩出，较胎头周径小且软，阴道不会充分扩张，当胎头娩出时又无变形机会，使胎头娩出困难。肩先露时，胎体纵轴与骨盆轴垂直，妊娠足月活胎不能通过产道，对母儿威胁极大。

（三）胎儿畸形

胎儿某一部分发育异常，如脑积水、联体儿等，由于胎头或胎体过大，通过产道常发生困难。

（张福晶）

第三节 枕先露的分娩机制

分娩机制是指在分娩过程中，胎先露部通过产道时，在产力作用下为适应骨盆各平面的不同形态，而进行的一连串、被动地转动，使其能以最小径线通过产道的全过程。包括衔接、下降、俯屈、内旋转、仰伸、复位及外旋转等动作。现就以临床上最常见的枕左前位为例详加说明。

一、衔接

胎头双顶径进入骨盆入口平面，胎头颅骨的最低点达到或接近坐骨棘水平，称衔接。胎头呈半俯屈状，以枕额径衔接。矢状缝坐落在骨盆入口的右斜上，胎头枕骨在骨盆的左前方。胎头衔接后，产前检查时触诊胎头固定。初产妇可在预产期前的 1~2 周内衔接，经产妇分娩开始后衔接。如初产妇临产后胎头仍未衔接，应警惕头盆不称。

二、下降

胎头沿骨盆轴前进的动作称为下降。下降贯穿在整个分娩的始终。下降总是与其他动作同时进行，促使胎头下降。当宫缩时，通过羊水压、腹压以及宫底直接压在胎儿臀部，通过胎轴压使胎头下降；腹压能加强宫缩的力量，使先露部下降；子宫收缩时，宫腔变长，胎身随之伸直，胎身的变长也能促使胎头下降。胎头的下降动作呈间歇性，当子宫收缩时胎头下降，间歇时胎头又稍退回，因此，胎头与骨盆之间的相互挤压也呈间歇性，这样对母婴均有利。

三、俯屈

当胎头继续下降至骨盆底，遇到阻力，处于半俯屈状态的胎头进一步俯屈，使胎儿的颏部更加接近胸部，使胎头衔接时的枕额径（11.3 cm）俯屈后改变为枕下前囟径（9.5 cm），有利于胎头进一步下降。

四、内旋转

胎头为适应骨盆纵轴而旋转，使矢状缝与中骨盆及下口前后径相一致，称为内旋转。内旋转使胎头适应中骨盆及骨盆下口前后径大于横径的特点，有利于胎头下降。枕先露时，胎头枕部位置最低，先到达骨盆底，肛提肌收缩将胎头枕部推向阻力小、部位宽的前方。枕左前位内旋转时，胎头向前向中线（即向右）旋转45°，后囟转至耻骨弓的下方，胎头于第一产程末完成内旋转动作。

五、仰伸

完成内旋转后，胎头下降达阴道外口时，宫缩和腹压继续迫使胎头下降，而肛提肌收缩力又将胎头向前推进，两者的共同作用使胎头沿骨盆轴下段向下向前的方向转向上，胎头枕骨下部达耻骨联合下缘时，以耻骨弓为支点，使胎头逐渐仰伸，胎头的顶、额、鼻、口、颏相继娩出。当胎头仰伸时，胎儿双肩径沿左斜径进入骨盆上口。

六、复位及外旋转

胎头娩出时，胎儿双肩径沿骨盆入口左斜径下降。胎头娩出后，为使胎头与胎肩恢复正常解剖关系，胎头枕部向左旋转45°，称复位。胎肩在盆腔内继续下降，前（右）肩向前向中线旋转45°时，胎儿双肩径转成与骨盆出口前后径相一致的方向，胎头枕部需在外继续向左旋转45°，以保持胎头与胎肩的垂直关系。称外旋转。

七、胎儿娩出

外旋转完成后，前肩由耻骨弓下先娩出，后肩即由会阴前缘娩出，然后胎身及下肢随之娩出。

（张福晶）

第四节　先兆临产及临产的诊断

一、先兆临产

分娩发动前，出现预示孕妇不久将临产的症状称先兆临产。

（一）假临产

分娩发动之前，孕妇常出现时间长短不等的"假临产"。假临产的特点是宫缩持续时间短且不恒定，间歇时间长且不规律，宫缩强度不增加，常在夜间出现而于清晨消失，宫缩只引起轻微胀痛且局限于下腹部，子宫颈管不短缩，宫口扩张不明显，给予镇静剂能抑制这种"假临产"。

（二）轻松感

初产妇多有轻松感，感到上腹部较前舒适，进食量增多，呼吸较轻快，系胎先露部下降进入骨盆入口后，子宫底下降的缘故。因压迫膀胱，常伴有尿频症状。

（三）见红

在分娩发动前24～48小时，因宫颈口附近的胎膜与该处的子宫壁分离，毛细血管破裂而有少量出血，与子宫颈管内的黏液相混排出，称见红，是分娩即将开始的比较可靠的征象。如阴道流血量较多，应想到妊娠晚期出血如前置胎盘等。

二、临产的诊断

临产开始的标志为有规律且逐渐增强的子宫收缩，持续30秒或以上，间隙5～6分钟，同时伴随进行性子宫颈管消失、宫口扩张和胎先露下降。

从规律性宫缩开始，到胎儿胎盘娩出为止的全部时间，称总产程。根据分娩阶段的不同特点，临床分三期：

第一产程（子宫颈扩张期）：从子宫有规律性收缩开始，到子宫颈口开全为止。初产妇该期12～16小时，经产妇6～8小时。

第二产程（胎儿娩出期）：从子宫颈口开全到胎儿娩出。初产妇该期1～2小时，经产妇在1小时内或仅数分钟。

第三产程（胎盘娩出期）：从胎儿娩出到胎盘娩出。该期需5～15分钟，一般不超过30分钟。

（张福晶）

第五节　分娩的临床经过及处理

一、第一产程的临床经过及处理

（一）临床表现

1. 规律宫缩

产程开始时，宫缩弱，间歇时间长，为5～6分钟，持续时间短，约30秒钟，随产程进展宫缩持续时间渐长，为50～60秒，且强度不断增加，间歇期渐短，为2～3分钟。宫口近开全时，宫缩持续时间可长达1分钟或1分钟以上，间歇期仅1分钟或稍长。

2. 宫口扩张

通过肛门检查或阴道检查可以确定宫口扩张程度。子宫规律的反复收缩及缩复，子宫体部肌壁越来越厚，下段被牵拉变长变薄，宫颈管展平，宫口渐开大直到开全（10 cm）。

3. 胎头下降程度

胎头下降程度是决定能否经阴道分娩的重要观察项目。为能准确判断胎头下降程度，应定时行肛门检查，以明确胎头颅骨最低点的位置，并能协助判断胎位。

4. 胎膜破裂

胎膜破裂简称破膜。宫缩时，子宫羊膜腔内压力增高，胎先露部下降，将羊水阻隔为前、后两部，在胎先露部前面的羊水不多，约为 100 ml，称为前羊水，形成前羊水囊。它有助于扩张宫口。宫缩继续增强，子宫羊膜腔内压力更高，当羊膜腔压力增加到一定程度时自然破膜。破膜多发生在宫口近开全时。

（二）观察与处理

产妇临产入院后，其精神状态可影响产程的进展，尤其是对初产妇，更应注意其心理活动，做好心理护理，主动与她交谈，热情指导，关心体贴，讲解分娩是生理过程，使其消除顾虑，增强对分娩的信心和对医务人员的依赖感与安全感，争取产妇的主动配合。

为了细致观察产程，做到检查结果记录及时，发现异常能尽早处理，目前多采用产程图。产程图横坐标为临产时间（小时），纵坐标左侧为宫口扩张程度（cm），右侧为先露下降程度（cm），划出宫口扩张曲线和胎头下降曲线，对产程进展可一目了然。

1. 子宫收缩

最简单的方法是由助产士以手掌放于产妇腹壁上观察，宫缩时宫体部隆起变硬，间歇期松弛变软。定时连续观察宫缩持续时间、强度、规律性以及间歇期时间，并予以记录。用胎儿监护仪描记的宫缩曲线，可以看到宫缩强度、频率和每次宫缩持续时间，是较全面反映宫缩的客观指标。

2. 胎心

用听诊器于宫缩间歇时每隔 1～2 小时听胎心 1 次。此法简便，但仅能获得每分钟的胎心率，不能分辨瞬间变化，不能识别胎心率的变异及其与宫缩、胎动的关系，容易忽略胎心率的早期改变。用胎心监护仪描记的胎心曲线，可观察胎心率的变异及其与宫缩、胎动的关系。于第一产程后半期，当宫缩时胎头受压，颅内压增高，脑血流量一时性减少，可使胎儿一时性缺氧，胎心率减慢，但每分钟不应少于 100 次，宫缩后胎心率迅即恢复原来水平。如宫缩后胎心率不能迅即恢复，或胎心率 < 120 次/分钟或 > 160 次/分钟，均提示胎儿缺氧，应边查找原因边处理，立即给产妇吸氧，改为左侧卧位等。

3. 血压

于第一产程期间，宫缩时血压常升高 5～10 mmHg，间歇期恢复原状。应每隔 2 小时测量 1 次。如发现血压升高，应增加测量次数，并予以相应的处理。

4. 破膜

胎膜多在宫口开全时自然破膜，前羊水流出。一当胎膜破裂，应立即听胎心，并观察羊水的性状、颜色和流出量，记录破膜时间。若发现胎心变慢、羊水明显污染，应立即行阴道检查，注意有无脐带脱垂，并给予紧急处理。若胎头浮动未入骨盆时需卧床，以防脐带脱垂。若破膜超过 12 小时尚未分娩者，应给予抗生素预防感染。

5. 宫口扩张及胎头下降

宫口扩张曲线将第一产程分为潜伏期和活跃期。潜伏期是指临产后规律宫缩开始到宫口扩张 3 cm，此期约需 8 小时，最大时限为 16 小时，超过 16 小时称潜伏期延长。活跃期是指宫口扩张 3~10 cm，此期约需 4 小时，最大时限为 8 小时，超过 8 小时为活跃期延长。可疑有难产因素存在。活跃期又分为 3 期，即加速期（宫口扩张 3~4 cm，约需 1.5 小时）、最大加速期（宫口扩张 4~9 cm，约需 2 小时）和减速期（宫口扩张 9~10 cm，约需 0.5 小时），然后进入第二产程。

胎头下降程度是以胎头颅骨最低点与坐骨棘的关系标明，胎头于潜伏期下降不明显，于活跃期每小时平均下降 0.86 cm，可作为分娩顺利与否的有效指标之一。

6. 精神安慰

产妇的精神状态能够影响宫缩和产程进展。特别是初产妇，由于产程较长，容易产生焦虑、紧张和急躁情绪，不能按时进食和很好休息。助产人员应安慰产妇并耐心讲解分娩是生理过程，增强产妇对自然分娩的信心，调动产妇的积极性与助产人员密切合作，以便能顺利分娩。若产妇精神过度紧张，宫缩时喊叫不安，应在宫缩时指导做深呼吸动作，或用双手轻揉下腹部。若产妇腰骶部胀痛时，用手拳压迫腰骶部，常能减轻不适感。也可选用针刺双侧太冲及三阴交穴，以减轻疼痛感觉。

7. 活动

进入产程后，应根据产妇具体情况而决定能否活动，正常初产妇宫口扩张在 4 cm 以下，可以自由活动。但遇胎膜已破，阴道流血，用镇静、止痛剂后，或宫缩很紧，产程进展快者需卧床休息，主动给以生活护理，如饭前洗手，及时递送便盆等。

8. 饮食

临产后产妇消化道的蠕动功能及消化能力均减弱，食物在胃内停留时间延长，且易呕吐，故产程中应劝告半流质饮食，应少量多次，目前有供应产妇用的高能量食物，以弥补产程中的能量消耗。如产妇因呕吐而不能进食者，应做静脉补液及补充电解质。

9. 注意排尿及膀胱充盈

临产后每 2~3 小时排尿一次。膀胱过胀会影响胎头下降及宫缩强度，且易发生产后尿潴留。如小便不能自解者，先给诱尿，失败后在消毒情况下导尿。

10. 清洁卫生

临产后产妇出汗多，外阴分泌物增多及见红，破膜后羊水流出，使产妇感到不适，应及时更换垫单，换内衣裤，并保持会阴清洁等，每次大便后应冲洗外阴，以保持清洁。

11. 肛门检查（简称肛诊）

临产后应适时在宫缩时行肛诊，次数不应过多。临产初期每隔 4 小时 1 次，活跃期内每隔 2 小时 1 次，经产妇或宫缩频者肛诊间隔应缩短，肛查能了解宫颈软硬程度、厚薄、宫口扩张程度、是否已破膜、骨盆腔大小、坐骨棘是否突出、骶尾关节活动度、确定胎位及胎头下降程度等。

肛门检查方法：产妇仰卧，两腿屈曲分开。检查者站于产妇右侧，检查前用消毒纸遮盖阴道口避免粪便污染阴道。右手食指戴手套，涂滑润剂后，轻轻将食指伸入直肠内，其余各指取握拳姿势。检查时，食指向后触及尾骨尖端，了解尾骨活动度，再摸两侧坐骨棘是否突出，并确定胎头高低，然后用指端掌侧探查宫颈口，摸清其四周边缘，估计宫口扩张的厘米数。当宫口近开全时，仅能摸到一个窄边。当宫口开全时，则摸不到宫口边缘。未破膜者，在胎头前方可触到有弹性的羊膜囊。已破膜者，则可直接触到胎头，若无水肿，还能摸清颅缝及囟门的位置，有助于确定胎位。若能触及有血管搏动的索状物，考虑为脐带先露或脐带脱垂，需及时处理。

12. 阴道检查

应在严格的消毒后进行，并不增加感染的机会。适应于肛诊检查不清、产程进展缓慢、阴道流血量多、疑有脐带先露或头盆不称者。能直接摸清骨盆腔的大小，先露部高低及胎位，宫颈口的软硬度及扩张程度，明确有无头盆不称、脐带脱垂及出血原因，尽可能地纠正异常胎位，决定进一步处理方法。

13. 其他

初产妇及有难产史的经产妇，应再次行骨盆外测量。有妊娠合并症或并发症者，应给予相应的治疗。

二、第二产程的临床经过及处理

宫口开全后，宫缩较第一产程增强，持续 1 分钟或以上，间歇期仅为 1 ~ 2 分钟。当胎先露部降至骨盆出口压迫骨盆底组织时，产妇有排便感，不自主地向下屏气。随着产程进展，会阴渐膨隆和变薄，肛门松弛。于宫缩时胎头露出于阴道口，露出部分不断增大。在宫缩间歇期，胎头又缩回阴道内，称胎头拨露，直至胎头双顶径越过骨盆出口，宫缩间歇时胎头不再回缩，称胎头着冠。此后会阴极度扩张，产程继续进展，胎头娩出。出现胎头复位及外旋转后，前肩和后肩相继娩出，胎体很快娩出，后羊水随之涌出。经产妇的第二产程短，上述临床表现不易截然分开，有时仅需几次宫缩，即可完成胎头的娩出。

产妇常感精疲力竭，怀疑自己分娩的能力，胎儿娩出后先兴奋后安静。

（一）观察产程及处理

1. 密切监测胎心

此期宫缩频而强，需密切监测胎儿有无急性缺氧，应勤听胎心，通常每 5 ~ 10 分钟听一次。若发现胎心确有变化，应立即做阴道检查，尽快结束分娩。

2. 指导产妇屏气

产妇若能正确运用腹压，可加速产程进展。宫缩时先行深吸气屏住，然后如解大便样向下用力屏气以增加腹压。宫缩间歇时，产妇全身肌肉放松、安静休息。

3. 接产准备

初产妇宫口开全、经产妇宫口扩张 4 cm 且宫缩规律有力时，将产妇送至产室作出接产准备工作。按常规消毒产妇外阴部，铺无菌巾于臀下，接产者按无菌操作常规洗手、戴手套及穿手术衣后，打开产包，铺好无菌巾准备接产。

4. 接产

当胎头拨露使会阴紧张时，接产者开始保护会阴。具体方法是，在会阴部盖上一块无菌巾，接产者右肘支在产床上，右手拇指与其余四指分开，利用手掌大鱼际肌顶住会阴部。每当宫缩时，应向上内方托按，同时左手轻轻下压胎头枕部，协助胎头俯屈和使胎头缓慢下降。宫缩间歇时，保护会阴的手稍放松些，以免压迫过久引起会阴水肿。当胎头枕部在耻骨弓下露出时，左手应按分娩机转协助胎头仰伸。此时若宫缩强，应嘱产妇张口哈气解除腹压的作用，让产妇在宫缩间歇时稍向下屏气，使胎头缓慢娩出。胎头娩出后，右手仍应注意保护会阴，不要急于娩出胎肩，而应先以左手自胎儿鼻根向下颏挤压，挤出鼻内的黏液和羊水，然后协助抬头复位及外旋转，使胎儿双肩径与骨盆出口前后径相一致。接产者的左手将胎儿颈部向下轻压，娩出前肩，然后上提胎头使后肩从会阴前缘缓慢娩出。双肩娩出后，右手方可放松，最后双手协助胎体及下肢相继以侧位娩出，并记录胎儿娩出时间。

对会阴条件差、胎儿偏大、初产妇、臀先露助产及经阴道助娩术时，为对母婴有利，应做会阴侧切术。

胎头娩出时，如脐带绕颈一周且较松，可从头部滑下或顶肩部推开，便于胎体娩出。如绕颈数周或过紧，可用两把血管钳夹住，从中剪断，胎肩胎身即可娩出。

三、第三产程临床经过及处理

（一）临床表现

胎儿娩出后，宫底降至脐下 1 ~ 2 cm。数分钟后宫底上升并可有少量阴道流血，这是由胎盘与子宫壁发生错位而剥离，剥离后的胎盘降至子宫下段，子宫体被推向上方之故。此时可见到脐带向外延伸，并且用手在耻骨联合上方压子宫时，脐带不再回缩。

胎盘娩出有母面娩出式和子面娩出式两种方式。子面娩出方式又称 Schultz 娩出式。胎盘从中央开始剥离，随后胎盘周边相继剥离，胎盘胎儿面先露出阴道口。其特点是胎盘先剥离，后见少量阴道流血。此种方式多见。母面娩出方式又称 Duncan 娩出式，胎盘从边缘开始剥离，然后波及整个胎盘，胎盘的母体面先露出阴道口，其特点是先有较多阴道流血，胎盘后排出。此种方式少见。

（二）处理

1. 新生儿处理

胎儿娩出后，接生人员应进行新生儿处理，抓紧时间有利于新生儿，不需等待胎盘娩出再处理。处理包括：

1）清理呼吸道和保暖：当胎头娩出时，不必急于娩出胎肩，应先将新生儿口鼻的黏液及羊水挤出或用负压吸引。娩出的新生儿断脐后，继续清除呼吸道的黏液、羊水。当确认呼吸道通畅而仍未啼哭时，可用手轻拍新生儿足底，刺激新生儿大声啼哭。注意保暖，擦干新生儿躯体的羊水。

2）阿普加评分（Apgar 评分）及其意义：新生儿 Apgar 评分法用以判断新生儿有无窒息及窒息的程度，是以出生后 1 分钟时的心率、呼吸、肌张力、喉反射及皮肤颜色 5 项体征为依据，每项为 0 ~ 2 分。8 ~ 10 分属正常新生儿，需清理呼吸道等一般处理；4 ~ 7 分为轻度窒息需清理呼吸道、人工呼吸、吸氧、用药等措施才能恢复；0 ~ 3 分为重度窒息，需紧急抢救，行喉镜直视下气管内插管并给氧。缺氧较严重的新生儿，应在出生 5 分钟时再次评分。

3）处理脐带：新生儿啼哭后，在距脐根 0.5 cm 处用粗线结扎第一道，再在结扎线外 0.5 cm 处结扎第二道，在第二道结扎线外 0.5 cm 处剪断脐带，消毒断面及脐根，以无菌纱布包盖好，再用脐带布包扎。结扎脐带时必须扎紧，防止脐出血，避免用力过猛造成脐带断裂。目前，多数医院用气门芯、脐带夹等方法结扎脐带，效果良好。

4）处理新生儿：新生儿查体，填写病历。擦净新生儿足底部胎脂，打足印及母指印于新生儿病历上。经详细体格检查后，系以标明新生和性别、体重、出生时间、母亲姓名、床号的手腕和包被，将新生儿抱给母亲进行首次吸吮乳头并使母婴皮肤接触至少 30 分钟。

2. 协助胎盘娩出

正确处理胎盘娩出可减少产后出血的发生。接产者切忌在胎盘尚未完全剥离时用手按揉、下压宫底或牵拉脐带，以免引起胎盘部分剥离而出血或拉断脐带，甚至造成子宫内翻。当确认胎盘已完全剥离时，子宫缩时让产妇用腹压，左手轻轻按压宫底，右手轻拉脐带，协助娩出胎盘。当胎盘娩出至阴道口时，接产者用双手托住胎盘，向一个方向旋转并缓慢向外牵拉，协助胎盘胎膜完整剥离排出。若在胎膜排出过程中，发现胎膜部分断裂，可用血管钳夹住断裂上端的胎膜，再继续向原方向旋转，直至胎膜完全排出。胎盘胎膜排出后，按摩子宫刺激其收缩以减少出血，同时注意观察并测量出血量。

3. 检查胎盘胎膜是否完整

将胎盘铺平，先检查母体面，有无胎盘小叶缺损，然后将胎盘提起，检查胎膜是否完整，再检查胎儿面有无血管断裂即能及时发现副胎盘。若有副胎盘、大部胎盘胎膜残留时，应在无菌操作下伸手入宫腔内，取出残留组织。

4. 检查软产道

胎盘娩出后，立即检查会阴、小阴唇内侧、尿道口周围及阴道、宫颈有无裂伤。若有裂伤，应立即缝合。

5. 预防产后出血

分娩结束后，正确估计出血量，正常分娩出血量不应超过 300 ml。有人主张产后常规使用宫缩药，实属不必要，因为大多数产妇分娩后宫缩良好。若过去有产后出血史或易出现宫缩乏力者（如多产、多胎、羊水过多等），可于胎儿前肩娩出时静脉注射 10 U 缩宫素，也可于胎儿娩出后立即经脐静脉快速注入含 10 U 缩宫素的生理盐水 20 ml，促使胎盘迅速剥离。若胎儿娩出 30 分钟后，胎盘仍未排出，出血不多时，静脉注射缩宫素后仍不能使胎盘排出时，再行手取胎盘术。若产后大出血是因胎盘或胎膜残留引起，则应立即行清宫术。麦角类制剂因有抑制泌乳作用，故应慎用。

（张福晶）

第六节　家庭接生与紧急情况下接生

一、接生箱内容

接生箱要经常准备好，随用随取，切忌临时拼凑，以免手忙脚乱，丢三落四。

（一）接生包内容

1. 敷料类

中单 2 块，腿套 2 件，会阴垫 1 块，治疗巾 4 块。接生衣 2 件，消毒纱布及棉球适量。手套 2 副。

2. 脐带包

脐带线 2 根，棉签 4 根，纱布 4 块，脐绷带 1 卷。

3. 器械类

弯盘 2 个，刷子 2 把，血管钳 2 把，剪刀 1 把，持针器 1 把，圆针及三角针各 2 根，导尿管 1 根，吸痰管 1 根，0 号及 1 号铬制肠线各 2 管，细丝线一束。

（二）其他用品

1）一次性灭菌注射器 5 ml 者 2 个，30 ml 者 2 个，消毒针灸针若干，盛于消毒盒内。

2）听诊器、血压计、骨盆测量器、卷尺、肛指套、塑料布或油布 1 块，胶布 1 卷。

3）药品类：75% 乙醇 200 ml，2.5% 碘酒 30 ml，新洁尔灭 200 ml，催产素（10 U），麦角新碱（0.2 mg），维生素 K 各 2 支，咖啡因、尼可刹米、哌替啶、吗啡、10% 氯化钙各 1 支，0.5% 普鲁卡因 100 ml。

二、家庭接生

1）到达产妇家，首先了解情况，如产程进展如何，防止漏产；有无难产情况，在产妇家或当地是否能够处理；产妇住处卫生条件、光线如何，以便安排接产。

2）要分别轻重缓急决定工作程序，如时间许可，嘱产妇家准备开水；室内只留 1~2 名家属协助工作；移开拥挤之家具，便于工作时有回旋余地；选择好自然光线，或备好照明用灯；如产妇床顶及接产活动区域之天棚有灰尘、蜘蛛网等，应在此区域之上以塑料布顶挡。

如果时间来不及，可集中精力准备接产。总之，家庭接生的条件较差，要机动灵活地进行工作。原则上要求不漏产；尽可能无菌操作、预防感染；警惕并防止产后出血。遇有疑难，可向当地党和行政组织汇报，取得支持和协助。

三、紧急情况下接生

在意外情况下遇到临产妇，首先移至避风、僻静、清洁处躺下，取身边较洁净的塑料布（或雨衣、毛巾等）垫于产妇臀下。观察其宫缩、会阴膨出、肛门松弛，或儿头拨露等，如即将产出，可用毛巾或纸张覆盖会阴部，以手抵住，避免胎儿娩出过速。

宫缩间歇时，就地取材，以肥皂水、烧酒等消毒接产者的手及产妇外阴部。如有刀、剪，应先煮沸或以火焰消毒，然后断脐。如无刀剪或不能消毒，可用线暂时结扎脐带中段，将新生儿联合胎盘送往附近医疗单位或住家，在消毒条件下处理脐带。产后注意防治感染。最好对母婴分别肌内注射破伤风抗毒素 1 500 ~ 3 000 U。

（张福晶）

第七节　产时保健要点

保健人员要重视产妇的心理保健，使产程尽量符合生理过程，尽可能减少不必要的医疗干预，对每例分娩均应由受过正式培训的医务人员接生。产时保健要点可概括为"五防、一加强"。五防是防滞产、防感染、防产伤、防出血、防窒息；一加强是加强对高危妊娠的产时监护和产程处理。

一、防滞产

细致观察产程经过，做好产程图监护，严格按产程图时限警戒和处理产程，正确使用缩宫素催产。

二、防感染

严格执行产房消毒隔离制度及无菌操作规程，正确应用预防性和治疗性抗生素。

三、防产伤

严格执行各产程处理常规，及时发现和正确处理各种难产，否则可因难产造成产妇软产道损伤和新生儿产伤。

1）若会阴肌肉较紧或弹性差时，或做阴道助产手术前，应行会阴侧切开术，以免会阴过度撕裂。

2）若行胎头吸引器助娩，注意负压不可过高（不超过 53.2 kPa），吸引和牵拉时间不可过长（不超过 15 分钟），滑脱次数不应超过 2 次。胎儿有出血倾向者（早产儿、低体重儿）不应选用胎头吸引器助娩。

3）若用产钳，只准行低位产钳术，且产后必须常规检查会阴、阴道、穹隆和子宫颈有无裂伤，以便及早发现软产道损伤并及时缝合。

4）慎重考虑臀先露经阴道分娩的适应证。若经阴道助娩，必须严格按照分娩机制操作，避免后出胎头困难，造成新生儿大脑镰、小脑幕的撕裂、锁骨骨折、肱骨骨折等。

四、防出血

1）有产后出血倾向的高危产妇应提前住院，积极治疗并做好配血输血准备。

2）分娩过程中应及时纠正子宫收缩乏力，预防产程延长。经阴道分娩应预防软产道裂伤出血。若行剖宫产，应避免切口撕裂，且不应急于行人工剥离胎盘，均能减少术中出血。

3）应及时正确娩出胎盘，常规检查胎盘胎膜是否完整，并应及时处理胎盘剥离不全或残留。胎儿胎盘娩出后及时给予子宫收缩剂，以加强宫缩，减少出血。

4）产后密切观察 2 小时。有学者称产后 2 小时为第四产程，因产后大出血多发生在产后 2 小时内。

五、防窒息

严密监测胎心，观察羊水，防治胎儿窘迫，处理好新生儿第 1 次呼吸，预防新生儿窒息，并加强出生时保暖工作。

六、加强

加强对高危妊娠的产时监护和产程处理。

1）高危孕妇应提前住院待产，分娩前积极改善孕妇状态，提高胎儿对缺氧的耐受力，选择恰当分娩方式，适时终止妊娠。

2）用胎儿监护仪连续监护胎心率和宫缩，必要时作胎儿头皮血 pH 值测定。

3）缩短产程，及时行人工破膜，若有胎儿窘迫征象，应尽早结束分娩。

4）产科医生和儿科医生密切合作，做好新生儿的抢救工作。

5）转诊时应有医务人员陪同，使产妇避免震动，采取左侧卧位，必要时吸氧，维持静脉滴注，严密观察血压、脉搏、宫缩、胎心、阴道流血等。

（张福晶）

第六章 产时常见并发症的防治

第一节　产力异常

产力主要是指子宫收缩力，其具有节律性、对称性、极性，同时有一定的强度和频率。这些要素发生异常则称为子宫收缩力异常，简称产力异常。分为子宫收缩乏力和子宫收缩过强两类。每类又分为协调性子宫收缩和不协调性子宫收缩。

在宫口扩张的任何阶段，宫缩异常的特征是产程进展受阻，其诊断在潜伏期较困难，有时仅是回顾性诊断。

子宫收缩乏力

子宫收缩强度低，其节律性、对称性和极性表现正常的协调性，但其阵缩间歇时间长，且不规则，持续时间短，称子宫收缩乏力（简称宫缩乏力），又称低张性宫缩乏力。羊膜腔的压力测定，子宫收缩力小于 30 mmHg，间歇时为小于 8 ~ 12 mmHg，故又称为低张型子宫收缩乏力。

按时间可分为原发性宫缩乏力（产程开始即表现为子宫收缩乏力）及继发性宫缩乏力（当产程进行到某一阶段时表现出子宫收缩乏力）。

一、病因

临床上所见的原因是多方面的，常与以下因素有关。

（一）头盆不称、胎位异常

胎先露位置较高，不能紧贴子宫下段和子宫颈，不能有效地引起反射性子宫收缩。

（二）子宫因素

子宫壁过度伸展（如双胎、羊水过多、巨大胎儿等），子宫肌纤维变性（如多次妊娠分娩或曾有过子宫急、慢性感染），子宫发育不良或畸形子宫（如双角子宫等）。

（三）内分泌异常

孕妇体内雌激素、催产素、乙酰胆碱不足，孕激素下降缓慢、子宫对乙酰胆碱的敏感降低等。

（四）药物影响

临产后使用大量镇静剂，如哌替啶、硫酸镁、苯巴比妥等。

（五）精神因素

对分娩有顾虑，临产后精神过度紧张；使大脑皮质受抑制，影响子宫收缩。

（六）其他

产妇过度疲劳、进食少、膀胱充盈影响胎先露部下降，第一产程过早地使用腹压。

二、分类

根据发生时间的不同，可分为原发性和继发性子宫收缩乏力2种。

（一）原发性子宫收缩乏力

产程开始后即表现子宫收缩乏力，宫缩强度不增加，频率不加快。

（二）继发性子宫收缩乏力

产程开始时子宫收缩良好，在产程中因某种原因，影响子宫收缩，使产程停滞不前或进展缓慢。

三、诊断

临床表现：子宫收缩虽协调，但持续时间短，间歇时间长，力量弱。宫缩高峰时子宫底部不硬，宫腔压力不超过4 kPa，不足以使宫颈按正常速度扩张，胎先露下降缓慢，通过产程图观察可有下列情况：

（一）潜伏期延长

宫颈扩张3 cm之前为潜伏期，正常为8～16小时，＞16小时为延长，多见于原发性子宫收缩乏力。

（二）活跃期延缓或停滞

宫口从3 cm至完全开大为活跃期，正常4～8小时，宫颈扩张进程每小时＜1.2 cm为延缓，宫颈停止扩张达2小时以上为停滞，多见于继发性子宫收缩乏力。

（三）胎头下降延缓或停滞

宫口扩张为9～10 cm阶段，胎头下降速度每小时＜1 cm为胎头下降延缓，1小时以上不下降为胎头下降停滞。

（四）第二产程延长或停滞

＞1小时无进展为停滞，＞2小时为延长。

如正规宫缩开始后，总产程超过24小时，称为滞产。

四、对母儿的影响

(一) 子宫收缩乏力

1. 对产妇的影响

由于产程延长，产妇休息不好，进食少，精神疲惫及体力消耗，可出现疲乏无力、肠胀气、排尿困难等，影响子宫收缩，严重时可引起脱水、酸中毒、低血钾症。由于第二产程延长，膀胱被压迫于胎头和耻骨联合之间，可导致组织缺血、水肿、坏死，形成膀胱阴道瘘。胎膜早破及多次肛查或阴道检查可增加感染机会。产后宫缩乏力影响胎盘剥离、娩出和子宫壁的血窦关闭，容易引起产后出血。

2. 对胎儿的影响

协调性宫缩乏力容易造成胎头在盆腔内旋转异常，使产程延长，增加手术机会，对胎儿不利；不协调性子宫收缩乏力，不能使子宫壁完全放松，则对子宫胎盘影响大，胎儿在子宫内缺氧，容易发生胎儿窘迫。

(二) 子宫收缩过强

1. 对母体的影响

宫缩过强，产程过快，可导致初产妇宫颈、阴道及会阴撕裂伤。接生时来不及消毒可致产褥感染。产后子宫肌纤维缩复不良易发生胎盘滞留或产后出血。

2. 对胎儿及新生儿的影响

宫缩过强过频影响子宫胎盘的血液循环，使胎儿宫内缺氧，易发生胎儿窘迫、新生儿窒息或死亡。胎儿娩出过快，使胎头在产道内受到的压力突然解除，可致新生儿颅内出血。来不及消毒、接生，易发生先产（BBA），新生儿易发生感染、坠地，导致骨折、外伤。

五、治疗

(一) 协调性子宫收缩乏力

影响宫缩的原因比较复杂，不可能在分娩前或分娩刚开始就能预见，只能在分娩进展中严密观察产程，找出主导因素，检查有无头盆不称与胎位异常，阴道检查了解子宫颈扩张和胎先露部下降情况等才能做出判断，正确处理。

1. 第一产程

1）一般处理：消除精神紧张，多休息，鼓励产妇多进食，注意营养与水分的补充。不能进食者静脉补充营养，静脉滴注 10% 葡萄糖液 500 ~ 1 000 ml 内加维生素 C 2 g。伴有酸中毒时应补充 5% 碳酸氢钠。低钾血症时应给予氯化钾缓慢静脉滴注。产妇过度疲劳，缓慢静脉推注地西泮 10 mg 或哌替啶 100 mg 肌内注射。初产妇宫口开大不足 4 cm，胎膜未破者，应给予温肥皂水灌肠。排尿困难者，先行诱导法，无效时及时导尿。破膜 12 小时以上应给予抗生素预防感染。

2）加强宫缩：加强宫缩的处理一定是在密切观察胎心变化的前提下进行。具体处理有物理方法及应用外源性缩宫药。

（1）鼓励产妇进食进水，对摄入量不足者需补充液体，不能进食者每日液体摄入量不少于 2 500 ml，按医嘱可将维生素 C 1~2 g 加入 5%~10% 葡萄糖液 500~1 000 ml 中静脉滴注。对酸中毒者根据二氧化碳结合力，补充适量 5% 碳酸氢钠液，同时注意纠正电解质紊乱。

（2）指导产妇在宫缩间歇时休息、睡眠或在胎膜未破前适量下床进行活动，对产程时间长产妇过度疲劳或烦躁不安者，按医嘱可给予镇静剂，用地西泮 10 mg 缓慢静脉推注或哌替啶 100 mg 肌内注射，使其休息后体力有所恢复，子宫收缩力也得以恢复。

（3）督促产妇喝水并定时排空膀胱，对自然排尿有困难者可先行诱导法，无效时应予导尿，因为排空膀胱能增宽产道。

（4）如能排除头盆不称、胎位异常和骨盆狭窄，无胎儿窘迫，产妇无剖宫产史，可按医嘱给予哌替啶 100 mg 或吗啡 10~15 mg 肌内注射。在不协调性宫缩转化为协调性宫缩的前提下，按医嘱可选用以下方法加强子宫收缩：①刺激乳头可加强宫缩。②人工破膜：宫颈扩张 3 cm 或 3 cm 以上，无头盆不称，胎头已衔接者，可行人工破膜。破膜后先露下降紧贴子宫下段和宫颈，引起反射性宫缩，加速宫口扩张。③催产素静脉滴注：第一产程用 5% 葡萄糖液 500 ml 静脉滴注，每分钟 8~10 滴，然后加入催产素 2.5~5 U，摇匀，每隔 15 分钟观察一次子宫收缩、胎心、血压和脉搏，并予记录。滴速一般不宜超过 40 滴/分，以子宫收缩达到持续 40~60 秒，间隔 2~4 分钟为好。催产素静脉滴注，必须专人监护，随时调节剂量、浓度和滴速，以免因子宫收缩过强而发生子宫破裂或胎儿窘迫。④第二产程于胎儿前肩娩出时用催产素 10 U 肌内注射或静脉滴注，以预防产后出血。胎儿、胎盘娩出后加大宫缩剂用量，以防止产后出血。

2. 第二产程的处理

如无头盆不称，出现宫缩乏力时，也应加强宫缩，促进产程进展，并积极结束分娩。枕先露者，若胎头双顶径已通过坐骨棘平面，等待自然分娩，或行会阴侧切，胎头吸引或产钳助产；如双顶径在坐骨棘水平以上者，或伴有胎儿窘迫征象者应行剖宫产术。

3. 第三产程的处理

当胎儿前肩露于阴道口时，可给予缩宫素 10~20 U 静脉滴注，预防产后出血，若破膜时间长、产程长，应给予抗生素预防感染。

（二）不协调性子宫收缩乏力

处理原则是调节子宫收缩，恢复其极性。给予镇静剂哌替啶 100 mg，或吗啡 10~15 mg 肌内注射，或地西泮 10 mg 静脉滴注，使产妇充分休息，醒后多能恢复为协调性宫缩。在未恢复为协调性宫缩前，禁用缩宫素。若经处理不协调宫缩已被控制，但宫缩仍弱，可用协调性宫缩乏力时加强宫缩的各种方法处理。若经处理不协调宫缩未能得到纠正，或伴胎儿窘迫现象，均应行剖宫产术。

六、健康教育

1) 加强孕期保健，积极治疗营养不良和慢性全身性疾病。做好产前心理疏导，解除其顾虑和恐惧心理。

2) 分娩前关心产妇休息，注意饮食，及时排空直肠膀胱，避免过多使用镇静剂。

3) 严密观察产程进展，及时发现可能导致难产的因素，并积极给予处理。

子宫收缩过强

一、诊断

（一）协调性子宫收缩过强

协调性子宫收缩过强是指宫缩的节律性、对称性和极性均正常，仅是子宫收缩力过强、过频。如果子宫收缩过强，且产道无阻力，宫颈在短时间迅速开全，分娩在短时间内结束，总产程不足 3 小时者，称为急产，经产妇多见。

（二）不协调性子宫收缩过强

1. 强直性子宫收缩

常见于缩宫药使用不当。特点是子宫收缩失去节律性，呈持续性、强直性收缩。产妇因持续性腹痛常有烦躁不安、腹部拒按表现，常不易查清胎位及胎心。若合并产道梗阻，可形成病理缩复环。

2. 子宫痉挛性狭窄环

子宫壁某部肌肉呈痉挛性不协调性收缩所形成的环形狭窄，持续不放松，称子宫痉挛性狭窄环。常出现在子宫上下段交界处，也可发生在胎体某一狭窄部位，如颈、腰部。多因精神紧张、过度疲劳、催产素使用不当或粗暴的产科检查、处理所致。产妇可出现持续性腹痛、烦躁不安、宫颈扩张缓慢，胎先露停滞，胎心音时快时慢。阴道检查可触及狭窄环，特点是此环不随宫缩上升，与病理缩复环不同。狭窄环可发生在任何产程，若发生在第三产程，表现为胎盘滞留。

二、对母儿的影响

（一）对母体的影响

由于宫缩过强、过频，软产道未充分扩张，助产人员未来得及准备接生，易导致会阴、阴道、宫颈撕裂伤；接生时来不及消毒，可致产褥感染。产后肌纤维恢复能力差，易造成胎盘滞留或产后出血。

（二）对胎儿及新生儿的影响

因宫缩过强、过频影响子宫胎盘的血液循环，胎儿窘迫的机会增多，出生后导致新生儿窒息。由于胎儿娩出过快，颅内压突然改变，可造成颅内出血。如急产坠地可造成新生儿骨折、外伤。产程过快未来得及消毒就接生，可致新生儿感染。

三、治疗

（一）协调性子宫收缩过程

凡有急产史的产妇，预产期前 1~2 周不要外出远行，最好提前入院待产。临产时不应灌肠，提前做好接产和抢救新生儿的准备。胎儿娩出时勿让产妇向下屏气。产后应仔细检查宫颈、阴道、外阴，若有撕裂应及时缝合。若属未消毒接产，应予抗生素预防感染，并密切观察新生儿有无颅内出血。

（二）不协调性子宫收缩过强

1. 强直性子宫收缩

当确认为强直性子宫收缩时，应及时给予宫缩抑制剂，如 25% 硫酸镁 20 ml 加于 5% 葡萄糖液 20 ml 内缓慢静脉推注（不少于 5 分钟），或肾上腺素 1 mg 加于 5% 葡萄糖液 250 ml 内静脉滴注。若属梗阻性原因，应立即行剖宫产术。若胎死宫内，可用乙醚吸入麻醉，若仍不能缓解强直性宫缩，应行剖宫产术。

2. 子宫痉挛性狭窄环

认真寻找原因，及时纠正。停止一切刺激，如阴道内操作，停用缩宫素。若无胎儿窘迫征象，可给镇静剂如哌替啶或吗啡等。在充分休息后环多能自行消失。当子宫恢复正常时，可等待自然分娩或行阴道助产。痉挛不能松解或伴有胎儿窘迫，均应行剖宫产术。若胎死宫内，宫口已开全，可行乙醚麻醉，经阴道分娩。

四、健康教育

做好孕期保健，消除孕妇紧张情绪。产程中避免粗暴阴道操作。注意宫缩剂使用。

（李宁宁）

第二节 产道异常

产道由骨产道（骨盆腔）和软产道（子宫下段、宫颈、阴道、外阴）组成。产道异常是造成异常分娩的第二大因素。

骨产道异常

骨产道即骨盆，而骨盆径线较正常短或形态异常，通常称狭窄骨盆，是引起胎儿分娩异常的重要因素。骨盆狭窄有程度的不同，是否会构成难产，还应与胎儿的大小及位置、胎头的可塑性、产力、软组织的阻力和处理的方法与是否及时等进行全面分析与估计。

一、分类

按形状和狭窄程度不同分为如下类型。

（一）骨盆上口平面狭窄

主要特点为骨盆上口前后径＜10 cm，对角径＜11.5 cm，骶耻外径＜18 cm。常见有以下两种。

1. 单纯扁平骨盆

因骶岬向前下突出，使骨盆上口前后径变短，骨盆上口横径正常。

2. 佝偻病性扁平骨盆

由于童年患佝偻病骨骼软化使骨盆变形，骶岬受体重压力向前突出，上口平面前后径明显缩短，呈肾形。骶骨下段向后移，失去正常弯度，变直向后翘，尾骨呈钩状。髂骨外展，使髂骨间径等于或大于髂嵴间径。由于坐骨结节外翻，耻骨弓角度增大，骨盆下口横径增宽。

（二）中骨盆及骨盆下口平面狭窄

包括漏斗骨盆及横径狭窄骨盆。

1. 漏斗骨盆

骨盆上口各径线值正常，但骨盆两侧壁向内倾斜，状似漏斗，故称漏斗骨盆。其特点是中骨盆及下口平面均明显狭窄，耻骨弓角度小于90°，坐骨结节间径与下口后矢状径之和小于15 cm，常见于男型骨盆。

2. 横径狭窄骨盆

其特点是骨盆上口、中骨盆及骨盆下口的横径均缩短，前后径稍长，坐骨切迹宽，骶耻外径值正常，髂骨间径骼髂嵴间径均缩短，与类人猿型骨盆相似，故又称类人猿型骨盆。

3. 骨盆3个平面狭窄

骨盆外形属女型骨盆，但骨盆上口、中骨盆及骨盆下口平面均狭窄，骨盆各径线均比正常值小2 cm或更多，称均小骨盆。多见于身材矮小，体形匀称的妇女。如胎儿较小，胎位正常，产力好，胎头常可经变形或极度俯屈以最小径线通过骨盆，可能经阴道分娩。如胎儿较大，胎位异常，子宫收缩乏力，则不能经阴道分娩。

4. 畸形骨盆

骨盆外形失去正常形态及对称性，此类骨盆较少见。有先天发育异常或外伤引起的骨盆畸形、脊柱病变所致的畸形骨盆或髋关节病变所致的骨盆畸形。骨软化症骨盆等。

严重的畸形骨盆从阴道分娩困难，需行剖宫产结束分娩。

二、诊断

在分娩过程中，骨盆是个不变的因素。狭窄骨盆影响胎位和胎先露部在分娩机制中的下降及内旋转，也影响宫缩。在估计分娩难易时，骨盆是考虑的一个重要因素。在妊娠期间应查清骨盆有无异常，有无头盆不称，及早做出诊断以决定适当的分娩方式。

（一）病史

详细询问病史，有无影响骨盆异常的疾病，如佝偻病、脊髓灰质炎、脊柱和髋关节结核以及外伤史。如为经产妇还应详细询问既往分娩史，了解既往有无难产史及其发生原因，新生儿有无产伤等。

（二）体格检查

1. 一般检查

身高是否在 141.5 cm 以下；脊椎有无侧弯、后突；米氏菱形窝是否对称；有无歪斜，两髂嵴是否等高；有无悬垂腹，如有应考虑骨盆异常；两下肢是否对称；有无膝关节病变，有无 O 形或 X 形腿等。

2. 产科检查

1）腹部检查

（1）腹部形态：观察腹型，测量宫高与腹围大小，预测胎儿大小；或用 B 超观测胎头双顶径、胸径、腹径、股骨长度等预测胎儿体重，判断胎儿是否能通过骨盆。

（2）胎位异常：如臀先露、肩先露，或持续性枕横位、枕后位等。

（3）估计头盆关系：近预产期是否有头盆不称，胎头是否骑跨于耻骨联合。方法如下：孕妇排空膀胱平卧，两下肢屈曲，检查者一手置于耻骨联合，用另一手将胎头向骨盆方向推压，胎头进入骨盆，胎头突出部分低于耻骨联合，则头盆相称，为跨耻征阴性；如与耻骨联合平行，则可能不相称，为跨耻征可疑；如高于耻骨联合，表示头盆不称，为跨耻征阳性。然后再使孕妇半卧位，同法检查胎头能否入盆，如原为阳性而现在能入盆，表示骨盆倾斜度问题，而非头盆不称。

2）阴道检查：除腹部检查外，亦可用阴道腹部双合诊检查法。即用两手指置于阴道内，另一手置于腹部向下加压，加压时阴道手指感觉胎头有下降入盆情况，否则应考虑头盆不称可能。

3）骨盆测量

（1）骨盆外测量：仅骶耻外径 <18 cm 为扁平骨盆。坐骨结节间径 <8 cm，耻骨弓角度 <90° 为漏斗骨盆。各径线 <正常值 2 cm 或以上为均小骨盆。骨盆两侧斜径（以一侧髂前上棘至对侧髂后上棘间的距离）及同侧直径（从髂前上棘至同侧髂后上棘间的距离）相差 >1 cm 为偏斜骨盆。

（2）骨盆内测量：对角径 <11.5 cm，骶骨岬突出为上口平面狭窄，属扁平骨盆。应测量骶骨前面弯度，如坐骨棘间径 <10 cm，坐骨切迹宽度 <2 横指，为中骨盆平面狭窄。如坐骨结节间径 <8 cm，则应测量下口后矢状径及检查骶尾关节活动度，如坐骨

结节间径与下口后矢状径之和 <15 cm，为骨盆出口平面狭窄。

三、对母儿影响

（一）对产妇的影响

骨盆上口平面狭窄影响胎头衔接，中骨盆平面狭窄影响胎头内旋转，可致胎位异常；胎先露下降受阻多导致继发性宫缩乏力、产程延长，使手术产及产后出血增多；产道受压过久，可形成尿瘘或粪瘘；个别情况下伴宫缩过强形成病理缩复环，可致子宫破裂；因滞产行阴道诊次数增多，增加了产褥感染机会。

（二）对胎儿的影响

骨盆狭窄使胎头高浮或胎膜早破，使脐带先露及脱垂机会增多，易致胎儿窘迫及死亡；胎头内旋转及下降受阻，在产道受压过久加上手术助产增多，也增加了新生儿颅内出血及其他产伤、感染机会。

四、分娩时的治疗

明确狭窄骨盆类别及程度，了解胎儿大小、位置、是否存活、孕产次、宫缩强弱、产程进展等，综合分析，从而决定分娩方式。

（一）一般处理

安慰产妇，保证营养及水分的摄入，必要时补液；注意休息，监测宫缩及胎心音，检查胎先露部下降及宫口扩张程度。

（二）明显头盆不称

骶耻外径 <16 cm，上口前后径 <8.5 cm，足月活胎不能入盆，应做剖宫产。

（三）轻度头盆不称

骶耻外径 17～18 cm，上口前后径 8.5～9.5 cm，胎儿体重 2 500～3 000 g，在严密监护下试产。如宫缩每隔 3～5 分钟 1 次，每次持续 40～50 秒，胎膜已破观察 2 小时，未破观察 4～6 小时，胎头能入盆，产程有进展为试产成功，可经阴道分娩，反之为失败，需剖宫产。

（四）头盆不均倾

胎头进入骨盆时以一侧顶骨先入盆，称头盆倾度不均，靠近耻骨的顶骨先入盆，为前头盆倾度不均，反之为后头盆倾度不均。前者分娩有困难，常需做剖宫产，后头盆倾度不均如先露下降达棘下 3 cm 以下，可以阴道助产分娩。

（五）中骨盆狭窄

试产时根据胎头双顶径能否通过坐骨棘水平来决定分娩方式。

（六）骨盆下口狭窄

下口横径与下口后矢状径之和 <15 cm，3 000 g 足月活胎通过有困难，应及早施行剖宫产。可以阴道分娩者应做较大会阴切开，以免发生严重撕裂。

软产道异常

一、外阴异常

（一）会阴坚韧

多见于初产妇，尤以 35 岁以上的高龄初产妇；以往分娩会阴缝合过紧、过高也是原因之一。临床上见阴道口小，会阴组织坚韧，缺乏弹性。胎头娩出受到阻滞，第二产程延长。处理：做适度的会阴侧切，可使分娩完成，但切口不能过小，否则仍可造成严重撕裂。

（二）外阴瘢痕

外伤或炎症可导致瘢痕挛缩狭窄，阻碍胎儿娩出。如瘢痕范围小，可做适度会阴侧切，不难完成分娩；如瘢痕范围较大，可考虑切开双侧会阴或行剖宫产术。

（三）外阴尖锐湿疣

外阴范围广泛及体积巨大的尖锐湿疣往往同时侵犯阴道。足月分娩时可造成外阴及阴道损伤和大量出血，且可感染新生儿呼吸道，引起堵塞，后果严重。因此，处理应以剖宫产为宜。

二、阴道异常

（一）阴道横隔

常见于阴道上段，横隔中央或侧方有一小孔，易被误认为宫颈外口，但该孔并不随产程进展而开大，若横隔厚阻碍胎先露下降，需剖宫产分娩，横隔薄者在确认后可将横隔"X"形切开，胎盘娩出后再用肠线缝合残端。

（二）阴道纵隔

伴有双子宫、双宫颈者，纵隔多被推向对侧，胎儿能顺利娩出；若发生于单宫颈者，可在分娩时切断挡在胎先露前方的纵隔，产后用肠线缝合残端；若孕前诊断，亦可先行矫形术、手术切除或电刀切除。

（三）阴道狭窄

对瘢痕性狭窄，若瘢痕不重且位置低时，可行会阴侧切后阴道分娩；若瘢痕重，尤其是曾行生殖道瘘修补术者，或瘢痕位置高时，应行剖宫产术。

（四）阴道尖锐湿疣

经阴道分娩可感染，新生儿患喉乳头状瘤，湿疣在妊娠期生长迅速，病变部位组织质脆，阴道分娩易致软产道裂伤及感染，故行剖宫产为宜。

三、宫颈异常

（一）宫颈坚韧

高龄初产妇宫颈组织缺乏弹性，或孕前患有慢性宫颈炎宫颈间质增生肥大使组织硬韧，可静脉注射地西泮或宫旁两侧注射 1% 普鲁卡因 10 ml 软化宫颈治疗，如无效应剖宫产分娩。

（二）宫颈水肿

多见于持续性枕后位或滞产，多因宫颈被挤压在胎头与盆壁之间血液回流障碍所致，应及时查清胎位，若有头盆不称应尽早剖宫产；在排除头盆不称的前提下，宫颈局部注入 1% 普鲁卡因，用手将水肿的宫颈上推超过胎头，助其经阴道娩出。

（三）宫颈肌瘤

肌瘤大多阻碍胎先露衔接及下降，应行剖宫产术。

（四）宫颈癌

经阴道分娩易致裂伤出血及癌肿扩散，应行剖宫产术；若为早期浸润癌可同时行宫颈癌根治术，或术后行放疗。

（五）宫颈外口黏合

分娩时，宫颈管消失，但宫颈外口呈一小孔，不能扩张。胎先露部被一层极薄的子宫颈组织所包围。这一情况产生的原因可能是妊娠期间宫颈发生轻度炎症而导致粘连，另一可能是宫颈外口周围有较坚韧的环状肌纤维，不易扩张。处理：用手指稍加压力分离黏合的宫颈外口，宫颈即能迅速扩张；极少情况下需做十字切口。

四、子宫变位

（一）妊娠子宫过度前屈

妊娠子宫过度前屈伴有腹壁松弛时，可形成悬垂腹。由于子宫纵轴与骨盆轴方向不一致，胎头难以衔接，使分娩发生困难。处理：在妊娠期可用腹带包裹腹部，减轻悬垂腹。临产后，除继续包裹腹部外，还应将产妇置于半卧位，纠正轴向，以利于胎先露部衔接并通过骨盆。

（二）妊娠子宫后屈

妊娠 3 个月后，后位子宫多能自行上升至腹腔。在极个别情况下，后屈的子宫可能嵌顿于盆腔或由于粘连而不能向腹腔移位。此时，宫颈外口上升在耻骨联合以上，子宫前壁向腹腔伸展以适应生长的胎儿，称为袋形化。孕妇常伴发潴留性尿失禁。如妊娠被忽略而达到足月时，临产后子宫的收缩力不能使远离宫颈内口的先露部进入宫颈。故分娩发动后，产程无进展，宫颈不扩张。此时应及早做阴道检查，如发现宫颈有异常上移，胎先露部居其后方，即可诊断为妊娠子宫嵌顿。应立即做剖宫产术，否则子宫势必发生破裂。手术应同时做子宫复位术，并将圆韧带及子宫骶骨韧带缩短。

五、子宫畸形

（一）双子宫畸形

双子宫之一侧妊娠时，另一侧未孕子宫亦有一定程度之增大，但一般不至于阻塞产道而造成难产。如未孕子宫确已阻塞产道，需行剖宫产术。双子宫同时妊娠甚为罕见，腹部检查各有一妊娠增大的子宫，往往伴有双阴道，加上超声检查，诊断不会困难，而且有不少正常分娩的报道。如出现难产，应做剖宫产术并同时切除发育较差的子宫。

（二）双角子宫

妊娠发生在双角子宫者并不罕见。检查时双角子宫的宫底呈马鞍形，非妊娠的一角较小，超声检查可帮助诊断。由于宫腔形状异常，往往导致产式和胎位异常，又常因子宫发育不良而产生宫缩乏力。临产后，如能采取措施加强产力，多可阴道分娩。如存在子宫纵隔，附着于子宫纵隔处的胎盘部常不易自然剥离，需做人工剥离术。如分娩过程出现困难，应根据产科情况决定是否采取剖宫产。

（李宁宁）

第三节　胎位异常

分娩时，正常胎位约占 90%。某些原因造成胎位异常者，可发生难产，如胎头衔接不良导致持续性枕后位或枕横位；胎头俯屈不良导致面先露与额先露；胎臀处于骨盆入口的臀先露，胎儿脊柱与母体脊柱垂直交叉的横位，另外，复合先露，巨大胎儿，脑积水等都会给分娩带来程度不同的困难及危险。目前妊娠图的使用能较早掌握胎儿生长发育的情况，有否宫内胎儿发育迟缓（IUGR）的存在。若抽血做催乳素检查其低值比宫高出现异常晚 5 周；尿雌三醇是 7.7 周。使用产程图观察产程进展，能及时发现分娩异常并进行处理。

持续性枕后位、枕横位

在分娩过程中，胎头枕骨不能转向骨盆的前方，在分娩后期仍停留于母体骨盆后方，使分娩困难，称为持续性枕后位。

一、病因

发生持续性枕后位的原因有以下几种。

（一）骨盆异常

男型骨盆、猿型骨盆、均小性狭窄骨盆均影响胎头向前旋转而成持续性枕后位。

（二）胎头俯屈不良

枕后位时胎儿脊柱与母体脊柱接近，不利胎体屈曲。由于胎儿脊柱处于骨盆的后方，宫缩时产力导向耻骨联合，因此反而使胎头伸仰，保持枕后位。

（三）子宫内外环境影响

前壁的子宫肌瘤、胎盘附着子宫前壁及膀胱充盈等，均可阻碍胎头向前旋转。

（四）宫缩无力

由于宫缩力量不足，不能使胎头向前旋转，因而停滞于枕后位。

（五）头盆不称

因头盆大小不称，妨碍枕后位胎头内旋转。

二、诊断

（一）临产后表现

临产后因胎头俯屈不良，不能紧贴子宫颈，子宫收缩乏力，使子宫颈口扩张缓慢，产程延长。枕骨位于后方，直肠直接受压，故在宫口未开全时，产妇即有下坠、排便感及明显的腰部酸痛感，常过早地使用腹压，引起疲劳。此外，子宫颈受压过久，容易发生水肿。以上情况均可影响产程进展，常见子宫颈扩张活跃期及第二产程延缓。

（二）腹部检查

胎背比较偏向于母体后方或侧方，胎儿肢体在母体腹中线稍过处即能扪及。胎心亦较枕前位时更近胎体侧母腹外侧。枕后位时，胎心在胎儿肢体侧的胎胸部位也能听到。

（三）肛门及阴道检查

枕后位肛诊时感到盆腔后部空虚，查明胎头矢状缝位于骨盆斜径上。前囟在骨盆右前方，后囟（枕部）在骨盆左后方为枕左后位，反之则为枕右后位。查明胎头矢状缝位于骨盆横径上，后囟在骨盆左侧方，则为枕左横位，反之为枕右横位。如肛诊不清时，需行阴道检查，借助胎儿耳郭及耳屏位置及方向判定胎位，若耳郭朝向骨盆后方，为枕后位，朝向骨盆侧方则为枕横位。

（四）B 超检查

根据胎头颜面及枕部位置，能准确探清胎头位置以明确诊断。

三、分娩机制

多数枕横位或枕后位在强而有力的宫缩又无明显头盆不称的情况下，胎头枕部可向前旋转 90°～145° 成为枕前位，自然娩出。如不能转为枕前位者，有以下两种分娩机制。

（一）枕左（右）后位

胎头枕部到达中骨盆向后行 45° 内旋转，使矢状缝与骨盆前后径一致，胎儿枕骨朝向骶骨正枕后位。其分娩方式有：

1. 胎头俯屈较好

胎头继续下降，大囟门抵耻骨弓下时，以大囟门为支点，胎头继续俯屈使顶部、枕骨自会阴前缘娩出，继之胎头仰伸、额、鼻、口及颏相继由耻骨联合下娩出。此种方式为枕后位经阴道助娩最常见的方式。

2. 胎头俯屈不良

当鼻根出现在耻骨联合下缘时，以鼻根为支点，胎头先俯屈，使大囟门、枕部从会阴娩出，然后头仰伸，使鼻、口、颏依次从耻骨弓下娩出。但少数人产力强，胎儿小，可以正枕后位自然娩出。由于胎头以较大的枕额周径旋转，胎儿娩出更加困难，多数需产钳或胎头吸引器助产分娩。

（二）枕横位

部分枕横位于下降过程中无内旋转动作，或枕后位的胎头枕部仅向前旋转 45°，受阻时，成为持续性枕横位，有的持续性枕横位虽能阴道分娩，但多数需用手或胎头吸引器协助转成枕前位娩出。

四、对母儿的影响

（一）对孕产妇的影响

易发生继发性宫缩乏力，使产程延长，常需手术助产，易发生软产道损伤，增加产后出血和产褥感染的机会。

（二）对胎儿的影响

由于第二产程延长，剖宫产和阴道手术助产机会增多，常引起胎儿窘迫和新生儿窒息，使围生儿死亡率增高。

五、治疗

临产后应详细询问病史及检查，严密观察，耐心等待，不宜过早干预，明显头盆不称应行剖宫产术。

（一）第一产程

注意使产妇保持体力，关心其情绪、休息和饮食，指导产妇勿过早屏气用力。尽量让产妇以反胎背的方向侧卧，以利于胎头枕骨向前旋转。若先露仍高或胎儿窘迫，应考虑剖宫产。

（二）第二产程

宫口开全，胎头双顶径已达或超过坐骨棘水平，产程已逾 2 小时，可在宫缩时试用手或胎头吸引器将胎头枕部转向前方，使矢状缝与骨盆下口前后径一致或转为正枕后位，再施以胎头吸引术或产钳术娩出胎儿，结束分娩。如胎头位置高，旋转有困难，则行剖宫产术。

（三）第三产程

产后立即注射宫缩剂，预防产程延长引起的子宫乏力性出血；手术助产或有产道损伤者，及时检查并修补，给抗生素预防感染；新生儿应重点监护。

胎头高直位

当胎头矢状缝位于骨盆入口前后径上时称胎头高直径，可分直前位和直后位两种。直前位是胎儿的枕骨在母体耻骨联合后方，又称枕耻位。直后位是指胎儿枕骨位于骶岬前，又称枕骶位。高直位对母儿危害均较大，要及早诊治。

一、病因

胎头高直位的病因尚不明确，可能与以下因素有关：骨盆入口狭窄，胎头形状特殊，如颅骨穹隆扁平，长形头；腹壁松弛，腹直肌分离，外侧张力大，易使胎背处于前面。经产妇发生率较初产妇高；头盆略有不称，在妊娠末期或临产初期胎头旋位时转至高直位而停顿。

二、诊断

（一）临床表现

胎头衔接与下降均困难；有的衔接后不再下降，产程延长。

（二）腹部检查

高直前位时，胎头靠近腹前壁，不易触及胎儿肢体，胎心音位置稍高，在近腹中线听得最清楚。高直后位时，胎儿肢体靠近腹前壁，有时在耻骨联合上方可清楚触及胎儿下颏。

（三）阴道检查

胎头矢状缝与骨盆上口前后径一致，后囟在耻骨联合后，前囟在骶骨前，为胎头高直前位，反之为胎头高直后位。

（四）B超检查

可探清胎头双顶径与骨盆上口横径一致，胎头矢状缝与骨盆前后径一致。

三、分娩机制

高直后位时，胎背与母体腰骶部贴近，妨碍胎头俯屈及下降，使胎头处于高浮状态，迟迟不能入盆，即使入盆下降至盆底，也难以向前旋转180°，故以枕前位娩出的可能性极小。如高直前位时，胎儿如较小，而宫缩较强，可使胎头俯屈，下降双顶径达坐骨棘水平面以下时，可能经阴道分娩。如高直前位胎头俯屈不良而无法入盆，须行剖宫产术结束分娩。

四、治疗

胎头高直后位时，因很难经阴道分娩，一经确诊应行剖宫产术。如胎头高直前位时，若骨盆正常、胎儿不大、产力强，应给予试产机会，加强宫缩促使胎头俯屈，使胎头转为枕前位，可经阴道分娩或助产结束分娩。在试产过程中要严密观察产程进展和胎心音的变化，如试产失败应行剖宫产术结束分娩。

颜 面 位

胎头极度仰伸，使胎儿枕部与胎背接触，以颜面为先露，以颏骨为指示点，称为颜面位（面先露）。有颏左前、颏左横、颏左后，颏右前、颏右横、颏右后6种胎位，以颏左前及颏右后位较多见。我国15所医院统计发病率为0.8‰～2.7‰，国外资料为1.7‰～2‰。经产妇多于初产妇。

一、病因

凡影响胎头俯屈及使胎体伸直的因素，如骨盆狭窄、脐带绕颈、孕妇腹壁松弛、先天性胎儿甲状腺肿大、无脑儿等，均可致面先露。

二、诊断

（一）腹部检查

因胎头极度仰伸，入盆受阻，胎体伸直，宫底位置较高。颏前位时，在孕妇腹前壁容易触到胎儿肢体，清楚地听到胎心音。颏后位时，于耻骨联合上方可触到胎头枕骨隆突与胎体间有明显的凹沟，胎心音较遥远而弱。

（二）肛门及阴道检查

若肛诊不清时，应做阴道检查与胎臀鉴别。可辨别胎儿鼻、口、颧骨及颏部，而依颏部所在位置确定其胎位。颏在前方为颏前位，颏在后方为颏后位。

（三）B超检查

B超检查可以明确面先露并能探清胎位。

三、分娩机制

若产力、产道、胎儿均正常，颏前位时多能自然娩出。当临产后颏前位时，以颏为先露，胎头以仰伸姿势入盆、下降，胎儿面部达骨盆底时，胎头极度仰伸，颏部为最低点，向前行内旋转45°，转向前方，胎头继续下降并极度仰伸，当颏部自耻骨弓下娩出后，胎头经俯屈动作，口、鼻、眼、前囟、顶骨、枕骨相继从会阴前缘娩出。

此后有外旋转与胎肩及胎体的娩出，但产程明显延长。颏后位时，胎儿面部达骨盆底后，多数能经内旋转135°以颏前位娩出。少数因内旋转受阻成为持续性颏后位，胎颈已极度伸展，不能适应产道的大弯，故足月活胎不能经阴道自然娩出，需行剖宫产术结束分娩。

四、对母儿的影响

（一）对产妇的影响

颏前位时，因胎儿颜面部不能紧贴子宫下段及宫颈内口，常引起宫缩乏力，致使产程延长；颜面部骨质不能变形，容易发生会阴裂伤。颏后位时，导致梗阻性难产，若不及时处理，造成子宫破裂，危及产妇生命。

（二）对胎儿及新生儿的影响

胎儿面部受压变形，颜面皮肤青紫、肿胀，尤以口唇为著，影响吸吮，严重时可发生会厌水肿影响吞咽。新生儿于生后保持仰伸姿势达数日之久。生后需加强护理。

五、治疗

颏前位时，子宫收缩良好，若无头盆不称，产力良好，有可能自然分娩；若出现继发性宫缩乏力，第二产程延长，可用产钳助娩，但会阴后—斜切开要足够大。如有头盆不称或出现胎儿窘迫征象，应行剖宫产术。持续性颏后位时，易发生梗阻性难产，难以经阴道分娩，应行剖宫产术结束分娩。若胎儿畸形，无论颏前位或颏后位，均应在宫口开全后行穿颅术结束分娩。

臀 先 露

臀先露是常见的异常胎位，发生率为分娩总数的 3.2% ~ 5.8%，占分娩期难产发病率的 17% 以上。分娩时易致脐带脱垂、后出头困难、围产儿窒息、损伤及死亡率比头位显著增高。随着围产医学的发展，对臀位处理有不少改进，例如从孕期开始加强对臀位孕期管理，及时纠正胎位，放宽臀位剖宫产指征等，对减少围产儿并发症及死亡率有重要作用。

一、病因

臀位的原因有以下几个方面。

（一）胎儿在宫腔内活动受限

胎儿在宫腔内活动受限，如子宫畸形（不完全纵隔子宫等）、双胎、羊水过少和产妇腹壁过紧等。

（二）胎儿衔接受阻

胎儿衔接受阻，如骨盆狭窄、胎儿过大或相对头盆不称、脑积水、前置胎盘和肿瘤阻塞盆腔等。

（三）胎儿畸形

胎儿畸形如无脑儿等。

（四）腹壁松弛或羊水过多

经产妇、羊水过多使胎儿在宫腔内活动自如。妊娠 30 周以前，羊水相对偏多如发生早产，以臀位娩出的机会增多。

（五）胎盘种植于子宫角或子宫底部

根据国外学者统计，臀位中胎盘种植于子宫角及子宫底部者占大多数。

二、分类

根据胎儿双下肢所取的姿势不同将臀先露分为 3 种。

（一）完全臀先露（混合臀先露）

胎儿双髋关节及双膝关节均屈曲，先露为胎儿臀部及双足。

（二）单臀先露（腿直臀先露）

胎儿双髋关节屈曲、双膝关节伸直，先露为胎儿臀部。

（三）不完全臀先露

以一足或双足、一膝或双膝或一足一膝为先露。

三、诊断

（一）临床表现

孕妇常感肋下有圆而硬的块状物（即胎头）。由于胎臀不能紧贴子宫下段及宫颈，常导致子宫收缩乏力，宫颈扩张缓慢使产程延长。

（二）腹部检查

子宫呈纵椭圆形，宫底部可触及圆而硬按压时有浮球感的胎头；未衔接时在耻骨联合上方可触及不规则较软而宽的胎臀，胎心音在脐上方听得最清楚。

（三）肛门或阴道检查

可触及软而不规则的胎臀、胎足或胎膝。

（四）B超检查

能准确探清臀先露类型及胎儿大小、胎头姿势、有无脐带绕颈等。

四、分娩机制

现以骶右前臀先露为例，分述如下。

（一）胎臀娩出

临产后，胎臀以粗隆间径衔接于骨盆上口右斜径上。骶骨位于右前方，胎臀逐渐下降，前髋下降稍快，当其抵达盆底遇到阻力时，即向母体的右侧方向做45°内旋转，使前髋达耻骨联合后方、粗隆间径与母体骨盆下口前后径一致、胎儿骶骨位于母体右侧。胎臀继续下降，胎体适应产道侧屈，后髋先自会阴前缘娩出，胎体稍伸直，使前髋自耻骨弓下娩出。随即，双腿双足相继娩出。当胎臀及下肢娩出后，胎体行外旋转，胎背转向前方或右前方。

（二）胎肩娩出

胎臀娩出时胎儿双肩径衔接于骨盆上口的右斜径或横径上，继续下降，双肩达骨盆底时，前肩以逆时针方向做45°或90°内旋转，使双肩径与骨盆下口前后径一致，胎体侧屈，后肩及其上肢由会阴部娩出。继之，前肩及其上肢从耻骨弓下娩出。

（三）胎头娩出

当胎肩娩出时，胎头矢状缝衔接于骨盆左斜径或横径上，在继续下降中，胎头俯屈。枕骨达盆底，以顺时针方向内旋转45°或90°，枕骨转向耻骨联合，胎儿背也转向前方。当枕骨到耻骨弓下缘时，以此处为支点，胎头继续俯屈，使颏、面及额相继自会阴前缘娩出。随后，枕部自耻骨弓下娩出。至此，胎儿娩出完成。

五、对母儿的影响

（一）对产妇的影响

胎臀形状不规则，前羊水囊压力不均，易致胎膜早破；子宫收缩差，宫颈扩张慢，产程延长，增加产后出血及产褥感染的机会；如宫颈口未开全即行强力牵拉，容易造成子宫颈撕裂，甚至延及子宫下段。

（二）对胎儿及新生儿的影响

可因胎膜早破或脐带脱垂而发生胎儿窘迫；分娩时后出胎头困难致新生儿窒息；牵拉过程中胎儿易发生颅内出血、骨折、臂丛神经损伤等产伤。故围产儿死亡是臀先露分娩的主要问题。

六、治疗

（一）妊娠期

于妊娠30周前，臀先露多能自行转为头先露。若妊娠30周后仍为臀先露应予矫正。常用的矫正方法有以下几种。

1. 膝胸卧位

让孕妇排空膀胱、松解裤带，取膝胸卧位姿势。每次10~15分钟，每日2~3次，连做1周后复查。此法可使胎臀退出盆腔，借助胎儿重心改变，增加转为头先露的机会。

2. 激光照射或艾条灸至阴穴

近年多用激光照射两侧至阴穴，可使胎动活跃，胎位回转。每日1次，每次15~20分钟，可与膝胸卧位联合应用，效果更好。激光照射每日1次，每次15分钟，5~7次为1个疗程。也可用艾条灸，每日1次，每次15~20分钟，5次为1个疗程。

3. 外倒转术

上述处理无效者，可于妊娠32~34周时试行外倒转术。因有发生胎盘早剥、脐带缠绕等严重并发症的可能，应用时要慎重。应用B超排除脐带缠绕再行外倒转术，不过最好在B超监测下进行。术前半小时口服沙丁胺醇4.8 mg。但如有骨盆狭窄、产前出血，有剖宫产史，羊水过多或过少，妊娠合并严重疾病等，一般不应做外倒转术。行外倒转术时，孕妇应术前排尿，屈膝仰卧，腹壁放松，先使先露松动，沿胎头俯屈方向转。倒转过程中要注意胎心变化。如有胎心变化或孕妇感腹痛，应立即停止操作或转回原位。外倒转成功，胎心正常者，应在胎头两侧放置毛巾垫，再用腹带包扎固定，按时做产前检查。

（二）分娩期

应根据产妇年龄、胎产次、骨盆类型、胎儿大小、胎儿是否存活、臀先露类型以及有无并发症，于临产初期做出正确判断，决定分娩方式。

1. 择期剖宫产的指征

狭窄骨盆、软产道异常、胎儿体重大于 3 500 g、胎儿窘迫、高龄初产、有难产史、不完全臀先露等，均应行剖宫产术结束分娩。

2. 经阴道助娩

无剖宫产指征的产妇，应以臀位助产结束分娩。需做好新生儿窒息的抢救准备。除非产程中发现胎儿窘迫需改行剖宫产外，应耐心等待，严密观察产程，勤听胎心率。

肩先露

肩先露即胎体横卧于骨盆入口以上，其纵轴与母体纵轴交叉垂直时称横位。因先露是肩，故称肩先露。以肩作为指示点，根据胎头在母体左或右和胎儿肩胛朝向前或后，分肩左前（LScA）、肩左后（LScP）、肩右前（RScA）和肩右后（RScP）四种胎位。由于我国开展计划生育，并加强了妇幼保健工作，减少了经产妇，因此横位显著减少。但在农村医疗条件较差的地方，仍不能忽视。

一、病因

病因与臀先露相同。凡影响胎头衔接的因素均可发生横位，如骨盆狭窄、前置胎盘、子宫畸形、肌瘤或双胎、羊水过多、经产妇腹壁松弛使胎儿在宫腔活动范围过大等均可导致横位。

二、诊断

（一）临床表现

先露部胎肩不能紧贴子宫下段及宫颈，不能直接刺激，容易发生子宫收缩乏力。由于胎肩对子宫颈压力不均，容易发生胎膜早破。胎膜破后往往可伴有脐带和上肢脱出，导致胎儿窘迫甚至死亡。随着宫缩不断加强，胎肩及胸廓一部分被挤入盆腔内，胎体折叠弯曲，胎颈被拉长，上肢脱出于阴道口外，胎头和胎臀仍被阻于骨盆上口上方，形成忽略性（嵌顿性）肩先露。子宫收缩继续增强，子宫上段越来越厚，子宫下段被动扩张越来越薄，由于子宫上下段肌壁厚薄相差悬殊，形成环状凹陷，并随宫缩逐渐升高，甚至可以高达脐上，形成病理缩复环，是子宫破裂的先兆，若不及时处理，将发生子宫破裂。

（二）腹部检查

1. 子宫外形

呈横椭圆形，子宫横径宽，子宫底低于妊娠周数。

2. 四步手法检查

母腹一侧可触及胎头，另一侧可触及胎臀，耻骨联合上方空虚。胎背朝向母体腹壁的为肩前位，胎儿小肢体朝向母体腹壁的为肩后位。胎心音在脐周两旁最清楚。

（三）肛门检查或阴道检查

胎膜未破，胎先露部浮动于骨盆上口上方，肛查不易触及，胎膜破裂后，若子宫颈口已经开大，阴道检查可触及肩胛骨或肩峰、肋骨及腋窝，腋窝的尖端指向胎头，可确定胎位；有时可触及搏动的脐带或脱出的胎手，可用握手法鉴别胎儿左手或右手。胎位确诊后，临床上除早产儿或死胎已浸软，经折叠后能自阴道娩出外，足月活胎不能经阴道娩出。临产后，由于胎肩不能紧贴子宫下段及子宫颈，缺乏直接地刺激，常出现协调性子宫收缩乏力；由于对宫口的压力不均匀，易发生胎膜早破，破膜后脐带脱垂，上肢脱出，宫缩增强时脐带受压，而发生胎儿窘迫，甚至死亡；宫缩进一步增强，迫使胎肩下降，羊水流尽，子宫壁紧裹胎体，先露部被挤入盆腔，胎体折叠，上肢脱出于阴道外，胎头、胎臀被阻于骨盆上口之上，胎颈被拉长，成嵌顿性横位或忽略性横位；为迫使胎儿娩出，子宫收缩增强，子宫上段继续增厚，下段被拉长变薄，伴有压痛，子宫上下段之间由于组织厚薄悬殊，形成一环形凹陷，并随子宫收缩逐渐上升，甚至达到脐上，形成病理缩复环，是子宫破裂的先兆，如不及时处理，将导致子宫破裂，危及产妇生命。胎儿常因缺氧、受压而死亡。

（四）B超检查

做B超能准确探清肩先露，并能确定胎方位。通过以上检查仍不清楚或疑有胎儿畸形、盆腔肿瘤等，亦可用B超明确。

三、对母儿的影响

（一）对产妇的影响

肩先露很难有效扩张子宫下段及宫颈，易致宫缩乏力；对前羊膜囊压力不均又易导致胎膜早破，破膜后宫腔容积缩小，胎体易被宫壁包裹、折叠，随着胎肩被挤入骨盆上口，胎儿颈部进一步侧屈使胎头折向胎体腹侧，嵌顿在一侧髂窝，胎臀则嵌顿在对侧髂窝或折叠在宫腔上部，胎肩先露侧上肢则脱垂入阴道，形成所谓忽略性横位，直接阻碍产程进展、导致产程停滞，此时如宫缩过强，则可形成病理缩复环，有子宫破裂的危险；妊娠足月无论活胎或死胎均无法经阴道自然娩出，因此绝对增加了母体手术产及术中术后出血、感染等机会，是对母体非常不利的一种胎位。

（二）对胎儿的影响

胎膜早破同时先露不能有效衔接，可致脐带及上肢脱垂，直接增加胎儿窘迫甚至死产机会。妊娠足月活胎均需手术助产，若处理不及时，如形成嵌顿性肩先露时，增加了手术助产的难度，使分娩损伤机会增加。故肩先露也是对胎儿最不利的胎位。

四、治疗

处理的关键是预防直至临产时仍为对母儿均不利的肩先露。

（一）妊娠期

定期产前检查，做好计划生育及妇女保健宣教。于妊娠后期发现肩先露应及时纠正。可用膝胸卧位、激光照射或艾灸至阴穴。上述方法无效可行外倒转术。转成头位并包扎腹部固定胎头，如外倒转不能转成头位，可转成臀位。若外倒转失败应提前入院观察，以决定分娩方式。

（二）分娩期

按胎产次、骨盆大小、胎儿大小、有无畸形、胎儿是否存活、宫颈扩张程度、羊水多少、是否胎膜破裂、有无感染及先兆子宫破裂等决定处理方式。

1. 初产妇足月活胎

无论宫口扩张程度及胎膜是否破裂，都应行剖宫产术结束分娩。

2. 足月活胎

有骨盆狭窄，前置胎盘、有难产史等，应于临产前择期剖宫产结束分娩。

3. 经产妇足月活胎

可行剖宫产术，亦可在宫口开大 5 cm 以上，胎心好，破膜不久，羊水未流尽，无先兆子宫破裂者，可在全麻下行内倒转术，牵引胎足使胎臀压迫子宫颈，待宫口开全以臀先露娩出。

4. 忽略性肩先露

在纠正酸中毒、抗感染等一般处理的同时积极准备剖宫产术。尤其是有先兆子宫破裂或破裂者，不论胎儿死活均应行剖宫产术。如感染严重应切除子宫。

5. 其他

如胎儿已死、宫口开全者，可在麻醉下行断头术和除脏术。凡经阴道分娩者，常规检查软产道有无损伤，如有损伤及时处理，并预防出血和感染。有血尿者留置尿管一周，防止尿瘘发生。

（马小静）

第四节　脐带异常

脐带是连接胎儿与胎盘的带状器官。正常长度为 30 ~ 70 cm，平均 50 cm。脐带异常包括脐带先露与脐带脱垂、脐带过短、脐带过长、脐带打结和脐带帆状附着。

脐带先露与脐带脱垂

脐带先露又称隐性脐带脱垂，指胎膜未破时脐带位于胎先露部前方或一侧。当胎膜破裂，脐带进一步脱出胎先露部的下方，经宫颈进入阴道内，甚至经阴道显露于外阴部，称脐带脱垂。其发生率为 0.4% ~ 10%。

一、病因

胎儿先露部未能与骨盆入口密切衔接时，均有可能发生脐带先露及脐带脱垂。

（一）胎先露异常

臀先露、肩先露、面先露等，使胎儿先露部与骨盆入口之间有空隙，可发生脐带先露及脐带脱垂。

（二）头盆不称、胎儿先露部高浮

均因胎儿先露部不易衔接，使其与骨盆入口之间空隙增大，易发生脐带先露或脐带脱垂。

（三）羊水过多

宫腔内压大，一旦破膜，羊水流出的冲力大，促使脐带脱垂。

（四）胎盘、脐带异常

胎盘低置时，脐带附着部位接近宫口，容易发生脐带先露，一旦破膜，容易发生脐带脱垂。脐带过长常折叠于胎儿先露部旁侧，发生脐带先露。

（五）其他

早产、多胎妊娠、胎膜早破、胎儿先露部高浮行人工破膜时，均可发生脐带脱垂。

二、对母儿的影响

1. 对产妇的影响

对产妇的影响不大，主要是增加手术产率和感染率。

2. 对胎儿的影响

脐带先露和脐带脱垂对胎儿危害较大。脐带先露或脱垂时，脐带直接受压，如先露尚未入骨盆，仅在宫缩、胎先露下降时引起胎心率异常，造成胎儿宫内轻度缺血、缺氧；如先露部已入骨盆，胎膜已破者，脐带受压较重，可引起胎儿宫内血循环阻断，加之脱垂的脐带受外界环境影响致脐血管反射性痉挛性收缩加重血管阻力。脐血流完全阻断时间超过 7 分钟，可造成胎死宫内。存活的新生儿常因缺氧、宫内深呼吸吸入羊水而致先天性肺炎。

三、临床表现

脐带脱垂多发生在第一或第二产程，临产之前有脐带脱垂者少于 5%。

1）临床直接观察到脐带脱出至阴道外口者。

2）阴道、肛诊检查时可触及脐带。

3）胎心监护仪持续观察胎心率有无变化或减速，当产妇体位改变时，胎心率有好转，提示脐带受压，多疑隐性脐带脱垂、脐先露。

4）按压先露向盆腔方向时，如伴有胎心率变慢则示脐带受压。

5）脐带受压致胎儿缺氧，胎动可在短期增强，孕妇自觉活动频繁。

四、诊断

有脐带脱垂危险因素存在时，应警惕脐带脱垂的发生。若胎膜未破，于胎动、宫缩后胎心率突然变慢，改变体位、上推胎先露部及抬高臀部后迅速恢复者，应考虑有脐带先露的可能，临产后应行胎心监护。监护手段包括胎儿监护仪、超声多普勒或听诊器监测胎心率以及行胎儿生物物理监测，并可用 B 超判定脐带位置，用阴道探头显示会更清晰。脐血流图及彩色多普勒等也有助于诊断。已破膜者一旦胎心率出现异常，即应行阴道检查，了解有无脐带脱垂和脐带血管有无搏动。不能用力去触摸，以免延误处理时间及加重脐血管受压。在胎先露部旁或胎先露部下方以及阴道内触及脐带者，或脐带脱出于外阴者，即可确诊。

五、治疗

一旦发现脐带先露或脱垂，胎心尚存在，需紧急处理。立即改变产妇体位，不见好转时立即置产妇头低脚高位，给氧，并行阴道检查。若阴道检查宫口已开全，胎心音尚好者可根据不同胎位做臀牵引术或行产钳术结束分娩。若宫口未开全，但已超过 5 cm，应使产妇在极度头低臀高位下，还纳脐带，如还纳有困难或宫口开大不足 5 cm，且在短时间内不能结束分娩时，应即行剖宫产术。在准备手术的同时，必须用手在阴道内将先露部往上抵住，使脐带不致受压。

若胎儿已死,则待其自然娩出或等宫口开大后做穿颅术。

脐带过长

正常足月妊娠时,脐带长于 70 cm 者称为脐带过长。脐带过长时易发生脐带缠绕、打结、先露、脱垂及脐带受压,使妊娠期及分娩期并发症增高。

经阴道分娩时,在胎头娩出后,遇有脐带绕颈 1 周且较松者,可用手指将脐带顺胎肩推下或从胎头滑下。若脐带绕颈过紧或绕颈 2 周或 2 周以上。可先用两把止血钳将其一段夹住从中剪断脐带,松解脐带后再协助胎肩娩出。

脐带过短

正常足月妊娠时,脐带长短于 30 cm 者为脐带过短。脐带过短分娩前往往无临床症状,进入产程后可出现胎心音异常、胎儿宫内缺氧,可使胎儿窒息死亡。也可引起胎儿先露部高浮不易衔接,还可引起脐带断裂、出血以及胎盘早剥和子宫外翻。由于上述原因增加手术产机会,对母儿均易产生不良后果。

脐带打结

脐带打结有真结和假结两种。真结发生率较低,系因脐带较长胎儿身体穿越脐带套环 1 次以上而成。真结形成后未拉紧者,无症状出现;如拉紧后胎儿血液循环受阻,可致胎儿发育不良或死亡。所幸,多数脐带真结往往较松,并不影响胎儿生命。脐带假结较多见,形成原因有两种:一种是脐静脉较脐动脉长,静脉迂曲形似结;另一种是脐血管较脐带长,血管卷曲形成结,临床上可致脐血流缓慢影响胎儿发育,若出现血管破裂出血者,可致胎儿死亡。

脐带扭转

脐带扭转少见。胎儿活动可使正常的脐带呈螺旋状,即脐带顺着脐纵轴扭转,生理性扭转可为 6~11 周。过分扭转的脐带多在近胎儿脐轮部变细、坏死,引起血管闭塞,胎儿因血运中断而死亡。

其他脐带异常

脐带静脉曲张较常见;脐带血肿较少见。脐带单脐动脉为脐带发育异常,常需详细检查胎儿有无心血管等系统畸形存在。脐带附着于胎膜上,称为脐带帆状附着。脐带血管通过羊膜和绒毛膜之间进入胎盘,属于脐带附着位置异常;当胎膜破裂时,附着的血管随之破裂,可引起大出血和胎儿死亡。

（马小静）

第五节 产后出血

胎儿娩出后 24 小时内失血量超过 500 ml 称产后出血。是分娩期严重并发症，居孕产妇死亡原因的首位。产后出血的预后因失血的多少、失血速度及产妇体质不同而有差异，如短时间内快速、大量失血可迅速发生失血性休克，危及产妇生命。

一、病因和发病机制

引起产后出血的原因主要有子宫收缩乏力、胎盘因素、软产道裂伤和凝血功能障碍。其中以子宫收缩乏力所致者最常见，占产后出血总数的 70% ~ 80%。

（一）子宫收缩乏力

妊娠后子宫在几个月内由原来的容量 10 ml 左右增加 500 ~ 1 000 倍，而在产后数周内就要恢复到非孕状态，这主要依赖于子宫肌肉的收缩和缩复。子宫体部肌肉特别肥厚，呈螺旋状交错成网状排列，当胎盘剥离排出宫腔后，由于子宫肌纤维的收缩和缩复作用，使肌纤维间的血管、血窦受压闭合，血流停滞、血栓形成，使出血迅速减少。如子宫收缩乏力，胎盘附着部子宫肌壁间血管、血窦不能关闭即可引起出血。子宫收缩乏力的常见原因如下。

1. 子宫肌源性

1）子宫肌肉过度伸展：巨大胎儿、羊水过多、多胎妊娠等使子宫肌肉过度伸展，影响产后子宫正常收缩和缩复。

2）子宫壁异常：子宫畸形、子宫发育不良、子宫肌瘤、子宫体手术瘢痕等使子宫肌纤维失去正常收缩能力。

3）子宫肌纤维有退行变：子宫炎症、多次生育的经产妇子宫肌纤维有退行性变。

4）子宫肌肉水肿：严重贫血、妊娠高血压疾病等患者，子宫肌肉水肿，影响子宫收缩。胎盘卒中时子宫壁有渗血影响子宫收缩。

5）前置胎盘：胎盘附着在子宫下段子宫肌被动收缩部分，胎盘剥离后，由于该部位肌纤维薄弱收缩无力，不易缩复，血窦不易闭合而出血。

6）膀胱、直肠过度充盈影响子宫缩复。

7）缩宫素引产、催产易导致产后子宫弛缓。

8）绒毛膜羊膜炎，严重时炎症累及子宫肌亦可使产后子宫缩复受到影响。

2. 神经源性

1）产妇平素体质虚弱，有急、慢性病史。

2）产程过长，精神过度紧张，较长时间未很好进食。睡眠不佳，神倦体乏，致子宫收缩不良。

3）临产后使用过多镇静药或麻醉药。

（二）胎盘滞留

胎儿娩出后半小时，胎盘尚未娩出者，称胎盘滞留。其发生原因如下。

1. 胎盘剥离不全

胎盘仅部分与子宫壁剥离，影响子宫全面收缩与缩复，剥离部分的血窦开放而出血不止。多见于子宫收缩乏力、第三产程处理不当（过早、过度揉挤子宫或牵拉脐带）等。

2. 胎盘剥离后滞留

由于子宫收缩乏力或膀胱充盈，影响已全部剥离的胎盘及时排出，子宫收缩不良而出血。

3. 胎盘嵌顿

由于使用子宫收缩剂不当或粗暴按摩子宫，致使子宫收缩不协调，子宫内口附近形成痉挛性狭窄环，使已经全部剥离的胎盘嵌顿于子宫腔内而发生隐性出血或大量外出血。

4. 胎盘粘连

胎盘全部或部分粘连于子宫壁上，不能自行剥离，称为胎盘粘连。常见于多次人工流产、引产等子宫内膜受机械性损伤和发生子宫内膜炎，而子宫内膜炎可引起胎盘全部粘连。全部粘连的胎盘不出血，部分粘连者由于剥离部分的血窦不能充分闭合，引起出血。

5. 胎盘植入

因子宫蜕膜发育不良，胎盘绒毛直接植入子宫肌层，称为胎盘植入。根据植入面积分为完全性和部分性胎盘植入两类。完全植入者不出血，部分植入者可发生严重出血。多见于反复多次刮宫，特别是搔刮子宫腔过度或发生子宫内膜炎等，使子宫内膜基底层受损或瘢痕形成，使胎盘绒毛种植肌层所致。

（三）软产道损伤

为产后出血的主要原因之一，它不仅可以发生严重的出血，而且会引起各种并发症，最多见的是感染。分娩所致的软产道裂伤包括子宫下段、子宫颈、阴道、会阴裂伤。常见为宫颈、阴道、会阴裂伤。根据裂伤程度分为3度。Ⅰ度：指会阴皮肤及阴道入口黏膜撕裂，未达肌层；Ⅱ度：指裂伤已达会阴体肌层，累及阴道后壁黏膜；Ⅲ度：指裂伤累及肛门外括约肌或直肠前壁者。宫颈裂伤多在两侧，个别可裂至子宫下段，引起严重出血。

常见原因有胎儿与产道软组织间不相适应，如胎儿过大或产道过小；过期产儿颅骨较硬，不易变形；胎头位置异常，如枕后位等，急产时软产道未充分扩张，手术产如臀牵引术及产钳术和负压吸引术助产时易使宫颈和阴道壁裂伤；会阴过厚过长，高龄初产妇组织坚硬而不易扩张，或上次分娩的瘢痕；滞产引起的局部水肿；产妇营养不良或其他疾病而使会阴组织脆弱或水肿，都是诱发撕裂的原因。

（四）凝血功能障碍

在排除了以上导致子宫出血的原因外，还需考虑全身疾病，如血小板减少症、白血病、重症肝炎等导致的凝血功能障碍及产科并发症如重度妊娠高血压疾病、羊水栓塞、胎盘早剥、死胎滞留等影响凝血功能。

二、临床表现及诊断

产后出血的主要临床表现为阴道流血过多，继发失血性休克、贫血及易于发生感染。临床表现随不同病因而异，诊断时应明确病因以利及时处理，并注意有多种病因并存引起产后出血的可能。

三、诊断标准

（一）子宫收缩乏力性出血

1）胎盘娩出后，突然发生大量阴道出血或持续性少量或中等量出血。
2）子宫松弛或轮廓不清。

（二）胎盘滞留

1）胎儿娩出后半小时以上胎盘尚未娩出。
2）阴道出血（多因胎盘部分剥离引起，完全剥离者不出血）。

（三）胎盘胎膜残留

1）胎盘娩出后，阴道持续流血。
2）胎盘母体面或胎膜有缺损。
3）刮宫可得残留之胎盘组织或胎膜。

（四）软产道裂伤

1）胎儿娩出后即见阴道出血，胎盘娩出后宫缩良好而阴道仍出血不止。
2）阴道检查，发现宫颈或阴道壁有裂伤出血。

四、鉴别诊断

产后出血应与急性子宫翻出、产后血循环衰竭、宫颈癌合并妊娠、妊娠合并阴道静脉曲张破裂等相鉴别。

五、治疗

产后出血，严重威胁产妇安全，必须全力以赴地进行抢救。治疗原则是：根据原因制止出血，补偿失血，抢救休克。

（一）防治休克

1）遇有产后出血患者，应严密观察血压、脉搏及一般情况，产后出血量。

2）给予吸氧、输液，必要时输血以补充血容量。在输液、输血过程应严密观察血压、脉搏、心率、尿量，以调整输液量。

3）纠正酸中毒：轻度酸中毒除输入平衡液外，不需补充其他碱性溶液。重度休克应输入5%碳酸氢钠200 ml。

4）在补足血容量、纠酸后，仍不能维持血压时，可选用血管活性药，一般选用多巴胺为宜，常用量20～40 mg加入500 ml液体中静脉滴注，20滴/分。

（二）胎盘娩出前出血的处理

胎盘娩出前发生大出血，首先考虑胎盘滞留或胎盘部分剥离所致，应尽快排出胎盘。如属已剥离而嵌顿于宫腔内者，可先导尿排空膀胱，再压迫宫底和牵拉脐带以助胎盘娩出。若胎盘与子宫壁粘连，应徒手剥离胎盘并清查子宫腔，这是拯救产妇生命的关键措施。用手难以取出的胎盘残留部分可用大号刮匙进行刮宫。对于用手及刮匙均难以剥离者，应考虑为植入性胎盘，需行子宫全切除，不宜手剥胎盘，以免引起严重出血及子宫穿孔。

（三）胎盘娩出后出血的处理

1. 宫缩乏力

加强宫缩是治疗宫缩乏力最迅速有效的止血方法。

1）按摩子宫

（1）腹部按摩法：按摩子宫必须将宫腔内积血压出，一手从耻骨联合上方将子宫向上托起，另一手置于子宫底部，拇指在前，其余四指在后，有节律地进行按摩，有时不易握持，可于耻骨联合上方按压下腹中部，使子宫向上升高，另一手在腹部按摩子宫，按摩过程中要及时按压宫底使积血排出。

（2）阴道按摩法：腹部按摩无效时及时改用此法。术者一手握拳置于阴道前穹隆，顶住子宫前壁，另一手自腹部按压子宫后壁使子宫前屈，两手相对紧紧压迫子宫并做按摩，此法能刺激子宫收缩，并能压迫子宫血窦，持续15分钟多能奏效。手术前须先挤出子宫腔内凝血块，注意无菌操作及阴道内的手压力不可过大。

2）宫缩剂的应用：按摩同时加用子宫收缩剂，临床常用药物如下。

（1）缩宫素：缩宫素选择性兴奋子宫平滑肌，加强收缩力和收缩频率，对宫颈作用弱。10～20 U，静推，或加入5%葡萄糖500 ml中静脉滴注。

（2）麦角新碱：麦角新碱，0.2 mg肌内注射或子宫肌壁内注入及静脉推注均可。

（3）前列腺素：前列腺素对妊娠各期子宫均有收缩作用，产后子宫收缩乏力性出血应用前列腺素E_2（PGE_2）和前列腺素F_{2a}（PGF_{2a}）效果好，但不良反应大，用药后可出现恶心、呕吐、腹泻、头痛、心悸等症状，注射部位出现红斑或静脉刺激反应。用法：一般用PGF_{2a}0.5～1 ml（500～1 000 μg）肌内注射或加入5%葡萄糖液500 ml中

（生理盐水亦可）静脉滴注。PGE_2 阴道栓剂 20 mg 置于后穹隆能有效地促进宫缩，而不良反应较轻。但药源靠进口，近年来国产 PGF_{2a} 衍生物卡前列甲酯栓问世，肛门给药 1 枚（1 mg），就可收到防治产后出血的效果。

3）宫纱填塞止血：经过上述处理产后出血多可控制，如仍继续出血，可用宫纱填塞止血。特制的长纱布条，可有不同型号，消毒后备用。填宫纱时助手固定宫底，术者在严格无菌操作下用长弯钳或卵圆钳将宫纱顺序填入子宫腔，必须从子宫底部开始，坚实填紧，不能留有空隙。剩余的纱布应填满阴道。止血的原因是由于刺激子宫体感受器，通过大脑皮质刺激子宫收缩，以及纱布直接压迫止血。宫纱填塞后，注意患者血压、脉搏，注意有无继续阴道出血，宫底是否升高，有无宫腔积血而未外流，填塞是否起作用，填塞同时进行抗休克治疗，并继续应用宫缩剂及广谱抗生素预防感染。一般在 1 小时内止血，24 小时后取出。取时慢慢抽出，抽出一段停几分钟，待子宫逐渐缩小收缩，然后再抽出部分，再等待，直至全部取出。取出宫纱时，有可能再次出血，故需在输液及缩宫素点滴下进行，有条件者配血备用。剖宫产时遇有子宫收缩乏力性出血，有作者认为也可填塞宫纱，但要确实有效时再缝合子宫切口，应尽力避免术后出血仍不能控制，再次开腹手术，给患者带来更大痛苦，甚至危及生命。

4）盆腔血管结扎止血法：包括髂内动脉结扎术、子宫动脉结扎术和卵巢动脉结扎术。髂内动脉结扎术因手术操作比较复杂，术中容易误伤输尿管、膀胱及神经，且腹膜后操作容易引起静脉丛的出血，故大多数临床医生倾向于选择子宫动脉合并卵巢动脉结扎术或子宫切除术治疗难治性产后出血，其次才选择髂内动脉结扎术治疗。对于阔韧带巨大血肿、子宫破裂、子宫动脉结扎失败者亦可尝试采用髂内动脉结扎术。AbdRabbo 提出五步盆腔血管结扎止血法，逐步将血管结扎直至子宫出血停止。方法为：单侧子宫动脉结扎；双侧子宫动脉结扎；子宫动脉下行支结扎；单侧卵巢动脉结扎；双侧卵巢动脉结扎。结果发现对于药物治疗无效的产后出血者，只行单侧或双侧子宫动脉结扎术成功率为 83%，而进行五步法盆腔血管结扎者，成功率可达 100%，且无明显并发症。O'Leary 在进行子宫动脉结扎术时有以下体会：来自剖宫产子宫切口的出血，在结扎子宫动脉上行支时，提起子宫，用 1 号可吸收线从一侧子宫切口上缘于子宫动脉内侧 2~3 cm 处进针，向后穿过子宫肌全层，然后从子宫动脉外侧阔韧带的无血管区向前穿出结扎。缝扎时要尽可能远离宫颈，以防误伤输尿管。据报道治疗剖宫产后出血，成功率可达 95%。

5）髂内动脉栓塞术：难以控制的产后出血可经股动脉穿刺，将介入导管直接导入髂内动脉或子宫动脉，有选择性地栓塞子宫的供血动脉。常选用吸收性明胶海绵颗粒作栓塞剂，在栓塞 2~3 周吸收性明胶海绵颗粒可被吸收，血管复通。若患者处于休克状态应先积极抗休克，待一般情况改善后才行栓塞术，且应行双侧髂内动脉栓塞以确保疗效。

6）子宫切除：应用于难以控制并危及产妇生命的产后出血。在积极补充血容量的同时施行子宫次全切除术，若合并中央性或部分性前置胎盘应施行子宫全切术。

2. 胎盘滞留

1）胎盘嵌顿：应先进行乙醚麻醉，松解子宫内口的痉挛狭窄环，尔后，以手进入宫腔取出已剥离的胎盘。若因膀胱充盈导致胎盘滞留时，先导尿排空膀胱，再用手挤压子宫底部，迫使胎盘娩出。

2）胎盘粘连或部分残留：徒手剥离胎盘，取出胎盘或残留的胎盘组织。必要时清宫。

3）植入性前置胎盘：行子宫切除术，绝不可用手强行挖取。

3. 软产道损伤

1）宫颈裂伤：怀疑宫颈有裂伤，在严格消毒下充分暴露宫颈，用卵圆钳夹住宫颈前唇稍牵拉，沿顺时针方向移动检查宫颈裂伤及出血的部位，如撕裂浅，无活动性出血不需缝合；出血多裂伤深，须间断缝合：在撕裂两侧下端用卵圆钳夹住，从裂口顶端稍上方开始缝合，最后一针距宫颈外口端 0.5 cm 处，以避免以后宫颈口挛缩狭窄。

2）阴道裂伤：分娩后常规检查阴道有无裂伤，从裂伤顶部开始缝合，不需遗留无效腔，也不能穿透直肠。如发现阴道血肿，行切开血肿清除术，彻底止血，缝合后可置橡皮管引流。

3）会阴裂伤：应仔细检查分度。正确辨认局部解剖关系，及时、正确进行修补缝合。

4. 凝血功能障碍性出血的处理

如患者所患的全身出血性疾病为妊娠禁忌证，在妊娠早期，应在内科医生协助下，尽早行人工流产术终止妊娠。于妊娠中、晚期发现者，应积极治疗，争取去除病因，尽量减少产后出血的发生。对分娩期已有出血的产妇除积极止血外，还应注意对病因治疗，如血小板减少症、再生障碍性贫血等患者应输新鲜血或成分输血等。如发生弥散性血管内凝血应尽力抢救。

（四）预防感染

产后出血直接导致失血性贫血，使产妇抵抗力降低；手取胎盘等宫腔内操作及产道裂伤增加了逆行感染的机会；此外，产褥期宫颈内口及胎盘、胎膜剥离创面开放，而恶露利于阴道细菌的生长，若恶露潴留阴道过久，同样增加逆行感染的机会。故产后在加强宫缩止血、纠正贫血的前提下，应鼓励产妇尽早活动，通过体位引流促恶露排出、净化阴道环境，减少逆行感染机会。一切产科操作应严格遵循无菌原则，必要时可预防性应用抗需氧菌与抗厌氧菌相配伍的广谱抗生素，尤其有宫腔内操作时。

六、预防

（一）产前预防

1）加强孕期保健，进行系统产前检查，积极治疗各种妊娠合并症，尤其应重视妊娠高血压疾病、肝炎、血液病等合并妊娠的防治工作。

2）加强对各级保健人员培训，以提高各级保健人员对危险因素识别及技术和处理能力。

（二）产时预防

1）正确测定产后出血量是防治产后出血的关键。我国测量失血量的方法有：目测估计法、面积换算法、称重法、容积法及比色法等。采用容积法加面积法测定比较实用。面积法的折算方法为 10 cm×10 cm 纱布约 5 ml，15 cm×15 cm 约 10 ml。

2）掌握会阴侧切术的适应证及时机，提高缝合技术，避免产道撕裂及血肿发生。

3）严密观察及处理产程，对多产、多胎妊娠、既往产后出血史、既往剖宫产史、妊娠高血压疾病、胎膜早破、羊膜炎、产程延长、巨大胎儿等高危因素的产妇，产时应建立输液通道，并配血备用。

4）正确处理第三产程，胎儿娩出后肌内注射或静脉注射催产素，及时娩出胎盘。

5）掌握手术适应证及时机，减少产后出血。

（三）产后预防

严密观察产后子宫收缩情况，防止产后尿潴留，认真检查软产道有无撕裂，有撕裂者应及时缝合止血。

七、护理与健康教育

1）做好产前检查，及时采取相应的措施：为防止发生产后出血，首先要做好产前检查，及时发现引起产后出血的存在因素，给以相应处理。对子宫肌纤维发育不良者给以促进子宫发育成熟的药物，以促进子宫成熟。对合并子宫肌瘤者，若子宫肌瘤较大而且为多发，劝其流产或引产，待子宫肌瘤剔除术后再怀孕，若子宫肌瘤较小，而且为单发者，则可继续妊娠，但应密切观察，经常进行 B 超检查，观察子宫肌瘤的大小。对伴有贫血者给予相应的治疗。对妊娠高血压综合征患者，经常检查血压、尿及体重，以控制症状。对合并血液病患者，根据情况，确定不能妊娠者给予引产或流产，能继续妊娠者应定期检查。对胎位不正、巨大胎儿及骨盆狭窄等情况不能经产道娩出者，可行剖宫产术。

2）产前应摄入足够的蛋白质、维生素及钙、铁等矿物质，尤其对贫血的患者应食入含铁丰富的食物如动物肝、木耳等。住院期间应给予含有高蛋白、高维生素易消化的食物，产后产妇应多吃营养丰富的饮食以利于恢复。

3）子宫收缩乏力占产后出血的 70% ~75%，其中因精神高度紧张、恐惧引起的占相当比例。由于产妇尤其是初产妇在分娩时下腹部疼痛而出现紧张、恐惧感。出现烦躁不安、大汗淋漓，而造成体力大量消耗，以致子宫收缩乏力，造成滞产，而产后易发出血。住院后，针对孕妇的心理反应，给予适当的心理护理，讲述分娩时腹痛是一种正常现象，精神紧张、恐惧会给分娩带来不良后果。为了消除这种心理反应，可采用音乐疗法，在分娩的过程中放一些能使产妇放松的音乐，这样可减轻心理反应。

4）产后应测体温、脉搏、呼吸及血压情况，使产妇安静休息，保暖。严密观察子宫收缩情况，查看会阴垫以了解出血情况。发现有大量出血征象者，根据产后失血原因，尽快配合医生进行必要的处理。出血及宫腔内操作都会增加产妇产褥期感染的机会，应保持会阴部清洁，每天用洁尔阴或呋喃西林液冲洗阴道一次，并应用广谱抗菌药物。

（马小静）

第六节　羊水栓塞

羊水栓塞（AFE）是指在分娩过程中羊水进入母体血循环后引起的肺栓塞、休克、DIC、肾衰竭等一系列病理改变，是极严重的分娩并发症。AFE 一直是分娩和产后最初几小时产妇致死原因，是一个致命、无法预测、不可预防且绝大多数无法救治的产科急症。近年研究认为，AFE 主要是过敏反应——由污染羊水中的有形物质进入母体的血循环引起。羊膜腔内压力增高、胎膜破裂和宫颈或宫体损伤处有开放的静脉或血窦是导致羊水栓塞基本条件。

一、病因

羊水栓塞其病因可见于宫缩过强或为强直性收缩（包括催产素应用不当），子宫或宫颈内膜血管开放（如宫颈裂伤、子宫破裂、剖宫产术时、前置胎盘、胎盘早剥以及中期妊娠流产子宫有裂伤者）。死胎不下可使胎膜强度减弱而渗透性显著增加。滞产、过期妊娠、多产妇、巨大胎儿也较易诱发难产，这与产程过长、难产较多、羊水混浊刺激性强有一定关系。

二、病理生理

（一）肺动脉高压、肺水肿及急性心力衰竭

羊水内有形成分如胎脂、角化上皮细胞、毳毛等物质进入母体循环，流经肺动脉，栓塞肺的小血管；同时羊水中含有大量促凝物质，使凝血过程启动，小血管内形成多处血栓阻塞，又反射性引起迷走神经兴奋，使肺血管发生普遍狭窄、阻塞，引起肺动脉高压；羊水内抗原成分引起Ⅰ型变态反应，使小支气管痉挛，支气管内分泌物增多，肺泡换气功能降低，肺毛细血管液体外渗，发生急性肺水肿，急性右心衰竭，此进程十分迅速，在数分钟内出现明显症状，如措施不得力，死亡将接踵而至。

（二）过敏性休克

羊水中的有形成分为致敏原，进入母体循环后，引起Ⅰ型变态反应，导致的过敏性休克一般在羊水栓塞后即刻出现（血压骤降甚至消失），然后出现心肺功能衰竭症状。

（三）DIC

妊娠时母体血液呈高凝状态（多种凝血因子及纤维蛋白原明显增加），羊水中含有大量促凝物质，可激活母体凝血系统，外周血管内广泛形成微血栓，使凝血因子、血小板、纤维蛋白原大量消耗，致使 DIC 发生。在母血纤维蛋白原下降同时，羊水中的纤溶激活酶激活纤溶系统。由于大量凝血物质消耗和纤溶系统的激活，产妇血液系统由高凝状态迅速转变为纤溶亢进，血液不凝固，导致产后出血及失血性休克，或全身出血。

（四）急性肾衰竭

心、肺功能衰竭引起全身重要器官缺血、缺氧，发生休克、出血，长时间低血压，使肾灌注不足，肾血管血栓形成，导致肾衰竭。

三、临床表现

羊水栓塞多发生在分娩过程中，尤其在胎儿即将娩出前或产后短时间内，典型症状发病急剧、凶险，主要表现呼吸困难、发绀、循环衰竭、凝血不全及昏迷。临床表现病程分为 3 个阶段。

（一）第一阶段（休克期）

主要是在产程中或分娩后短时间内，尤其在刚刚破膜后不久，产妇突然发生寒战、呛咳、气急、烦躁不安、呕吐等前驱症状，继之出现咳嗽、呼吸困难、发绀、抽搐、昏迷、心率快、脉速而弱、血压下降迅速至休克状态。发病急骤者，甚至惊叫一声后血压消失，于数分钟内迅速死亡。

（二）第二阶段（凝血障碍期）

主要表现为凝血功能障碍，有出血倾向，可表现为产后大出血、血不凝、伤口及针眼出血，身体其他部位如皮肤、黏膜、胃肠或肾出血，休克。休克深度与出血量不符。在休克、出血的同时，常伴有少尿或无尿现象。

（三）第三阶段（肾衰竭期）

主要表现为肾衰竭，出现尿少、无尿和尿毒症征象。有些患者休克与出血控制后，亦可因肾衰竭而死亡。

以上 3 个阶段基本上按顺序出现，但有时不会全部出现，胎儿娩出前发病主要以肺栓塞、肺动脉高压、心肺功能衰竭和中枢神经系统严重缺氧为主要特征。胎儿娩出后发病者以出血及血液凝固障碍为主要特征，很少有心肺功能障碍的表现。

四、实验室及其他检查

（一）血液沉淀试验

在测定中心静脉压，插管后可抽尽心脏的血液，放置后即沉淀为 3 层：底层为细胞，中层为棕黄色血块，上层为羊水碎屑。取上层物质作涂片、染色、镜检可见鳞状上皮细胞、胎毛、黏液等，诊断即可明确。

（二）痰液涂片

可查到羊水内容物（用尼罗蓝硫酸盐染色）。

（三）血凝障碍试验

1. 试管法凝血时间

取静脉血 5 ml 置于 15 ml 容量的试管内，在室温下，正常时则全血在 6 分钟内凝固，且稳定 24 小时后又溶解，若在 6 分钟内仍不凝固、凝固后 1 小时后即溶解，或凝血块只占全血的 1/2 以下者，都属凝血功能异常。此法简单而迅速，所以凡属可疑有 DIC 者均在其他化验进行同时，先进行此项测定。

2. 凝血酶原时间

当凝血因子 V、Ⅶ、X 缺乏时或血浆纤维蛋白原少于 1 g/L 时，凝血酶原时间延长。

3. 纤维蛋白原定量

孕产妇的纤维蛋白原比非孕期增长 50%，故若症状缓慢，在发病初期并不明显低于正常值，但在 DIC 进行到一定阶段时，即明显降低，症状急骤者在早期即可下降至零。

4. 血小板

血小板减少，或呈进行性减少。如血小板 $< 100 \times 10^9/L$，凝血酶原 > 15 秒，纤维蛋白原定量 < 200 mg/L，则可诊断为 DIC。如上述 3 项中有 2 项异常，则需一项纤溶异常者方可诊断。

5. 纤溶试验

1）Fi 试验：是一种免疫测定法，用 FDP 抗原制备抗体，附在一种合成乳胶颗粒表面，若患者血中有 FDP 存在，则乳胶颗粒凝聚。

2）凝血酶时间：用以测定血浆中有无 FDP，亦可测定纤维蛋白原的浓度，FDP 能抑制凝血酶对纤维蛋白的反应，若 FDP 显著增多时，凝血酶时间明显延长。

3）优球蛋白溶解时间：用以检查纤溶酶原的活性，正常情况下，用醋酸加入血浆后，优球蛋白即析出，其中含纤溶酶原。正常优球蛋白溶解时间为 120 分钟，若溶解时间缩短，则表示继发纤溶活性增强。

4）鱼精蛋白副凝试验（3P）：用以检查血浆中有无纤维蛋白单体及 FDP 的增多，当血液内凝血活动强时，血液中的纤维蛋白单体即明显增多；并与较大的纤维蛋白降解物形成可溶性复合物。此复合体加入凝血酶后，并不发生凝固现象，但若加入鱼精蛋白时，复合体可再分离，纤维蛋白单体又可结合或纤维蛋白析出形成纤维蛋白束，在试管内呈凝丝状物即为阳性。这种不通过凝血酶的作用而形成的纤维蛋白称为副凝反应。但若纤溶活性处在非常活跃状况，FDP 分裂过小，可不出现副凝反应，则 3P 试验呈阴性。故必须结合其他化验检查综合分析考虑其临床意义。

五、诊断和鉴别诊断

根据分娩及钳刮时出现的上述临床表现，可初步诊断，并立即进行抢救。在抢救同时应抽取下腔静脉血，镜检有无羊水成分。同时可做如下检查，以帮助诊断及观察病情的进展情况：①床边胸部 X 线平片见双肺有弥散性点片状浸润影，沿肺门周围分布，伴有右心扩大；②床边心电图提示右心房、右心室扩大；③与 DIC 有关的实验室检查。

本病需与子痫、血栓性肺栓塞、空气栓塞、脂肪栓塞、心脏合并心力衰竭等鉴别。

六、治疗

羊水栓塞由于病情危重，需在产科、内科、外科及麻醉科医生共同协作下进行抢救。

（一）正压供氧，迅速改善肺内氧的交换

发病后，因肺栓塞所致肺血管及支气管痉挛出现呼吸困难和发绀，应行气管内插管正压供氧。如插管困难，需气管切开给纯氧，可改善肺泡毛细血管缺氧及减少肺泡渗出液及肺水肿，从而改善肺呼吸功能，减轻心脏负担及脑缺氧，有利于昏迷的复醒。正压供氧被认为是抢救羊水栓塞的一个重要措施。

（二）解除肺血管及支气管痉挛

应用下述药物以解除肺高压。

1. 盐酸罂粟碱

可阻断迷走神经反射引起肺血管及支气管平滑肌痉挛，促进气体交换，解除迷走神经对心脏的抑制，对冠状动脉、肺、脑血管均有扩张作用。剂量为每次 50～100 mg 稀释于高渗葡萄糖液中静脉慢注，可隔 1～2 小时复用，每天总量为 300 mg，是解除肺高压的首选药物。

2. 氨茶碱

可解除肺血管痉挛，舒张支气管平滑肌，降低静脉压与右心负担，可兴奋心肌，增加心脏每搏输出量，适用于急性肺水肿。剂量为每次 250～500 mg，稀释于高渗葡萄糖溶液中静脉注射。

3. 阿托品

可阻断迷走神经对心脏的抑制，使心率加快，改善微循环，增加回心血量，减轻肺血管及支气管痉挛，增加氧的交换。每次 0.5～1 mg，静脉注射。

此外，毛冬青、硝酸甘油酯亦可应用。

（三）抗休克

1. 扩容

首先选择低分子右旋糖酐 500 ml，每日量不超过 1 000 ml；对失血多者，选用新鲜血。其补充所需量及速度依据测定的中心静脉压决定。

2. 升压药物

在扩容的同时，配合升压药物升高血压。常用多巴胺 10～20 mg 加于 10% 葡萄糖液 250 ml 中静脉滴注。

（四）纠正酸中毒

5% 碳酸氢钠 250 ml 静脉滴注，2～4 小时抽动脉血进行血气分析。根据血气分析结果决定是否继续用药。

（五）抗过敏

在改善缺氧的同时，应迅速抗过敏。肾上腺皮质激素可改善、稳定溶酶体，保护细胞以对抗过敏反应。首选氢化可的松：500～1 000 mg，先以 200 mg 行静脉缓注，随后 300～800 mg 加入 5% 葡萄糖液 500 ml 中静脉滴注。也可用地塞米松 20 mg 加于 25% 葡萄糖液中静脉推注后，再将 20 mg 加于 5%～10% 葡萄糖液中静脉滴注。

（六）DIC 的处理

采取适当措施，纠正凝血功能障碍，输新鲜血，早期可用肝素，酌情用抗纤溶药。

1. 肝素的临床使用

肝素有强大的抗凝作用，能阻断血小板和纤维蛋白原继续消耗，而羊水物质有高度的促凝活性，一旦进入血循环，迅速触发外源性凝血系统，造成 DIC，继发纤溶亢进。原则上，这是使用肝素的最强适应证，在肝素化的基础上补充凝血物质或使用抗纤溶药物，凝血功能很快得到改善。要用在 DIC 的高凝期及低凝期或有促凝物质继续进入母血时，症状发生 1 小时内应用肝素效果最佳。试管法凝血时间测定常作为肝素用量的监测指标。按每千克体重 1 mg 计算，首次剂量 25～50 mg 加入 10% 葡萄糖液 100～250 ml 中，静脉滴注，在 30～60 分钟滴完，继以 50 mg 溶于 5% 葡萄糖 500 ml 中静脉滴注。用药量及滴注速度根据病情及化验结果而定。以控制试管法凝血时间在 20～30 分钟为宜。若肝素过量可予以和肝素等量 1% 鱼精蛋白中和（即 1 mg 鱼精蛋白可中和 1 mg 肝素）。如临床情况好转，出血停止，血压稳定，发绀消失，即停用肝素。停用肝素后 6～8 小时复查凝血时间，以后每日检查 1 次，连续 3～5 天。

2. 补充凝血因子及血小板

当抗凝治疗肝素化时，应及时输新鲜血或血浆来补充凝血因子，估计 250 ml 新鲜冻血浆可升高纤维蛋白原 1.5 g/L，血小板减少者可输血小板悬液，纤维蛋白原每次 2～4 g，可使血中纤维蛋白原浓度升高 1 g/L。

3. 抗纤溶治疗

原则是 DIC 早期禁用，中期最好与肝素同用，晚期以纤溶亢进为主而出血者可用抗纤溶治疗。

抗纤溶药物应避免用量过大并进行严密观察，常用为 6 - 氨基己酸（EACA），6 ~ 8 g 静脉滴注，亦可用氨甲苯酸、氨甲环酸等。6 - 氨基己酸可通过胎盘，故胎儿未娩出前禁用，有肾功能衰竭时不用，因 6 - 氨基己酸全部由肾排出。

近来有学者应用抑肽酶（即特斯乐或抑肽酶）治疗继发性纤溶症，它可以有效地抑制纤溶酶和纤维蛋白溶酶原激活因子，从而阻止纤溶酶原的活性，一般 8 万 ~ 12 万 U/d，对临床症状严重者，可立即静脉注射 8 ~ 12 U，每 2 小时重复给药 1 万 U，直至出血停止。（1 ml = 1 万 U，每支 50 ml）。

4. 改善微循环障碍

1）右旋糖酐：低分子右旋糖酐有降低红细胞和血小板黏附性，降低血液黏稠性，疏通微循环，有利于受损血管内皮的修复，用量一般为 500 ~ 1 000 ml/d。临床也可将肝素、双嘧达莫加入低分子右旋糖酐静脉滴注。

2）扩血管药物：促进毛细血管血流量，解除动脉痉挛，改善微循环，可用酚妥拉明 20 mg 加入葡萄糖液 20 ml 中静脉滴注。

（七）防止肾衰竭

羊水栓塞的患者抢救度过肺动脉高压、DIC、心力衰竭凝血功能障碍几个阶段后，常会因休克、出血及肾小球血管的微血栓形成，有效循环血量不足引起肾组织缺氧受损而发生肾衰竭，表现为少尿或无尿。如休克期后血压已回升，循环血容量已补足时仍出现尿少（<400 ml/d）时，应采取以下措施。

1）应用利尿剂：呋塞米 40 ~ 100 mg 静脉推注；甘露醇 250 ml 静脉点滴，半小时为滴完；依他尼酸钠 50 ~ 100 mg 静脉滴注。

2）用药后尿量仍不增加，表示肾功能不全或衰竭，按肾衰竭原则处理及早给予血液透析治疗。

血液透析指征（具备以下条件之一即可考虑）：少尿 2 ~ 3 天；出现尿毒症症状如呕吐、精神萎靡、烦躁不安；有钠潴留的现象；BUN ≥30 mmoL/L 或每天增加 7 mmol/L；血肌酐 >7 mmol/L；血钾 >6 mmol/L；严重代谢性酸中毒。

3）部分患者往往死于尿毒症，故在一开始抢救过程中应随时注意尿量，使每小时尿量不少于 30 ml 为宜。

（八）给予抗生素

以选用大剂量广谱抗生素为宜，因常有潜在感染，尤其是肺部和宫腔感染。需重视的是应选择对肾功能影响最小的抗生素。

（九）产科处理

1）产科处理原则上应在母体呼吸循环功能得到明显改善，并已纠正凝血功能障碍之后进行。若在第一产程发病，应行剖宫产术结束妊娠；若在第二产程发病，应尽快经阴道协助娩出胎儿。

2）除有产科指征或紧急终止妊娠外，经阴道分娩比剖宫产或子宫切除为好。

3）子宫切除适用于无法控制阴道流血者，即使处于休克状态也应切除子宫。手术应行子宫全切除术，术后放置引流管。

4）产后尽早应用子宫收缩剂以减少出血量。

七、护理与健康教育

1）避免宫缩过强和产妇屏气时破膜，如子宫收缩过强可用镇静剂。

2）合理使用缩宫素，注意其适应证、禁忌证、给药浓度、速度，防止引起过强宫缩。

3）钳刮术中注意操作规程，先破膜缓慢放出羊水后再钳刮；先取胎儿再取胎盘；钳刮术中尽量不用缩宫素，术中尽可能减少子宫壁损伤。

4）剖宫产术中，切开子宫后，最好先将胎膜切小口，吸出羊水后再扩大切口。

（马小静）

第七章　产褥期医疗保健

第一节 产褥期母体变化

一、生殖系统的变化

（一）子宫体

子宫是产褥期变化最大的器官。妊娠子宫自胎盘娩出后逐渐恢复至未孕状态的过程称子宫复旧。子宫复旧包括子宫体和子宫颈的复旧。

子宫体的复旧主要是子宫体肌纤维缩复和子宫内膜再生。子宫体的缩复过程不是肌细胞数目的减少，而是肌细胞体积的缩小，是肌细胞胞浆蛋白被分解排出、胞质减少所致。随着肌纤维的不断缩复，子宫体逐渐缩小，产后 1 周缩小至约妊娠 12 周大小；产后 10 日，在腹部扪不到子宫底；产后 6 周恢复至非妊娠期大小。子宫重量也逐渐减少，分娩后，子宫重约为 1 000 g，产后 1 周时约为 500 g，产后 2 周时约为 300 g，产后 6 周时则约 50 g。同时，胎盘排出后子宫胎盘附着面立即缩小一半，开放的螺旋小动脉和静脉窦压缩变窄并形成栓塞，出血逐渐减少至停止，创面表层因缺血坏死而脱落，随恶露自阴道排出。子宫内膜基底层逐渐再生新的功能层，这一过程约需 3 周。但胎盘附着处全部修复的时间约需 6 周。

（二）子宫颈的变化

分娩后子宫颈松弛，壁薄皱起如袖口。产后 1 周管壁变厚恢复颈管，4 周恢复正常水平。由于分娩时的轻度损伤，初产妇子宫颈外口由原来的圆形变为横"一"字形，形成子宫颈前后唇，即临床描述的已产型。

二、阴道及外阴

分娩后阴道腔扩大，阴道壁松弛及肌张力低，于产褥期阴道腔逐渐缩小，阴道壁肌张力逐渐恢复。约在产后 3 周重新出现黏膜皱襞，但阴道不能完全恢复至未孕状态。

分娩后外阴轻度水肿，于产后 2～3 日自然消失。会阴部轻度裂伤或会阴切开缝合口，均能在 3～5 日愈合。由于处女膜在分娩时裂伤，形成残缺不全的痕迹，称为处女膜痕。

三、盆底组织

盆底肌肉及筋膜因分娩过度扩张使弹性减弱，且常伴有肌纤维的部分断裂。产后盆底肌不能完全恢复至未孕状态。产褥期坚持做产后健身操，有利于盆底肌肉的恢复。

四、乳房的变化

产褥期乳房的主要变化是泌乳。随着胎盘的剥离排出，胎盘泌乳素、雌激素水平急剧下降，体内呈低雌激素、高泌乳素水平，乳汁开始分泌。尽管垂体催乳素是泌乳的基础，但以后乳汁分泌则依赖于哺乳时的吸吮刺激。当新生儿在产后半小时内吸吮乳头时，由乳头传来的感觉信号经传入神经纤维抵达下丘脑，可能通过抑制下丘脑多巴胺及其他催乳激素抑制因子，使垂体泌乳激素呈脉冲式释放，促进乳汁分泌。同时，吸吮动作反射性地引起脑神经垂体释放催产素，使乳腺腺泡周围的肌上皮细胞收缩，喷出乳汁。因此，吸吮是保持乳腺不断泌乳的关键。此外，乳汁分泌还与产妇的营养、睡眠、情绪和健康状况密切相关。

五、血液循环系统的变化

妊娠期血容量增加，于产后 2~3 周恢复至未孕状态。但在产后最初 3 日，由于子宫收缩，胎盘循环停止，静脉回流增加，过多的组织间液进入血管内，可使血容量增加 15%~25%，特别是产后 24 小时，心脏负担仍很重，心脏病产妇此时易发生心力衰竭，产后 7~10 天心率减慢，脉搏 60~70 次/分。

产褥初期白细胞可增到（15~20）×10^9/L，中性粒细胞增多，淋巴细胞稍减少，2 周恢复正常。血小板数增多，于产后 2 日转为正常，红细胞沉降率于产后 3~4 周降至正常。

六、泌尿系统的变化

妊娠期潴留在体内的大量水分于产后初期迅速排出，故产后 2~5 日尿量增加，每日约 3 000 ml。妊娠由于孕激素的作用及子宫的压迫使肾盂及输尿管发生生理性扩张，于产后 4~6 周恢复。妊娠期及分娩时，膀胱受压，膀胱黏膜充血水肿及肌张力下降，产后膀胱迅速充盈，易发生尿潴留。会阴裂伤、会阴肿痛易引起尿道括约肌痉挛，易发生排尿不畅或尿潴留。产后 2 小时，鼓励产妇自行排尿。

七、消化系统的变化

产后尿量多，皮肤汗腺功能旺盛出汗多，造成大量液体排出，故常感口渴。由于活动减少，腹肌及盆底肌肉松弛，肠蠕动减弱，食欲差，或因会阴裂伤及痔疮，多进少渣饮食，易发生便秘。

八、内分泌系统的变化

妊娠期，腺垂体、甲状腺及肾上腺增大，功能增强，在产褥期逐渐恢复正常。雌激素和孕激素水平在产后急剧下降，至产后 1 周已降至未孕水平。胎盘生乳素于产后 3~6 小时已不能测出，垂体催乳素则因哺乳而在数日内降至 60 μg/L，不哺乳者降至 20 μg/L。产褥期恢复排卵的时间与月经复潮的时间因人而异，哺乳期月经复潮前仍有可能怀孕。

九、腹壁的变化

产褥期下腹正中线色素逐渐消退，紫红色妊娠纹逐渐变成永久性的白色妊娠纹。因妊娠期间腹壁肌纤维增生和弹性纤维断裂，产后腹肌松弛。腹直肌呈不同程度分离，需6~8周逐渐恢复正常的紧张度。

（范爱君）

第二节 产褥期心理及其异常

在妇女的一生之中，变化最大莫过于妊娠与分娩，其变化速度之迅速、程度之明显均超过青春期和更年期。这种发生于产褥期的生理与躯体变化，必然对产褥妇的心理产生影响，甚至引起心理异常。

一、产褥期正常心理

妊娠期间孕妇不仅承受躯体变化的负担，而且在心理上有紧张、疑惧，对分娩的渴望和恐惧，及对未来婴儿的期望和担心等种种心理压力；产后，这种心理压力通常在短期内获得解脱，随之而来的是高兴、满足感、幸福感。此外，产褥妇在享受初为或再为人母喜悦的同时，也感到责任和压力，出于母爱的本能，她有责任作为母亲去照料和抚育婴儿，为婴儿的安全和生长而担忧，急婴儿所急，乐婴儿所乐。与愉悦、兴奋等情绪相一致的意志行为主动与婴儿结合，像拥抱、亲吻、爱抚等，母婴间的这种躯体接触又增加了作为母亲的愉悦的情绪体验。

二、产褥期心理异常及精神障碍

并不是所有的产褥妇均有愉悦和轻松的感觉。经过分娩期的母亲，特别是初产妇将要经历不同的感受：高涨的热情、希望、高兴、满足感、幸福感、乐观、压抑及焦虑。理想中的母亲角色与现实中的母亲角色往往会发生冲突，有的产妇会因胎儿娩出的生理性排空而感到心理上的空虚；可能因为婴儿的外貌及性别不能与理想中的孩子相吻合而感到失望；也因现实母亲的太多责任而感到恐惧；还可因为丈夫注意力转移至新生儿而感到失落。因此，有部分产褥期妇女在分娩后所表现的心理变化恰恰相反，出现不同程度的抑郁及其他症状，称为产褥期精神综合征。根据其程度的轻重，可分为产褥期忧虑，产褥期抑郁症和产褥期精神病。三者均可独立出现，相互之间并无必然的相关性；但也可逐渐发展而加重。

（一）产褥期忧虑

产褥期忧虑为一种轻度的和暂时的精神障碍，通常在产后1周内出现症状，包括失眠、含泪、疲劳、压抑、焦虑、头痛、注意力不集中、慌乱、易激动和食欲减退等，由于发生率较高和程度很轻，常不被注意。多数产褥期忧虑也无须特殊处理，少数产褥期忧虑需要处理，可通过心理咨询，解除疑虑，加强其自信心而得以纠正。

（二）产褥期抑郁症

程度较产褥期忧虑明显严重，通常表现为易激惹、恐怖、焦虑、沮丧和对自身及婴儿健康过度的担忧，常失去生活自理和照料婴儿的能力。本症一般需要治疗，包括心理治疗和药物治疗，如解除致病的心理因素，给予关心、照顾，养成良好的睡眠习惯等。药物可选择阿米替林、丙咪嗪、地昔帕明或 5 - 羟色胺重吸收抑制剂、单胺氧化酶抑制剂等。

（三）产褥期精神病

产褥期精神病发生率不高，却是最严重的产褥期精神障碍。

产褥期精神病常在产后 2 天至 3 周发病，其主要有以下症状。

1. 抑郁

症状与产褥期抑郁症相似，但焦虑和自责感更为明显，有时会发生伤害婴儿和自残自杀行为。

2. 躁狂

表现为产后情绪高昂，情感高涨，患者终日处于精力充沛、笑逐颜开、轻松乐观和过度兴奋的状态中，言语动作增多，缺乏抑制。

3. 精神分裂症症状

除抑郁、躁狂症状外，一些患者还可出现思维障碍，情感不稳定或淡漠，恐怖性幻觉（如幻听、幻视和幻嗅）及各种妄想（如罪恶妄想和被害妄想等）。例如，本人对婴儿并不关心，但又诉说婴儿有被害的危险，或婴儿已经被害，自己是凶手等。

产褥期精神病可以上述症状中的一种为主，也可以几种症状并存，也可以在疾病过程中相互转变。

产褥期妇女若出现上述症状，应立即请精神科医生会诊，主要根据临床特点做出诊断。诊断一俟成立，应住院治疗。以抑郁症状为主者，可选择选择性 5 - 羟色胺重吸收抑制剂和三环抗抑郁制剂。如以躁狂症状为主者，可选用大剂量镇静剂。有幻觉妄想者，可选用氯丙嗪等。

产褥期精神病预后一般较好。95% 的患者在治疗后症状可以缓解或消失。

（范爱君）

第三节　产褥期临床表现

一、生命体征

体温大多在正常范围。如产程中过度疲劳，其体温在产后 24 小时内可稍升高，但不超过 38℃。如乳房极度充盈可有低热，一般在 12 小时内自行恢复。脉搏略缓慢，为 60 ~ 70 次/分钟，于产后一周恢复正常，可能与循环血量减少及卧床休息有关。由于产后腹压降低，膈肌下降，产妇以腹式呼吸为主，产妇的呼吸深慢，为 14 ~ 16 次/分钟。血压在产褥期无明显变化，如为妊娠高血压疾病的产妇，其血压在产后变化较大。

二、子宫复旧

胎盘娩出后，子宫圆而硬，宫底在脐下一指。产后一日，子宫底平脐，以后每日下降 1 ~ 2 cm，至产后 10 日子宫降入骨盆腔内，此时腹部检查在耻骨联合上方扪不到宫底。

三、产后宫缩痛

在产褥早期因宫缩引起下腹部阵发性剧烈疼痛称产后宫缩痛。子宫在疼痛时呈强直性收缩，于产后 1 ~ 2 日出现，持续 2 ~ 3 日自然消失。多见于经产妇。哺乳时反射性缩宫素分泌增多使疼痛加重。

四、褥汗

产褥早期，皮肤排泄功能旺盛，排出大量汗液，以夜间睡眠和初醒时更明显，不属病态，于产后 1 周内自行好转。

五、恶露

产后随子宫蜕膜的脱落，含有血液、坏死蜕膜等组织经阴道排出，称为恶露。恶露分为：

（一）血性恶露

色鲜红，含大量血液得名。量多，有时有小血块，有少量胎膜及坏死蜕膜组织。

（二）浆液恶露

色淡红似浆液得名。含少量血液，但有较多的坏死蜕膜组织、宫颈黏液、阴道排液，且有细菌。

（三）白色恶露

黏稠，色泽较白得名。含大量白细胞、坏死蜕膜组织、表皮细胞及细菌等。

正常恶露有血腥味，但无臭味，持续 4~6 周，总量为 250~500 ml，个体差异较大。血性恶露持续约 3 日，逐渐转为浆液恶露，2 周后变为白色恶露，持续 2~3 周干净。上述变化是子宫出血量逐渐减少的结果。若子宫复旧不良或宫腔内有残留胎盘、多量胎膜，或合并感染时，恶露量增多、持续时间延长并有臭味。

（范爱君）

第四节　产褥期处理及保健

产褥期母体各系统的变化很大，容易出现各种病理情况，为保障母婴健康，实施产褥期保健指导，及时处理异常，具有重要意义。

一、产褥期处理

（一）产后 2 小时内的处理

此期内容易发生并发症，应不断观察阴道流血量，注意子宫收缩。若宫缩乏力应按摩子宫并肌内注射宫缩剂如缩宫素。阴道流血量多时应测血压、脉搏。

（二）饮食

产后 1 小时进流食或半流食，食物应营养丰富易消化，含有足够热量和水分。若哺乳应多饮汤汁，适当补充维生素和铁剂。

（三）小便和大便

产后尿量明显增多，应鼓励产妇尽早自解小便，每 2~3 小时一次。若排尿困难，应解除怕排尿引起疼痛的顾虑，鼓励产妇坐起排尿，用热水熏洗外阴，用温开水冲洗尿道外口周围诱导排尿。下腹正中放置热水袋，刺激膀胱肌收缩。开塞露塞肛，刺激大便同时排尿。或者肌内注射新斯的明 1 mg，兴奋膀胱逼尿肌促其排尿。若上述方法无效，应予严密消毒下导尿，并给予抗生素预防感染。

产后因卧床休息，食物中缺乏纤维素以及肠蠕动减少，常发生便秘，应鼓励产妇多吃蔬菜及早日下床活动，以防便秘。若发生便秘，可用开塞露塞肛。

（四）观察子宫复旧及恶露变化

产后每日定时测量宫底高度，了解子宫复旧情况，检查前嘱产妇排尿。观察恶露的量、颜色、气味及恶露持续的时间，如子宫底较正常产褥妇高且软，同时血性恶露持续时间长者，应考虑有胎盘或胎膜残留，可给予宫缩剂如催产素、麦角、益母草膏等。若合并感染应及早用抗生素。

（五）会阴处理

产后保持外阴清洁，用 1∶5 000 高锰酸钾或 0.2% 苯扎溴铵（新洁尔灭）冲洗外阴，每日 2 次。有会阴裂伤缝合者，应每日检查伤口周围有无红肿、硬结及分泌物。于产后 3~5 日拆线。

（六）母乳喂养、乳房护理

1. 母乳喂养的优点

母乳喂养是世界卫生组织、联合国儿童基金会全力倡导的科学育儿方法。母乳喂养、计划免疫、生长发育监测、口服补液被称为儿童生命的四大革命。其优点是：

1）母乳是婴儿的最佳食品，营养丰富，它所含的蛋白质、脂肪、糖及各种微量元素比例合理，容易消化吸收，其所含营养成分能完全满足 6 个月内婴儿生长发育的需要，是其他任何食品不能比拟的。

2）母乳中含有多种免疫球蛋白、免疫细胞和其他物质，可以增强婴儿的抗病能力，帮助对抗细菌的入侵，降低发病率，又可以促进肠道功能，有助宝宝更容易消化和吸收各种营养素。

3）哺母乳有利于母婴感情交流，可使婴儿在母亲怀中得到抚爱，加深母婴感情，对孩子的心理、语言和智能的发育有很密切的关系。

4）母乳含有丰富的抗体和一些免疫球蛋白，这些物质有助减低宝宝患病机会。

5）给婴儿哺乳有利于母亲产后健康，因哺乳可促进子宫收缩，减少产后出血，促进子宫复旧，有利于母亲产后的康复。

6）哺母乳经济方便、安全、卫生、温度适宜、适合孩子需要。母亲的乳汁主要成分是水、蛋白质、脂肪、乳糖、矿物质和各种维生素。

7）母乳含有丰富 β-胡萝卜素，β-胡萝卜素可以转化成维生素 A，帮助视力发育，又可以和维生素 C、维生素 E 一样具有抗氧化作用，能增强身体抵抗力，有助宝宝健康成长。

2. 乳房护理

哺乳前柔和地按摩乳房，刺激排乳反射，用清洁的毛巾清洁乳头和乳晕，切忌用肥皂或乙醇之类清洁，以免引起局部皮肤干燥、皲裂。哺乳中注意婴儿是否将大部分乳晕吸吮住，如婴儿吸吮姿势不正确或母亲感到乳头疼痛应重新吸吮。哺乳结束时，用食指轻轻向下按压婴儿下颏，避免在口腔负压情况下拉出乳头而引起局部疼痛或皮肤损伤。每次哺乳应两侧乳房交替进行，并挤尽剩余乳汁，以促使乳汁分泌、预防乳腺管阻塞及两侧乳房大小不等情况。如遇平坦乳头，在婴儿饥饿时，先吸吮平坦的一侧，因为此时婴儿的吸吮力强，易吸住乳头和大部分乳晕。如吸吮不成功，则指导把母乳挤出后喂哺。哺乳开始后，遇下列情况应分别处理：

1）乳胀：因乳腺管不通使乳房过胀而形成硬结时，可先热敷，然后用吸奶器吸出乳汁，以免乳汁淤积而发生乳腺炎。

2）退乳：产妇患某些疾病或其他原因不宜哺乳者，产后即口服己烯雌酚 5 mg，1 日 3 次，连服 3 ~ 5 日。或用炒麦芽 100 g 水煎服，每日 1 剂，连服 3 日。或用芒硝 120 ~ 150 g，捣碎分装于两个布袋中，敷于两侧乳房上。

3）乳头皲裂：产妇取正确、舒适且松弛的喂哺姿势，哺前湿热敷乳房和乳头 3 ~ 5 分钟，同时按摩乳房，挤出少量乳汁使乳晕变软易被婴儿含吮。先在损伤轻的乳房哺乳，以减轻对另一侧乳房的吸吮力。让乳头和大部分乳晕含吮在婴儿口内。增加哺喂的次数，缩短每次哺喂的时间。哺喂后，挤出少许乳汁涂在乳头和乳晕上，短暂暴露并使乳头干燥，因乳汁具有抑菌作用且含丰富蛋白质，能起修复表皮的作用。疼痛严重时可用乳头罩间接哺乳。

二、产褥期保健

（一）心理保健

产褥期是全身器官的恢复时期，也是心理状态脆弱时期，精神情绪因素对机体康复起着重要作用。故要保持情绪稳定，精神愉快，心情舒畅，杜绝不良因素对心身影响。关心产妇在产褥期中生理、心理变化，指导哺乳方法，普及优生、优育、优教知识。

（二）一般保健

1. 休养环境

应为产妇安排一个安静、舒适的休养环境，注意室内清洁，空气流通，使室内空气新鲜。特别应防止夏季因高温、高湿、通风不良及体质虚弱而出现的产褥期中暑。冬季室内要保持一定温度，但要预防一氧化碳中毒。

2. 休息与活动

产妇分娩时较疲劳，产后要保证充分休息与睡眠。产后 24 小时内应卧床休息，不宜站立过久，以防子宫脱垂。下床活动有利于恶露的排出、子宫复旧及早日恢复胃肠道功能，减少产后血栓性静脉炎的发生，也有助于产妇建立起产后康复的信心。产后做体操有利于加强背部、腹部和盆底肌肉的锻炼，有利于产妇体型的恢复，应在产后 3 周开始，每日 4 ~ 5 次。

3. 饮食

根据产妇的饮食习惯，应多进高热量、高营养、高维生素易于消化的半流质饮食，并要有适量的新鲜蔬菜，少量多餐，增添汤类，补偿妊娠及分娩期的消耗，保证乳汁的正常分泌。

4. 保持大、小便通畅

鼓励产妇多吃含纤维素的蔬菜、水果及早日下床活动，如有便秘及早处理。产后 4 小时，嘱产妇起床排尿，如有尿潴留，可用温热水冲洗外阴或针刺治疗排尿，必要时在严密消毒下导尿。

（三）计划生育指导

告知各种避孕措施，指导产妇选择适当的避孕方法。一般产后 42 日落实避孕措施，产后 4 周内禁止性生活。

（四）产后检查

包括产后访视和产后健康检查两部分。产后访视至少 3 次，第一次在产褥期妇女出院后 3 日内，第二次在产后 14 日，第三次在产后 28 日，了解产褥期妇女及新生儿健康状况，内容包括了解产褥期妇女饮食、大小便、恶露及哺乳等情况，检查两侧乳房、会阴伤口、剖宫产腹部伤口等，若发现异常应给予及时指导。产褥期妇女应于产后 42 日去医院做产后健康检查。内容包括测血压，查血、尿常规，了解哺乳情况，并做妇科检查，观察盆腔内生殖器是否已恢复至非孕状态。最好同时带婴儿来医院做一次全面检查。

（范爱君）

第八章　围绝经期保健

第一节　围绝经期妇女的生理特点

围绝经期是指卵巢功能逐步衰退，生殖器官开始萎缩向衰退变更，又称更年期。由于卵巢功能衰退，卵泡不能发育成熟及排卵。此期长短不一，又可分为 3 个阶段：①绝经前期：此时期卵巢内的卵泡数明显减少，且亦发生卵泡发育不全，多数妇女表现为月经周期不规律，常为无排卵性月经。同时由于卵巢功能衰退，卵巢激素缺乏，使一些妇女表现出血管运动及精神神经障碍的症状，如潮热、出汗及情绪不稳、烦躁不安、失眠、头痛或悲观等。②绝经期：自然绝经通常指女性生命中最后一次月经，卵巢内卵泡耗竭或剩余的卵泡对垂体促性腺激素丧失反应。绝经年龄个体差异较大，主要与体内雌激素水平有关，我国上海 1998 年调查妇女平均绝经年龄为 48.9 岁，与国际国内报道相似。如 40 岁以前绝经称卵巢功能早衰。③绝经后期：卵巢进一步萎缩，其内分泌功能消退，生殖器官萎缩。

围绝经期保健：围绝经期是妇女从成年进入老年期所必须经过的阶段，是介于生育期和老年期之间的一段时期，亦是妇女从有生殖能力到无生殖能力的过渡阶段。根据此期妇女的生理、心理与社会环境等诸方面的变化，其保健内容应以提高自我保健能力为重点，做到心理保健和生理保健并重。

围绝经期妇女的生理变化特点主要表现在内分泌方面卵巢功能的衰退、生物学方面生殖能力的降低和临床上月经周期的改变。

一、卵泡的减少和卵巢形态变化

卵泡是卵巢的基本结构与功能单位，卵泡不可逆的减少是绝经发生的原因。出生时卵母细胞有 70 万 ~ 200 万个，一生排卵 400 个左右，排卵和闭锁导致卵泡数的减少，至 45 岁仅有数千个，绝经时可能残留极少数卵泡，当卵泡减少时，卵巢形态有相应的老化改变，卵巢体积逐渐缩小，近绝经期时，体积缩小加快，绝经后卵巢重 3 ~4 g，仅为生育期的 50%。

二、卵巢功能的衰退

卵巢的生殖功能和内分泌功能都随卵巢的老化而衰退。生殖功能减退出现较早。妇女生育力在 30 ~35 岁即开始下降，接近 45 岁时明显下降。

卵巢功能的衰退，特别是雌激素水平的降低，使围绝经期妇女生理上发生一系列变化，主要表现在：①月经周期改变，直至绝经。② 生殖器官萎缩和第二性征消退。生殖器官由于失去卵巢性激素的支持，开始萎缩并发生退行性变化，子宫萎缩、子宫内膜萎缩；子宫萎缩是以子宫体为主，使宫体/宫颈比例下降。阴道穹隆变浅，阴道黏膜变薄。阴毛逐渐脱落。乳房退化、下垂，女性体型逐渐消失，喉音变低沉。

三、内分泌改变

（一）性激素的变化

1. 雌激素

生育期妇女体内的雌激素主要是雌二醇，血中雌二醇 95% 来自卵巢的优势卵泡和黄体，到绝经过渡期，与卵泡的减少和不规则发育相应，雌二醇水平急剧下降，直至绝经 1 年，以后再缓慢下降至绝经后 4 年，此后维持在很低水平。绝经后妇女体内的雌激素主要是由雄烯二醇、睾酮等转化而来的雌酮。>50 岁妇女的转化率比年轻妇女高 2 ~ 4 倍，转化部位主要在脂肪与肌肉组织。绝经后雌酮水平亦下降，但比雌二醇轻。

2. 孕激素

在卵巢开始衰退，卵泡发育程度不足，首先明显变化的是孕激素的相对不足。卵泡发育不充分的程度增强，可以导致无排卵，发生孕酮绝对不足，绝经后孕酮水平进一步降低，约为年轻妇女卵泡期的 1/3。

3. 雄激素

绝经后血中雄烯二醇含量仅为育龄妇女的一半，主要来自肾上腺（85%），来自卵巢的只有 15%。睾酮在绝经后略有下降。

（二）垂体促性腺激的变化

随着卵巢卵泡数目的不断减少和分泌功能的下降，使机体内雌孕激素的水平逐渐降低，这种降低使对下丘脑和垂体的抑制作用减弱，从而导致了下丘脑分泌促性腺激素释放激素（Gn‑RH）功能增强及垂体对 Gn‑RH 的反应性增高。使垂体分泌的尿促卵泡素（FSH）和黄体生成激素（LH）水平增高。初期，FSH 水平升高，LH 变动不明显。绝经后，性腺轴反馈作用的周期性消失，FSH 和 LH 水平均明显升高，绝经后 3 年达最高水平。FSH 峰值约比正常卵泡期高 15 倍，而 LH 可增高约 3 倍。以后垂体功能随年龄老化而减退，Gn‑RH 水平又逐渐降低，但仍将维持在一个较高水平。

（三）抑制素的变化

最近研究指出卵巢除分泌甾体激素外，还分泌一些多肽激素，其与卵巢功能开始衰退有密切联系。多肽激素能抑制 FSH 的分泌，与 FSH 构成一个关系密切的反馈回路，当卵巢开始老化时，血 E_2 尚未降低，而多肽激素已降低，使 FSH 升高。多肽激素可能有旁分泌作用，参与调节卵泡的发育。在反映卵巢功能衰退的开始，多肽激素可能较 E_2 更敏感。

（四）其他内分泌的变化

1. 肾上腺皮质激素

氢化可的松及醛固酮的分泌在绝经前后不发生变化，可是肾上腺分泌的脱氢表雄酮及其硫酸盐在绝经后急剧下降。

2. 甲状腺

绝经后血总 T_4 水平无改变；T_3 随年龄的增长而下降 25% ~40%，但并不存在甲状腺功能减退。

3. 甲状腺旁腺激素

甲状腺旁腺激素随年龄增长而增加，有促进骨吸收，加速骨质消融的作用。

4. 降钙素

降钙素绝经后减少，其抑制骨消融的作用减弱，使骨质易丢失。

5. β - 内啡肽

β - 内啡肽绝经后明显降低，导致潮热与情绪波动。

6. 胰腺 β 细胞

绝经影响胰腺 β 细胞功能，胰岛素分泌与糖耐量均有轻度降低。

四、其他系统的变化

从围绝经期开始，由于雌激素水平的下降，对全身各系统都会产生影响。近来的研究已证明：雌激素受体除存在于生殖系统与第二性征器官外，也存在于全身许多部位，如心血管系统、骨骼、皮肤、脂肪、泌尿道，肾脏及肝脏等。雌激素也参与脂肪、糖、蛋白和骨的代谢。因此，会引起以上系统的代谢变化。

（一）心血管系统

雌激素参与血浆胆固醇的代谢，具有促进胆固醇下降和排泄的作用，雌激素水平的下降，上述降低血脂的功能也随之减弱，从而引起血脂蛋白代谢功能紊乱。绝经后雌二醇水平下降，使对心血管有保护作用的 HDL 下降，不利于心血管的 LDL 及甘油三酯上升，导致动脉粥样硬化。容易发生冠心病和心肌梗死。

（二）骨骼系统

绝经后雌激素水平急剧下降，骨转换增加，骨吸收（破骨）大于骨形成，其结果是骨量丢失，骨量减少的程度与雌激素在体内的水平有关；丢失的速度在绝经早期快于晚期，松质骨快于皮质骨。

雌激素水平的下降，使其对甲状腺旁腺素的拮抗作用减弱，对降钙素加强作用减弱，都会加速骨质消融，导致骨质疏松。

因此，绝经后妇女骨质疏松的发病率明显高于男性，容易发生骨折及出现身材变矮，驼背、圆背等情况。

（三）泌尿系统

绝经后妇女由于泌尿道黏膜，失去雌激素的支持会变薄，抗炎能力减弱，容易发生排尿不适、尿频和感染。由于尿道位置和膀胱尿道后角发生改变，常常使小便不能控制，有溢尿现象，直立时更甚，称为压力性尿失禁。

（四）皮肤和黏膜

妇女到 50 岁左右，颜面皮肤开始出现皱纹。皮肤的表皮细胞增殖减少，失去弹性，皮肤显得干燥、粗糙、多屑，甚至有瘙痒感。

阴道菌群改变，乳酸杆菌减少，糖原减少，pH 值升高，易发生老年性阴道炎，严重时会发生性交痛，影响性生活。

另外，由于盆底组织筋膜松弛，易发生子宫脱垂、膀胱膨凸和直肠膨凸。

（五）自主神经系统的变化

由于多种内分泌的相互影响，会出现或轻或重的自主神经系统功能失调的现象。最明显的是潮热、出汗、心悸、眩晕等。会感到自胸部向颈部及面部扩散的阵阵热浪上升，同时上述部位皮肤有弥散性或片状发红，往往伴有出汗，出汗后热由皮肤散发后，又有畏寒感。有时单有热感而无潮热及出汗，白天黑夜任何时候都可发生。每次持续数秒钟至数分钟不等。这是血管舒张和收缩失调的一系列表现。

自主神经系统功能失调的症状还可以表现为疲乏、注意力不集中、抑郁、紧张、情绪不稳、易激动、头昏、耳鸣、心悸、心慌等。

（六）其他

进入围绝经期，毛发及眼、耳、鼻、齿等也开始发生相应的变化。

（隋小妮）

第二节　围绝经期妇女的心理特点

妇女进入围绝经期以后，常产生精神状态与心理状态方面的改变，往往产生悲观、忧郁、烦躁不安、失眠与神经质等表现，甚至出现情绪低落、性格及行为的改变。这些变化是与她们生理上的变化及家庭、社会和工作上的变化密切相关。

一、围绝经期妇女心理的影响因素

（一）雌激素水平下降对脑的影响

当雌激素水平下降时，常引起一系列精神症状和情绪变化，不同程度影响了围绝经期妇女的心理健康。

（二）衰老的影响

从中年过渡到老年期间，身体各器官都逐渐出现衰老、退化现象。如神经系统功能和心理活动比以往脆弱和易激动，对外界各种不良刺激的适应力下降，易诱发情绪障碍或心理障碍。

（三）围绝经期症状的影响

尤其是自主神经系统紊乱引起的潮热、失眠、心悸、乏力等带来的困扰。另外，如认为围绝经期的到来，怕衰老，万事心灰意懒，有恐惧感，生活无乐趣，宁愿寂寞无声，但又怕孤独。

（四）家庭、社会因素的影响

妇女进入围绝经期同时也面临职业变动、职位升降、退休、下岗等情况，社会地位的改变，如不适应角色转化，缺少周围人的帮助和社会支持，心理压力大，有失落感。在家庭中，子女成家立业，相继离去，丈夫工作繁忙，无暇顾及家庭，缺少关心，特别是婚姻关系紧张、离婚、丧偶等事件。

二、围绝经期心理异常

（一）心理疲劳

由于长期的精神负重，会发生心理疲劳。
1）早晨起床后浑身无力，四肢沉重，心情不好，甚至不愿意和别人交谈。
2）学习、工作不起劲，什么都懒得做，工作中错误多，效率低。
3）容易感情冲动、神经过敏，稍遇不顺心的事便大动肝火。
4）眼睛易疲劳，视力迟钝，全身感到不舒服；眩晕、头痛、头晕、恶心等。
5）困乏，但躺在床上又睡不着。
6）没有食欲，挑食，口味变化快等。

（二）焦虑心理

这是围绝经期常见的一种情绪反应。终日或间歇地无缘无故焦急紧张，心神不定，或无对象、无原因地惊恐不安。有多种自主神经系统功能障碍和躯体不适感。坐立不安，搓手跺脚是焦虑症常见的鲜明特点。

（三）悲观心理

忧郁悲观、情绪沮丧。对围绝经期之后常有的一些症状，顾虑重重，怀疑自己的疾病非常严重。言行消极，思维迟钝或喜欢灰色的回忆，即回忆生活中一些不愉快的事。

（四）个性行为的改变

这些改变表现为敏感、多疑、自私、唠唠叨叨，遇事容易急躁甚至不近人情。无端的心烦意乱，有时又容易兴奋、有时伤感，在单位和社会交往中人际关系往往不协调。

（五）性心理障碍

许多妇女进入围绝经期后出现了月经紊乱、阴道炎、性交疼痛等表现，对性生活产生了消极心理，误以为女性的围绝经期就是性能力及性生活的终止期。还有些妇女误将"绝经"与"绝欲"等同起来。这种性心理障碍压抑了自己的正常的性生理需求，加重了性功能障碍，过早地终止了性生活，容易造成夫妻感情冷漠、疏远，情绪变坏。

围绝经期妇女的这些心理反应，如能得到适当保健，大多会随着机体的逐步适应，内环境重薪建立平衡而逐渐好转或消失。如不加重视，及时予以宣泄治疗，不仅影响身心健康，亦可导致心理障碍，诱发心身疾病。

（隋小妮）

第三节　围绝经期的保健

妇女进入围绝经期后，随着卵巢功能的衰退，体内雌激素水平逐渐降低，直至绝经，同时伴随着心理、社会各方面的变化。尤其进入绝经后期后，全身各器官系统生理功能进一步衰退，防御和代谢功能普遍降低，妇女将逐渐面临一系列健康问题，严重地困扰着她们的身心健康。

围绝经期保健应以促进围绝经期妇女身心健康为目标，使她们能顺利地度过这一"多事"的过渡时期。围绝经期保健的工作内容要针对围绝经期妇女的生理、心理、社会特点和围绝经期常见的健康问题，采取有效的防治措施和排除不良的社会、环境因素的干扰。主要是通过健康教育和咨询服务提高这一特殊人群的自我保健能力，包括建立健康的生活方式，定期监测自身健康状况和学会自我查病。围绝经期的许多表现都与卵巢功能衰退、雌激素水平下降有关，正确、科学地使用激素替代疗法（HRT），不仅有利于缓解更年期各种症状，还能预防低雌激素相关疾病，也应列为围绝经期保健的主要内容之一。

随着社会的老龄化，围绝经期妇女的人数亦相应增长，围绝经期保健的服务对象面广量大。妇幼保健机构及各级医院除开设更年期保健门诊以适应围绝经期妇女的保健需求外，还应重视深入社区，开展社区妇女围绝经期保健服务。

一、提高围绝经期妇女的自我保健能力

（一）建立健康的生活方式

由于在生活中会有各种有害的精神的或物质的因素危害人们的身心健康，建立健康的生活方式，就能维护健康。健康的生活方式包括：合理调整营养和培养良好的饮食习惯；适当的运动；维持正常体重，保持正常体态，充分睡眠，每晚睡眠 7~8 小时；维

持心理平衡；注意个人卫生，特别要保持外阴清洁，勤换内裤；和谐的性生活。

（二）学会自我监测

掌握健康的标准和常见病的早期症状，提高自我监测能力，定期进行自我监测和记录，及时发现自己身心健康的偏异，及早发现疾病，及早进行矫治，维护健康。近年来，WHO 提出身体健康和心理健康的衡量标准，即用"五快"来衡量机体各系统的健康状况，用"三良"衡量心理的健康状况，所谓"五快"即食得快、便得快、睡得快、说得快、走得快。所谓"三良"即良好的个性、良好的处世能力、良好的人际关系。

二、普及围绝经期常见病的防治知识，提高防治质量

围绝经期常见病包括常见妇科病、恶性肿瘤及低雌激素水平相关的代谢性疾病。除在健康教育中要普及更年期常见病的早期症状和防治知识外，还要开展社区妇女更年期保健服务，通过咨询、指导和随访等，关心围绝经期妇女，使她们真正做到爱护自己，重视和懂得如何照顾自己，出现问题及时就医，以提高围绝经期妇女的保健水平。

三、积极而谨慎地推广性激素替代治疗

激素替代治疗可缓解围绝经期症状，减轻泌尿生殖器官萎缩，减少心血管疾病的发病率和病死率，预防绝经后骨质疏松，提高生活质量，延缓衰老。

（隋小妮）

第四节　围绝经期疾病的防治

围绝经期综合征

围绝经期综合征是指部分妇女在绝经前后的一段时期内出现一系列与性激素减少有关的症状。除自然绝经外，两侧卵巢经手术切除或受放射线毁坏，亦可发生围绝经期综合征。

一、病因

病因不十分明确。多认为卵巢功能衰退、雌激素分泌减少是导致围绝经期综合征的主要原因。因卵巢功能逐渐衰退，排卵次数减少，雌激素分泌减少，对垂体和下丘脑反馈调节作用减弱，导致内分泌功能失调、代谢障碍以及自主神经功能紊乱等一系列更年期综合征症状。雌激素分泌减少还干扰了中枢神经递质的代谢和分泌，表现出情绪不稳定、易激动等一系列精神症状。

二、病理

（一）卵巢变化

围绝经期妇女卵巢体积缩小，卵巢皮质变薄，原始卵泡耗尽，不再排卵。

（二）性激素变化

由于卵巢功能衰退，雌激素分泌逐渐减少，绝经后妇女体内仅有低水平雌激素，以雌酮为主，来自肾上腺皮质的雄烯二酮经周围组织转化为雌酮。

（三）促性腺激素变化

围绝经期由于雌激素不足，对下丘脑、垂体不能进行有效的负反馈，致使垂体分泌促性腺激素增加，绝经后 2~3 年达最高水平，至老年期才开始下降。

（四）催乳素变化

由于雌激素具有肾上腺能耗竭剂的功能，可抑制下丘脑分泌催乳素抑制因子，从而使催乳素浓度升高。绝经后雌激素水平下降，下丘脑分泌催乳素抑制因子增加，致使催乳素浓度降低。

三、临床表现

（一）生殖系统症状

1. 月经紊乱

多数由稀发而逐渐绝经，少数人由月经不规律而渐绝经。

2. 生殖器官萎缩

阴道、子宫逐渐萎缩，阴道干燥疼痛，外阴瘙痒。盆底肌肉松弛，易出现子宫脱垂和阴道壁膨出。

3. 泌尿系症状

由于尿道括约肌松弛，可出现尿失禁，容易发生感染。

4. 第二性征

逐渐退化，乳房逐渐萎缩。

（二）心、血管系统症状

突然面部潮红，头颈部胀、热，烦躁不安，然后出冷汗，此症状可持续几秒或几分钟。有时可有心慌气短、血压升高，可导致冠心病发作。也有人有头痛、眩晕、耳鸣等症状。

（三）精神神经症状

表现为神经过敏、易怒，精神不集中，记忆力减退，失眠，焦虑等，严重者可患更年期精神病。

（四）代谢障碍

由于雌激素减少，可影响胆固醇、钙、磷、水盐代谢，可出现动脉硬化、冠心病、肥胖、骨质疏松、腰腿疼痛、骨折及水肿等症状。

四、实验室及其他检查

（一）基础体温

基础体温呈单相。宫颈黏液示无排卵。内膜活检可见增殖期或增生过长，无分泌期变化。

（二）阴道细胞学检查

阴道细胞学检查显示以底、中层细胞为主。

（三）激素测定

激素测定雌激素可降低或正常，促性腺激素（FSH）升高。还应测定血或尿的游离皮质醇、甲状腺素（T_3、T_4、TSH）、甲状旁腺素等。

（四）生化检查

血钙、血磷、血糖、血脂及肝肾功能测定：尿糖、尿蛋白、24 小时尿钙/肌酐、24 小时尿羟脯氨酸/肌酐比值测定。

绝经后妇女是经过尿液排钙的增加使骨钙丢失的，空腹尿钙来源于骨钙，空腹尿羟脯氨酸来源于骨的胶原，二者间接反映骨吸收情况。测定 24 小时尿钙/肌酐、24 小时尿羟脯氨酸/肌酐比值比较方便，可避免测 24 小时尿。定期测定可预测骨丢失速度。正常妇女空腹尿钙/肌酐比值为 0.06 ± 0.04，绝经期妇女比值为 0.14 ± 0.01。

（五）影像学检查

1. B 超
B 超可了解子宫卵巢情况，排除妇科器质性疾病。骨的超声波通过骨的速度及振幅衰减反映骨矿含量及骨结构，但对其应用价值有不同意见。

2. 骨量测定
骨量测定可帮助确诊骨质疏松症，有单、双光子骨吸收测量法和定量计算机层面扫描法。前者测定骨矿含量，精确度较差。后两者的测值与脊柱骨质疏松密切相关，可进行全身骨骼的检测，测定骨密度，但价格昂贵，不能用作普查。

测量骨矿含量和骨密度有很多方法，以骨矿含量或骨密度低于正常青年人均值的2.5 个标准差以上，作为诊断骨质疏松的标准。低于 1 ~ 2.5 个标准差，为骨含量减少，是预防干预的对象。

3. X 线

不能准确提示骨量减少，在骨丢失 30% 以上才能显示。但可准确诊断骨折。

五、诊断

1）多发生于 45 岁以上的妇女，多有月经不规则或闭经，以及出现潮热、出汗、心悸、抑郁、易激动与失眠等症状。

2）第二性征可有不同程度的退化。

3）生殖器官可有不同程度的萎缩，有时并发老年性阴道炎。

4）血、尿 FSH 及 LH 明显升高。

六、鉴别诊断

（一）原发性高血压

家族有高血压史，多年来以高血压为主症，病程缓慢，发作期收缩压和舒张压同时升高，晚期常合并心、脑、肾损害。

（二）心绞痛

每因劳累过度、情绪激动或饱餐等诱发胸骨后疼痛，甚至放射至左上肢，持续 1 ~ 5 分钟，经休息或舌下含服硝酸甘油片后，症状得以缓解和控制。

（三）子宫肌瘤、子宫内膜癌

子宫肌瘤好发于 30 ~ 50 岁的女性，子宫内膜癌多发生于 50 岁以上者。二者均可见不规则阴道出血，前者通过妇科检查和 B 超可行鉴别，后者通过诊刮病检可与围绝经期月经失调鉴别。

（四）尿道及膀胱炎

虽有尿频、尿急、尿痛，甚至尿失禁，但尿常规化验可见白细胞，尿培养有致病菌，经抗感染治疗能迅速缓解和消除症状。

（五）增生性关节炎

脊柱、髋、膝等关节酸痛和发僵，且随年龄增长而加重。X 线检查关节有骨质增生，或有骨刺，或关节间隙变窄等。

七、治疗

为缓解围绝经期的临床症状，提高妇女的生活质量，预防或治疗骨质疏松等老年性疾病，可选择相应的治疗措施以帮助妇女顺利度过围绝经期。

（一）一般治疗

为预防骨质疏松，围绝经期妇女应坚持体格锻炼，增加日晒时间，摄入足量蛋白质及含钙丰富食物，并补充钙剂以减慢骨的丢失。适当的运动，可以刺激骨细胞的活动、维持肌张力、促进血液循环，有利于延缓老化的速度及骨质疏松的发生。围绝经期精神症状可因神经类型不稳定或精神状态不健全而加剧，故应进行心理治疗。谷维素20 mg，每日3次，有助于调节自主神经功能。必要时可夜晚服用艾司唑仑2.5 mg以助睡眠。α受体阻滞剂可乐定0.15 mg，每日2~3次，可缓解潮热症状。

（二）绝经及绝经后期激素替代疗法

多数学者推荐绝经后采用激素替代治疗，理由是合理用药方案及定期监护可将雌激素的潜在有害因素完全消除或降到最低程度。而且，激素替代对妇女生活质量的有益作用远远超过其潜在的有害作用。

1. 适应证

雌激素替代治疗适用于具有雌激素水平低落症状或体征而无禁忌证者。由于雌激素减少对健康的危害始于绝经后，故应于绝经早期用药。

2. 禁忌证

1）绝对禁忌证有妊娠、不明原因子宫出血、血栓性静脉炎、胆囊疾病、肝脏疾病。

2）相对禁忌证有乳癌病史、复发性血栓性静脉炎病史或血栓、血管栓塞疾病。

3. 药物制剂及剂量选择

主要成分是雌激素。有子宫者，用雌激素同时必须配伍孕激素以对抗单一雌激素对子宫内膜刺激引起的子宫内膜增生过长病变和阻止子宫内膜癌的发生。

1）雌激素

（1）己烯雌酚（DES）：DES为合成非甾体激素，肌内注射较口服作用强，不良反应较重，易引起消化道反应和突破性出血。

（2）炔雌醇（EE）：EE为甾体类雌激素的衍生物，是半合成雌激素。是强效雌激素，活性为己烯雌酚的20倍。由于雌激素作用强，因而国外学者提出不合适用作HRT中的雌激素。目前是口服避孕药中的雌激素成分。

（3）尼尔雌醇（维尼安）：尼尔雌醇是半合成雌激素，口服吸收后贮存于脂肪组织，缓慢释放，代谢为乙炔雌三醇起作用，是口服长效雌激素。用于HRT疗效明显，选择性地作用于阴道和子宫颈管，对子宫内膜也有促生长作用。

（4）雌酮（E_1）：E_1为天然雌激素，雌激素活性较E_2弱，但可转化为E_2在靶细胞起作用。国外有硫酸哌嗪雌酮等，国内尚无此药，也用于HRT。

（5）雌二醇（E_2）：E_2为天然雌激素，在循环中与性激素结合蛋白结合，非结合的亲酯游离E_2分子进入靶细胞，与雌激素受体结合发挥生物效应。E_2在体内停留时间最长，因而雌激素活性最强，是体内起主要作用的雌激素。E_2经微粉化处理后可在消化道内迅速吸收，口服数周后，血E_2浓度达稳态。

丹麦产的诺坤复为该类产品，即17β-雌二醇，欧洲将其广泛应用于HRT。

戊酸雌二醇（E_2V）：E_2V是E_2的酯类，口服后在消化道迅速水解为E_2，药代与药效与E_2相同，也归天然雌激素。

（6）雌三醇（E_3）：E_3 是 E_2、E_1 的不可逆代谢产物，是天然的雌激素，雌激素活性较小，选择作用于生殖道远端，对子宫内膜影响小。有片剂和栓剂，阴道用药为雌三醇栓或药膏。

（7）妊马雌酮（倍美力）：从孕马的尿中分离，是天然的复合雌激素，其中45%为硫酸雌酮（E_1S），55%是各种马雌激素。代谢复杂，药物作用也较复杂，临床用于HRT历史最久，目前仍在探讨其用药的复杂性。预防骨质疏松效果较好。并可使心肌梗死的发病率降低达50%。有片剂和阴道用霜剂。

（8）贴膜 E_2：贴膜 E_2 所含的 E_2 储存在贴膜的药库或基质内，缓慢稳定的释放 E_2，0.05 mg 的皮贴膜每日向体内释放 50 μg E_2。多数剂型为每周 2 帖。进口的贴膜有妇舒宁（药库型）、得美舒（基质型）、松奇（基质型）；国内产品有更乐和伊尔帖片。

（9）皮埋片 E_2：皮埋片 E_2 片内有结晶型 E_2，植入皮内 1 片，每片有 25 mg、50 mg、100 mg E_2 等，可稳定释放 E_2 6 个月。

（10）爱斯妥凝胶：爱斯妥凝胶为一种涂抹胶，含有乙醇的胶状物，涂抹在臂、肩和腹部皮肤，透过表皮的 E_2 储存在角质层内，缓慢释放，每日涂 1 次。

（11）诺舒芬：诺舒芬是一种片剂，含 0.025 mg 的 E_2，为阴道用药。

（12）E_2 环：E_2 环每日释放 7.5 μg E_2，一环可使用 3 个月，可自由取出和放入。

（13）普罗雌烯（更宝芬）：普罗雌烯是一种特殊的雌二醇二醚，特殊的分子结构使其不能被皮肤及阴道上皮细胞吸收，具有严格的局部作用。营养外阴、阴道、尿道上皮细胞，常用于雌激素缺乏引起的外阴、阴道、尿道萎缩及炎症改变。有胶囊和软膏 2 种剂型。

2）孕激素和雌激素序贯疗法：孕激素可防止雌激素引起的乳房、子宫细胞过度生长。在服用雌激素后期加用黄体酮 10 mg 肌内注射，或加甲羟孕酮每日 2～4 mg，口服，共 5～7 日。

3）雄激素：雄激素现已不再使用，但对于感觉乳房痛或性欲减退者，或为了减少药物性流血，在使用雌、孕激素药物时可加用，如丙酸睾酮或甲睾酮等。

4）OrgoD$_{14}$：OrgoD$_{14}$ 为新型类固醇激素，口服本品每日 2.5 mg 后可显著地抑制更年期妇女血浆 FSH 及 LH 水平，而以 FSH 抑制程度更甚。对泌乳素（PRL）水平无影响，对育龄的妇女有抑制排卵作用。一个多中心双盲有对照的交叉研究结果也显示 256 例患者口服本品共 16 周，1 个月后潮热、出汗、头痛、疲乏感皆有明显好转，睡眠及性欲改善，自我感觉及情绪提高，且副反应轻。

5）福康乐（C－H$_3$）：临床 140 例经服用 C－H$_3$2～3 个月即初见疗效，如潮热、失眠、出汗、焦虑明显改善，内分泌检测同样也有改善，总有效率达到 79.2%，其中显效 11.4%。服用 1 年有效率 60.5%，显效率 39.5%。

6）丹那唑：用本品治疗伴有严重血管舒缩症状的绝经后妇女，每日 100 mg，连服 2 个月，也可收到明显的效果。

7）诺更宁：诺更宁是微粉化 17－βE_2 2 mg 与醋酸炔诺酮 1 mg 的复方制剂，适用于需要连续合并应用雌、孕激素的情况。由该两药组成的模仿生理周期的三相复方制剂——诺康律片可用于序贯方案。

8）克龄蒙：克龄蒙是 11 片 2 mg 戊酸雌二醇和 10 片含 2 mg 戊酸雌二醇和 1 mg 醋酸环丙孕酮的复方片组成的制剂，可供周期性序贯合用雌、孕激素者选用。

9）倍美安：倍美安是由 0.625 mg 的倍美力与 2.5 mg 的甲羟孕酮组成的复方制剂，可用于连续联合治疗。

10）倍美孕：倍美孕是由 14 片 0.625 mg 的倍美力和 14 片含 0.625 mg 的倍美力与 5 mg 的甲羟孕酮组成的复方片，可用于序贯方案。

11）7 - 甲异炔诺酮（利维爱）：7 - 甲异炔诺酮是一种 21 碳类固醇衍生物，具有孕、雌和雄激素的作用，能够稳定妇女在围绝经期卵巢功能衰退后的下丘脑—垂体系统，无内膜增生的作用，一般不引起阴道出血。适用自然绝经和手术绝经所引起的各种症状。

（三）非激素类药物

1. 钙剂

钙剂可减缓骨质丢失，如氨基酸螯合钙胶囊，每日口服 1 粒（含 1 g）。

2. 维生素 D

维生素 D 适用于围绝经期妇女缺少户外活动者，每日口服 400～500 U，与钙剂合用有利于钙的吸收完全。

3. 降钙素

降钙素是作用很强的骨吸收抑制剂，用于骨质疏松症。有效制剂为鲑降钙素。用法 100 U 肌内或皮下注射，每日或隔日一次，2 周后改为 50 U，皮下注射，每日 2～3 次。

4. 双磷酸盐类

可抑制破骨细胞，有较强的抗骨吸收作用，用于骨质疏松症。常用氯甲双磷酸盐，每日口服 400～800 mg，间断或连续服用。

八、健康教育

围绝经期是妇女一生必然度过的一个过程，也是不以人的意志为转移的生理过程。因此围绝经期妇女应建立良好的心态对待这一生理过程，掌握必要的围绝经期保健知识，保持心情舒畅，注意劳逸结合，使阴阳气血平和。尚需注意饮食有节，加强营养，增加蛋白质、维生素、钙等的摄入。维持适度的性生活。定期咨询"妇女围绝经期门诊"和做必要的妇科检查，以便及时治疗和预防器质性病变。

九、预后

围绝经期妇女约 1/3 能通过神经内分泌的自我调节达到新的平衡而无自觉症状。因此进入围绝经期时期的妇女必须对这一生理过渡有正确的认识，达到自我调节的目的。2/3 的妇女则可出现一系列性激素减少所致的症状，通过上述一系列调治，可以达到控制症状和减轻症状，预后较好。

宫颈癌

宫颈癌是最常见的妇女恶性肿瘤之一。在欧美国家，宫颈癌在妇科恶性肿瘤中已退居第二、三位，但在我国仍居首位，并在地理分布上主要集中在中部地区，山区多于平原。宫颈癌的发病年龄呈双峰状，35～39岁和60～64岁高发。近40年由于宫颈细胞学筛查的普及使宫颈癌得以早期发现、早期诊断及早期治疗，生存率明显提高，发病率及死亡率已明显下降。

一、病因

宫颈癌的发病因素至今尚未完全明了，但大量资料表明，其发病与下列因素有关：

（一）性行为及分娩次数

性活跃、初次性生活＜16岁、早年分娩、多产等，与宫颈癌发生密切相关。青春期宫颈发育尚未成熟，对致癌物较敏感。分娩次数增多，宫颈创伤概率也增加，分娩及妊娠内分泌及营养也有改变，患宫颈癌的危险增加。孕妇免疫力较低，HPV - DNA检出率很高。与有阴茎癌、前列腺癌或其性伴侣曾患宫颈癌的高危男子性接触的妇女也易患宫颈癌。

（二）慢性宫颈炎

长期刺激发病率高。宫颈炎患者发病率为正常人4.7倍。

（三）细菌病毒感染

可能是诱发宫颈癌的重要因素。近来发现性交感染的某些病毒，如：人类疱疹病毒Ⅱ型（HSV - 2）、人类乳头状病毒（HPV）、人巨细胞病毒（CMV）可能与宫颈癌发病有关。宫颈癌患者血清抗HPV - 2抗体，阳性率为80%～100%，正常对照仅20%；宫颈癌组织中可检查出CMV的DNA片断。

（四）包皮垢因素

一些临床资料指出，人的包皮垢不仅对阴茎癌的发生有决定性影响，而且与宫颈癌的发生有密切关系。流行病学研究证明，犹太人几乎见不到阴茎癌的发生，同时犹太妇女的宫颈癌发病率也很低。其他如穆斯林妇女中宫颈癌发病率亦较低。其原因与犹太人及穆斯林教规规定男孩有行包皮环切的风俗有关，提示包皮垢可能是病毒或化学致癌物质的携带者，包皮垢中的胆固醇经细胞作用后，可转变为致癌物质。

（五）其他

如性激素失调、遗传因素、社会经济状况和精神创伤等因素，也可有一定关系。也有报道指出，母亲为安胎在怀孕期间服用己烯雌酚，生下的女儿在成年时容易患宫颈癌。另外，吸烟、长期服避孕药丸可能会增加宫颈癌发病的危险。宫颈细胞发育不良也可以转变为早期癌。

二、病理

（一）组织学分类

1. 鳞状细胞癌

鳞状细胞癌（简称鳞癌）占90%~95%，其生长方式有外生型、内生型和溃疡型。其中外生型易出血；内生型临床表现出现晚而淋巴转移发生早；溃疡型易继发感染并有恶臭分泌物排出。

2. 腺癌

来源为被覆宫颈管表面和颈管内腺体的柱状上皮，占5%~10%，其外观与鳞癌相似。

若腺癌与鳞癌并存时，称为宫颈腺—鳞癌；腺癌合并有鳞状上皮化生时，称为宫颈腺角化癌。

镜检时，根据细胞形态均可分为高分化、中分化和低分化三类，对于选择和制定具体治疗方案有参考价值。

（二）病程发展阶段

1. 不典型增生

属于癌前病变。表现为细胞分化不良、排列不齐、核深染等。

2. 原位癌

又称上皮内癌，宫颈上皮内癌，宫颈上皮全层被癌细胞所替代，但未穿透基底膜。

3. 浸润癌

早期浸润癌，是指癌细胞穿破基底膜，出现间质浸润，但深度不超过5 mm，宽不超过7 mm，无临床特征。若进一步发展则成为宫颈浸润癌。

（三）转移途径

1. 直接蔓延

向下方沿阴道黏膜蔓延是最常见的方式，其次为向上至子宫下段肌层，向两侧至阔韧带、阴道旁组织，甚至达骨盆壁。晚期可致输尿管阻塞，向前后可侵犯膀胱和直肠。

2. 淋巴转移

其发生概率与病程进展阶段有关，愈近晚期，转移率越高。首先受累的是宫颈旁，髋内、髂外及闭孔淋巴结，次为骶前、髂总、腹主动脉旁及腹股沟淋巴结，晚期可转移至左锁骨上淋巴结。

3. 血行转移

多发生于晚期，癌组织破坏小静脉后，经体循环至肺、肾、脊柱等处。

三、临床分期

采用国际妇产科联盟修订的临床分期（表 8 - 1）。

表 8 - 1　宫颈癌的临床分期标准

期　别	肿　瘤　范　围
0 期	原位癌（浸润前癌）
Ⅰ 期	癌灶局限在宫颈（包括累及宫体）
Ⅰ A	肉眼未见癌灶，仅在显微镜下可见浸润癌。
Ⅰ A1	间质浸润深度≤3 mm，宽度≤7 mm
Ⅰ A2	间质浸润深度 >3 mm 至≤5 mm，宽度≤7 mm
Ⅰ B	临床可见癌灶局限于宫颈，或显微镜下可见病变 > Ⅰ A2
Ⅰ B1	临床可见癌灶最大直径≤4 cm
Ⅰ B2	临床可见癌灶最大直径 >4 cm
Ⅱ 期	癌灶已超出宫颈，但未达盆壁。癌累及阴道，但未达阴道下 1/3
Ⅱ A	无宫旁浸润
Ⅱ B	有宫旁浸润
Ⅲ 期	癌肿扩散盆壁和（或）累及阴道下 1/3，导致肾盂积水或无功能肾
Ⅲ A	癌累及阴道下 1/3，但未达盆腔
Ⅲ B	癌已达盆壁，或有肾盂积水或无功能肾
Ⅳ A	癌播散超出真骨盆或癌浸润膀胱黏膜或直肠黏膜
Ⅳ B	远处转移

四、临床表现

（一）症状

1. 早期可无症状

早期宫颈癌常无症状或仅有少量接触性出血，与慢性宫颈炎无明显区别。

2. 阴道流血

表现为性交后或妇科检查后的接触性出血以及阴道不规则流血。病灶较大侵蚀较大血管时，可出现致命性大出血。年老患者常表现为绝经后阴道流血。一般外生型癌出血较早，血量也多；内生型癌出血较晚。

3. 阴道排液

阴道排液增多，白色或血性，稀薄如水样或米泔样，有腥臭。

4. 晚期癌的症状

根据病灶侵犯的范围而出现继发性症状。病灶波及盆腔结缔组织、骨盆壁、压迫输尿管或直肠、坐骨神经等时，患者诉尿频、尿急、肛门坠胀、大便秘结、里急后重、下肢肿痛等。到了疾病末期，患者表现消瘦、发热、全身衰竭等。

（二）体征

宫颈原位癌，镜下早期浸润癌及极早期宫颈浸润癌，局部均无明显改变，宫颈光滑或为轻度糜烂。随着病变的进一步发展，可出现不同的体征。外生型患者可有息肉状、乳头状、菜花状赘生物，常被感染，质脆，触之易出血；内生型则见宫颈肥大，质硬，宫颈膨大如桶状，宫颈表面光滑或有结节。当晚期癌组织坏死脱落时可形成溃疡或空洞并有恶臭。阴道壁被侵及时则可见赘生物生长；宫旁组织受累时，妇科检查可扪及宫旁组织增厚、结节状、质硬甚或为冰冻盆腔。

五、实验室及其他检查

（一）宫颈刮片细胞学检查

宫颈刮片细胞学检查是普查采用的主要方法。刮片必须在宫颈移行带处。涂片后用巴氏染色，结果分为 5 级：Ⅰ级正常，Ⅱ级炎症引起，Ⅲ级可疑，Ⅳ级可疑阳性，Ⅴ级阳性。Ⅲ、Ⅳ、Ⅴ级涂片必须进一步检查明确诊断。

（二）碘试验

碘试验用于识别宫颈病变的危险区，以便确定活检取材的部位，提高诊断率。

（三）氮激光肿瘤固有荧光诊断法

氮激光肿瘤固有荧光诊断法用于癌前病变的定位活检。固有荧光阳性，提示有病变；阴性，提示无恶性病变。

（四）宫颈和宫颈管活体组织检查

宫颈和宫颈管活体组织检查是诊断宫颈癌的主要依据。但应注意有时因取材过少或取材不当，而有一定的假阴性，所以多采用在宫颈碘染色情况下，在着色与不着色交界处多点取活检。如宫颈刮片细菌学检查为Ⅲ级或Ⅲ级以上涂片，而宫颈活检为阴性者，应用小刮匙搔刮宫颈管，将刮出物送组织病理学检查。

（五）阴道镜检查

阴道镜检查是用特制的阴道镜，可将宫颈组织放大数十倍，借以发现肉眼所不能看见的早期宫颈癌的一些表面变化。对于凡宫颈刮片细胞学检查为Ⅲ级以上者，应立即在阴道镜检查下，观察宫颈表面有无异型上皮或早期宫颈癌病变，并提供活检部位，以提高活检阳性率。

（六）宫颈锥形切除检查

宫颈刮片多次阳性，阴道镜下活检又不能确诊者；或活检为重度异型增生，原位癌或镜下早期浸润者；无条件追踪或活检无肯定结论者，可做宫颈锥切术，并将切除组织分块做连续病理切片检查，以明确诊断。目前诊断性宫颈锥切术已很少采用。

六、诊断和鉴别诊断

（一）诊断

根据病史、临床表现和病理检查确诊。还需做周身的详细检查与妇科三合诊检查，确定病变范围及临床分期。

（二）鉴别诊断

应与子宫颈糜烂、宫颈息肉、宫颈乳头状瘤、子宫黏膜下肌瘤、子宫颈结核、子宫颈尖锐湿疣、子宫颈子宫内膜异位症等鉴别，子宫颈细胞学检查和活检是可靠的鉴别方法。子宫颈管型宫颈癌应与Ⅱ期子宫内膜癌相鉴别。

七、治疗

宫颈癌的治愈率与临床期别、有无淋巴转移、癌肿的病理及治疗方法有关。根据宫颈癌的预后情况，早期手术与放疗效果相近，腺癌放疗不如鳞癌。无淋巴转移者预后好。早期诊断、早期治疗非常重要。宫颈癌治疗是以西医治疗为主的中西医结合治疗。采用中药辨证施治可减少放疗与化疗的不良反应并提高疗效。

（一）宫颈上皮内瘤样病变

确诊为宫颈上皮内瘤样病变（CIN）Ⅰ级者，暂时按炎症处理，每 3～6 个月随访刮片，必要时再次活检，病变持续不变者继续观察。确认为 CINⅡ级者，应选用电熨、激光、冷凝或宫颈锥切术进行治疗，术后每 3～6 个月随访一次。确诊为 CINⅢ级者，主张行子宫全切术。年轻患者若迫切要求生育，可行宫颈锥切术，术后定期随访。

（二）宫颈浸润癌

1. 手术治疗

1）I_{A1} 期：一般做筋膜外全子宫切除术。对年轻要求保留生育功能患者，若病灶没有累及淋巴、血管区，可做宫颈锥切术，只要锥切边缘正常，可不再做子宫切除术。

2）I_{A2}、I_B 和 II_A 期：广泛子宫切除术（子宫根治术）和双侧盆腔淋巴结清扫术。对年轻患者，卵巢若正常应予保留。

3）II_B、Ⅲ称Ⅳ$_A$ 期：可单独放疗，包括体外照射和腔内照射两种方法。腔内照射多用后装机，放射源为 ^{137}Cs（铯）、^{192}Ir（铱）等。体外照射多用直线加速器。^{60}Co（钴）等。早期病例以腔内照射为主，晚期病例以体外照射为主；也可以采用放疗配合手术治疗的方法。

4）VI_B 期：全盆腔放疗结合化疗控制症状。

2. 放射治疗

放射治疗适用于各期患者。但有阴道萎缩、狭窄、畸形或子宫脱垂等解剖结构异常，骨髓抑制，急、慢性盆腔炎，并发膀胱阴道瘘或直肠阴道瘘等病变，则不宜放疗。放疗时尽可能的保护正常组织和器官。宫颈癌的放射治疗以腔内照射为主。晚期则除腔内之外，体外照射也非常重要。

3. 化学药物治疗

化学药物治疗可作为综合治疗的一种手段，多用于晚期癌的姑息治疗，也可作为对手术或放疗的辅助治疗，如配合放疗，能增加放射敏感性。化疗药中以环磷酰胺、5 - FU 的疗效较好，平阳霉素、阿霉素和硝卡芥亦有一定的缓解率。

1）术前化疗：II_B 期宫颈癌患者行术前化疗 1 或 2 个疗程后使宫颈瘤灶缩小，宫颈组织变软，可转为 I_A 期，手术能顺利进行，特别是腺癌，对放疗不敏感，且适合于没有放疗条件的医院，经术前化疗后手术，避免了放疗引起的阴道狭窄等，提高了患者的生存质量。

（1）去氧氟尿苷（氟铁龙）：简称 5′- DFUR，由在肿瘤组织中具有高度活性的 PYNPase 酶分解，最终转化成氟尿嘧啶。

在基础实验中通过对宫颈癌细胞株 Yu - moto 细胞和卵细胞及卵巢癌细胞株 Nakajima 株的抑制肿瘤增殖实验，发现 5′- DFUR 的抗肿瘤效果比优福定（UFT）和氟尿嘧啶好。进一步测定在手术中采集到的妇科肿瘤患者肿瘤组织的 PYNPase 酶活性，发现 PYNPase 在肿瘤组织的活性要高于正常组织，特别是在宫颈癌的癌组织中显示了非常高的活性。

对于宫颈癌患者，术前每日给予 5′- DFUR 1 200 mg，连续 7 天口服后，测定组织内的氟尿嘧啶浓度，发现瘤组织内氟尿嘧啶高于其他的正常组织如子宫体部肌、子宫内膜、子宫旁组织、卵巢、淋巴结以及血液中氟尿嘧啶浓度临床有效率为 20.6%。

（2）术前介入治疗：长期以来，化疗被用于治疗晚期或复发性宫颈癌，处于辅助性和姑息性治疗的地位。近 10 年来，随着介入放射诊断学和治疗学不断发展，术前介入治疗在宫颈癌中应用越来越受到重视。

指征：①宫颈癌的手术和放疗是效果较为肯定的治疗方法，但对于局部肿瘤较大，有区域淋巴结转移者，复发及转移率较高，用术前化疗可以有效地消灭肿瘤细胞，使宫颈局部肿瘤缩小或消失。②宫颈局部感染随肿瘤缩小而减轻，增加了手术切除的彻底性，并可减低肿瘤细胞的活力，以免手术时使肿瘤细胞扩散，减少了肿瘤的复发和转移。③介入动脉灌注局部浓度高，持续时间长，癌组织中的药物浓度较静脉化疗高 2.8 倍，杀伤肿瘤的能力增加 10～100 倍。④介入化疗不保留导管，患者不需要长时间卧床，减少了患者的痛苦与各种并发症。⑤顺铂是细胞毒性药物，进入体内有游离型和结合型两种，其抗癌作用主要是游离型，静脉给药时蛋白结合型高为 75%～92%，而动脉灌注则大部分的游离型到达肿瘤部位，提高了抗癌效果。⑥介入动脉灌注给药毒性反应轻，除有轻度恶心、呕吐及骨髓抑制外，无其他毒性反应发生，且恢复快，不会因毒性反应而影响手术。

药物：顺铂（DDP）100 mg，博来霉素（BLM）30 mg，丝裂霉素（MMC）20 mg，

多柔比星（阿霉素，ADM）或表柔比星（表阿霉素，EPI）50 mg，长春新碱（VCR）2 mg，甲氨蝶呤（MTX）20 mg。

具体方案：

DDP + ADM + BLM

DDP + VCR

DDP + BLM + MTX

DDP + EPI

药物剂量随患者的情况酌量调整，药物分配按造影时肿瘤血供占优势侧而定。对于侵犯直肠病例加做肠系膜下动脉灌注。栓塞剂采用药物微球：即直径 1 mm 的明胶海绵颗粒，MMC 或 ADM 粉剂，造影剂充分混合，用量按肿瘤体积及其血管是否丰富而定，透视监控下栓塞，以防造影剂反流误栓其他脏器血管，明胶海绵具有相对较短的吸收期（10 ~ 30 天），故便于重复治疗，介入治疗结束后，观察因肿块所致的阴道流血、流液、腰骶及下腹痛，肛门坠胀等症状，一般上述症状于介入治疗 3 ~ 5 天不同程度地缓解。

不良反应与并发症：常见的不良反应如发热、消化道反应、白细胞下降及肝功能一过性损伤，对症处理后 2 周可消失。下腹痛见于所有病例，是由于肿瘤组织化疗栓塞后缺氧及坏死所致，且化疗栓塞者较单纯化疗为重，对症处理可缓解。少数患者臀部皮肤瘀斑，是化疗药物反流到臀部血管引起软组织损伤所致，可热敷、理疗。极少数患者有便血、尿血，是由于药物损伤直肠及膀胱所致，经止血处理，数日内可停止。

介入性髂内动脉栓塞化疗为中晚期宫颈癌提供了一种安全而有效的治疗方法，能缩小原发病灶、提高局部治疗效果、预防周围淋巴结和脏器转移、提高手术切除率，具有重要的临床意义，也可作为综合治疗的一部分，配合其他治疗方法，可望提高其远期疗效。

2）局部晚期宫颈癌的化疗：局部晚期宫颈癌的范围是指 II_B ~ IV_A 期。

中华医学会妇产科学会在《妇科常见恶性肿瘤诊断与治疗规范（草案）》中，推荐的化疗方案见表 8 - 2，应用时按鳞癌或腺癌选择不同方案。

宫颈癌化疗新观念：近年来，有关宫颈癌化疗的新观念如下：

（1）化疗在治疗宫颈复发、转移患者时，单独使用 DDP、IFO、ADM 等药物有一定疗效，联合化疗的疗效并不一定比单药的效果好。

（2）新辅助化疗 + 手术治疗早期高危患者有一定作用。

（3）盆腔动脉插管化疗可能优于全身化疗。

（4）在放化疗中，羟基脲或 DDP + 5 - FU 等对提高疗效有一定的作用。

（5）激光治疗：激光不仅有杀伤癌细胞的作用，而且还能产生免疫性，并能提高化疗效果。宫颈癌早期，病灶局限的患者可做局部治疗。近年来，激光已被用于治疗宫颈细胞发育不良。

（6）电灼治疗：局部电灼能使癌细胞加热坏死，并可提高癌对放射和化学药物的敏感性，以达到治疗目的。

（7）冷冻治疗：适用于早期无转移的宫颈癌患者，常选用液氮快速致冷的方法。

表 8 - 2　宫颈鳞癌和腺癌的化疗方案

类别	方案	药物组成	剂量	途径	每疗程用药时间	备注
鳞癌	PVB	DDP	50 mg/m²	静脉注射	第1天（须水化）	每3周重复1次
		VCR	1 mg	静脉冲入	第1天	共3个周期
		BLM	20 mg/m²	静脉滴注	第1~8天	
	BIP	BLM	15 mg/m²	1 000 ml 静脉滴注	第1天	此方案较上述方案有效率高
		IFO	1 mg/m²	林格液 500 ml 静脉滴注	第1~5天	
		Mesna	200 mg/m²	静脉注射	第 0, 4, 8 小时（保护尿路）	
腺癌	PM	DDP	50 mg/m²	静脉注射	第1天	每3周重复1次
		MMC	10 mg/m²	静脉注射	第1, 22 天	每6周重复1次
	FIP	5 - FU	1 500 mg/m²	静脉滴注	第1天	分 3 天应用，每 4 周
		IFO	38 mg/m²	静脉滴注		重复1次
		DDP	90 mg/m²	静脉注射		

八、护理与健康教育

（一）护理措施

1）做到合理的休息，良好的生活环境可以给患者带来愉快的心情，减少忧愁。宫颈癌患者经过正规治疗后一般体质都比较差，因此要使疲惫的身体迅速恢复，一定要保证充分的休息。但休息并不是整天卧床，而是要根据自身实际情况，劳逸结合地休息，如散步、看书、下棋、钓鱼，做些轻松的家务等，这样的休息，有利于身心健康，有利于康复。

2）丰富自己的精神生活，在治疗阶段，患者往往处于一种紧张状态，生活单调。治疗结束后，患者若仍处于一种单调的精神生活中，经常去想"会不会好""还能活多久"等这一类问题，势必不利于治疗和康复。应根据自身的条件、兴趣和爱好，培养良好的情趣，如欣赏音乐、写诗作画、种花养鸟、下棋抚琴等，充实自己，精神上有所寄托，有所追求，从而振奋精神，饱满情绪，争取康复。

3）开展保健锻炼，生命在于运动，运动促进健康。宫颈癌康复期的患者，应根据机体的体质状况，适量参加一些体育活动，如散步、做保健操、太极拳、医疗气功等。这些保健锻炼可以增加食欲，恢复体力，增强体质，提高身体的免疫功能，达到防癌抗癌、机体康复的目的。

4）养成良好的饮食习惯，食用富有营养的高蛋白、高维生素的饮食和新鲜水果蔬菜，忌用烟酒、辛辣刺激食物和生冷、油腻厚味饮食，保持大便通畅。

（二）饮食护理

1）宫颈癌晚期一定要做好饮食护理工作，这对患者的健康恢复，有着重要的意义，对于宫颈癌晚期患者来说，治疗没有什么明显的效果，只有在饮食上下功夫，才能有效地缓解病情，从而使生命延长。这时宫颈癌患者应选高蛋白、高热量的食品，如牛奶、鸡蛋、牛肉、甲鱼、赤小豆、绿豆、鲜藕、菠菜、冬瓜、苹果等，宫颈癌晚期患者多吃这些食物，有利于患者的身体健康。

2）宫颈癌晚期患者当出现阴道出血多时，宫颈癌晚期患者的饮食，可以以服用些补血、止血、抗癌的食品，如藕、薏苡仁、山楂、黑木耳、乌梅等。当宫颈癌晚期患者白带多水样时，应该滋补，如甲鱼、鸽蛋、鸡肉等，都适合宫颈癌晚期患者食用。

3）宫颈癌患者选择化学疗法时，宫颈癌晚期饮食，调养应该以健脾补肾为主，宫颈癌晚期患者可用山药粉、苡米粥、动物肝、阿胶、甲鱼、木耳、枸杞、莲藕，香蕉等。出现消化道反应，恶心、呕吐、食欲缺乏时，应以健脾和胃的膳食调治，如蔗汁、姜汁、乌梅、香蕉、金橘等。

（三）心理护理

1. 心理安慰

对新入院患者要热情接待，为患者创造一个舒适、安静、整洁、和谐的环境。鼓励家属、亲友多接近患者，给予心理安慰，对患者要热心、和蔼、亲切，积极发挥语言的治疗作用，帮助患者克服不良心理，尽快减轻患者对疾病的恐惧，稳定患者的情绪，耐心解答患者疑问，鼓励患者树立战胜疾病的信心。

2. 建立良好护患关系，取得患者的信任感

对敏感、多疑患者，护士在患者面前应表现为镇定、自如、得体。说话流利，绝不含糊，随时了解患者的心理状态，及时调理，纠正患者不良状态。以微笑、周到、亲切的服务态度，适当、耐心、细致的解释说服，娴熟的护理技术，赢得患者的信赖，多与患者沟通，建立良好的护患关系，取得患者的信任感。

3. 耐心倾听患者诉说

对患者实施健康教育，使患者正确认识疾病，克服侥幸心理。让患者做到既来之，则安之。激发患者潜在的生存意识，调动积极主观能动性，让患者充满信心去战胜病魔。

4. 调节患者及家属的情绪，鼓励战胜疾病的信心

随时调节患者家属的情绪，使其在与患者接触中，既能克制自己的感情不恐惧、不悲伤、不厌烦、不淡漠。始终保持镇定、热情、耐心的良好心境。对患者细心照料、尽心尽责。医护人员要以乐观的态度感染患者，建立患者对医院的信赖。护士向患者讲解癌症并不是不治之症，介绍同类病友认识，介绍治愈病例。请同种疾病的康复者给患者说亲身感受和经验，鼓励患者树立战胜疾病的信心。

5. 注意患者的情感

患者患病后情感特别脆弱，特别是作为女性患者，感情特别细腻，担心自己会丧失

对家庭及社会的义务。护士对患者应多一份爱心、关爱、友谊，想患者之所想，急患者之所急。鼓励患者家属积极参与，尽可能满足患者的生理及心理需要。用良好的形象和行为去消除患者心理上和躯体上的疾病。

6. 经常与患者交谈，了解患者的心理变化

术前做好解释工作，讲明尽早手术的目的，进行各项操作的目的，讲解手术的必要性及成功的范例。语言要带鼓励性，既表示出同情，又表示会给予积极的帮助和支持。为手术打下良好的心理基础，让患者对手术充满信心和希望。患者担心子宫切除后会影响性生活，应该在术前给予充分的解释和健康教育，认真倾听患者的一些想法，并给予"一样是女人"的保证，与患者共同讨论问题，解除其顾虑，缓解其不安情绪，使患者以最佳身心状态接受手术治疗，从而减少治疗期间的心理反应，提高机体免疫力，提高远期疗效。

（四）健康教育

宫颈癌高居癌症发病率前列，但它是唯一可以预防的癌症，只要平时注意检查，就能远离风险。尽管宫颈癌的发生率不低，但只要平时注意检查，还是可以有效预防癌症的发生的。

1. 妇科普查不容忽视

宫颈癌虽然危险，但是也有它自己的"软肋"，最易早期发现早期治疗。从早期的炎症发展到恶性的癌变需要 6~8 年的时间，如果好好把握住这段时间，现代医学手段是完全可以把癌变检查出来，及时采取相应的措施，保证女性重新过上健康生活的。根据研究显示，宫颈癌最开始的一期状态，治愈率可以为 80%~90%，二期时是 60%~70%，进入三期还能有 40%~50%，但发展到四期只有 10% 了。所以，定期检查，及时治疗是非常重要的。

很多女性总觉得"我吃得多，睡得香，能有什么大毛病"。其实不然，宫颈癌在早期几乎没有身体上不适的感觉，但到有不规则出血的情况出现时一般已到宫颈癌的二期了，危险性增大了很多。所以，女性朋友需要每年做一次妇科体检，尽早发现癌变的产生，为治疗争取时间。

按照美国的标准，有性生活的女性接受妇科体检的规律是：18 岁以后每年做一次宫颈防癌细胞学涂片检查，如果连续三年没有问题，可以每两年检查一次。目前，宫颈癌的早期发现技术已经成熟，成年妇女每年做一次检查，有没有病变就可以"一目了然"。如果发现病变，在这时采用手术及放疗等手段，不仅可以防止癌症的扩散，同时，减少癌变严重时需要切除子宫和卵巢对患者生活质量造成的影响，愈后的效果也很不错。

2. 远离宫颈癌的危险因素

宫颈癌发病率仅次于乳腺癌，在妇科恶性肿瘤中排名第二位。目前此病在发展中国家发病率高于发达国家，原因就在于前者妇女的保健意识较差，往往等到发病了才去检查，而这时肿瘤往往已经到了晚期。宫颈癌多发于 35 岁以后的妇女，高峰期则为 45~59 岁，但目前发病年龄已经大大提前，很多得病的女孩只有二十几岁。研究发现，不

少性传播疾病都会引起宫颈癌，尤其是尖锐湿疣，更是与此病有密切联系，因此多性伴的女性是宫颈癌的高危人群。此外，性生活过早、营养不良、长期口服避孕药、家族遗传、妇科检查器械造成的伤害也会增加宫颈癌发病的风险。有过以上经历的女性应特别重视宫颈癌的筛查工作。

3. 怀孕对宫颈癌来说是最危险的

对宫颈癌来说最危险的是怀孕，因为宫颈癌早期不会影响怀孕，如果在怀孕之前没有检查出来患者已经有宫颈癌，那么随着怀孕，子宫大量充血，孕母输送来的营养不仅养了宝宝，同时会使癌变部位以极其迅速的速度增长。再加上身体因怀孕分泌的一些激素对癌症有促进作用，怀孕时身体免疫力下降，对抗癌细胞的作用起不到，而宫颈癌的一些征兆如出血等又会被认为是先兆流产的现象而被忽略，等到生完宝宝再发现时就晚了，预后也很不好。所以孕妇在怀孕前，一定要做好各种检查，尤其是涂片，否则，经过孕期的时间，有些疾病会忽略，引起严重的后果。

更严重的是有的孕妇在分娩之后仍然没有检查出自己已经患宫颈癌，相反把出血当成了正常的产后出血，还给孩子喂奶，癌变就更没法抑制，只能发展到医生束手无策的地步。

4. 提倡计划生育和晚婚晚育

推迟性生活的开始年龄，减少生育次数，均可降低宫颈癌的发病机会。

5. 普及卫生知识，加强妇女卫生保健

适当节制性生活，月经期和产褥期不宜性交，注意双方生殖器官的清洁卫生，性交时最好佩戴安全套，减少并杜绝多个性伴侣。

6. 重视宫颈慢性病的防治

男方有包茎或包皮过长者，应注意局部清洗，最好做包皮环切术。这样不仅能减少妻子患宫颈癌的危险，也能预防自身阴茎癌的发生。积极治疗宫颈癌前病变如宫颈糜烂、宫颈湿疣、宫颈不典型增生等疾病。

7. 专家建议

1）宫颈癌患者的年龄大约在 50 岁，不过从十几岁到 90 岁都有病例分布。因此，未满 20 岁，已经有性行为的女性，也有接受筛检的必要。

2）一般子宫切除术后是不需要筛检的，除非原先是针对宫颈癌或癌前期病变做治疗。若仍保有子宫颈的话，则应筛检到 70 岁。

3）月经期间或是产后的 3~4 个月不适合做抹片检查，最好在月经结束 7 天之后进行。如果已经进入更年期，可挑个自己最容易记得的日子。

4）提倡晚婚和少生、优生。推迟性生活的开始年龄，减少生育次数，均可降低宫颈癌的发病机会。

5）积极预防并治疗宫颈糜烂和慢性宫颈炎等。分娩时注意避免宫颈裂伤如有裂伤，应及时修补。

九、预后

癌瘤患者经治疗后临床症状与体征均消失，但经过 6 个月以上又出现癌症者谓之复发。治疗后 3 ~ 6 个月仍查有癌存在者应列为未愈。

（一）复发癌患者的预后

放射治疗后复发的患者死于治疗后 1 年内的数量最多，约占死亡患者的 1/2，即复发患者的 50% 在治疗后 1 年内出现症状。约有 88% 的复发病例在治疗后 3 年内出现复发症状。以后死亡率逐渐下降并无规律性，一般在 5 年内死亡占死亡总数的 93%，在治疗后 5 ~ 10 年复发死亡的占 5%。

（二）宫颈癌复发后

患者生存时间，随复发部位不同而异，如阴道断端或局部复发者，其生存时间可能早些，据国外一个医院分析 200 例复发患者生存时间，半月至一年者 50%，1 ~ 2 年者 32%，超过 2 年者 18%。

<h2 align="center">围绝经期功能性子宫出血</h2>

功能失调性子宫出血（简称功血）是由于妇女更年期调节生殖的神经内分泌机制失常所引起的异常子宫出血。常见者为无排卵型。

一、病因

由于围绝经期卵巢功能衰退，卵泡几已耗尽，卵巢对促性腺激素反应性降低。由于卵泡近于耗竭，雌激素分泌量锐减，对垂体的负反馈变弱，垂体分泌的促性腺激素水平升高，主要以促卵泡素升高明显，黄体生成素仍在正常范围。尽管促性腺激素水平增高，但仍不能形成排卵前高峰，卵巢不能排卵。促卵泡素及黄体生成素协同作用，使衰退的卵巢仍有部分卵泡生长发育，分泌一定量的雌激素，又因为卵巢不排卵，无黄体形成，缺乏孕激素，使子宫内膜仅有增生期改变而无分泌期变化，因此就发生了更年期无排卵性功血，其发病机制同青春期无排卵性功血。

二、病理

卵巢中可见发育不同阶段的卵泡，但无排卵现象及黄体。在雌激素的作用下子宫内膜可呈现不同程度的增生期改变。

1）增生期子宫内膜较为多见，此时子宫内膜与正常月经周期中增生期内膜无区别，但在月经后半期甚至月经期仍表现为增生期。

2）子宫内膜腺囊型增生过长，子宫内膜增厚，波及局部或全部，内膜呈息肉样增生。腺体增多，腺腔扩大，大小不一。

3）子宫内膜腺瘤型增生过长，内膜腺体高度增生，数目增多，间质较少，称背靠背现象。如果腺瘤型增生的程度严重，或者腺上皮发生异型改变，需警惕有发生癌变的可能，应密切随访并积极治疗。

4）萎缩型子宫内膜较少见，内膜菲薄，腺体少而小。上皮细胞呈立方形，低柱状，腺腔狭小，间质少而致密，血管少，胶原纤维相对增多。

三、临床表现

不规则子宫出血为其主要表现，特点是月经周期紊乱，经期长短不一，出血量时多时少，甚至大量出血。有时先有数周或数月停经，然后发生阴道不规则流血，血量往往较多，持续 2~3 周或更长时间，不易自止；有时则一开始即为阴道不规则流血，也可表现为类似正常月经的周期性出血。出血期无下腹痛或其他不适，出血多或时间长者常伴贫血。妇科检查子宫大小在正常范围，出血时子宫变软。

四、实验室及其他检查

（一）血象检查

血象检查如红、白细胞，血红蛋白，血小板，出凝血时间，以了解贫血程度及有无血液病。

（二）基础体温测定

基础体温测定无排卵型功血为单相型。

（三）宫颈黏液结晶检查

宫颈黏液结晶检查经前出现羊齿状结晶，提示无排卵。

（四）阴道脱落细胞检查

出血停止期间连续涂片检查反映有雌激素作用但无周期性变化，为无排卵型功血。如缺乏典型的细胞堆集和皱褶，提示孕激素不足。

（五）激素测定

如需确定排卵功能和黄体是否健全，可测孕二醇，如疑卵巢功能失调者，可测雌激素，睾酮，孕二醇，17 羟、酮或 HCG 等水平。

（六）诊断性刮宫

为排除子宫内膜病变和达到止血目的，必须进行全面刮宫，搔刮整个宫腔。诊刮时应注意宫腔大小、形态，宫壁是否平滑，刮出物的性质和量。为了确定排卵或黄体功能，应在经前期或月经来潮 6 小时内刮宫；不规则流血者可随时进行刮宫。子宫内膜病理检查可见增生期变化或增生过长，无分泌期出现。

五、治疗

治疗的原则是止血，调整周期，减少经量，纠正贫血。

（一）止血

可采用手术刮宫及药物性刮宫两种方法。

1. 手术刮宫

又称诊断性刮宫，即可立即制止阴道流血，又可通过子宫内膜病理检查，了解病变的性质，决定治疗方案。

2. 药物止血

可用黄体酮 20 mg/d，共 5 天，若估计患者出血量较多可加用丙酸睾酮 25～100 mg/d，共 3 天，亦可用甲羟孕酮（安宫黄体酮）4～8 mg/d，共 7～10 天。

（二）调整周期

1）雌、孕激素合并应用，己烯雌酚 0.5 mg 及甲羟孕酮 4 mg 于出血第 5 天起两药并用，每晚 1 次，连服 20 天，撤药后出现出血，血量较少。

2）口服复方避孕药，避孕药 I 号、II 号均能有效控制月经周期。

（三）纠正贫血

轻度贫血给予铁剂及维生素 C；重度贫血者宜少量多次输入新鲜血液。

六、健康教育

1）认真记录月经卡，发现月经紊乱，及早进行医学咨询。

2）避免精神过度紧张和过度劳累等因素，因为这些因素亦可能通过大脑皮质的神经递质影响下丘脑—垂体—卵巢轴之间的相互调节功能。

3）注意营养，预防贫血。

卵巢肿瘤

卵巢肿瘤是女性生殖系统常见肿瘤之一，可发生于任何年龄。卵巢肿瘤组织学类型多，并分为良性、交界性及恶性。由于卵巢位于盆腔深部，卵巢肿瘤早期无症状，又缺乏早期诊断的有效方法，患者就医时，恶性肿瘤多为晚期。其死亡率已占妇科恶性肿瘤的第一位，严重地威胁着妇女生命和健康。

一、病因

卵巢肿瘤的病因至今还不清楚，近年来对卵巢癌临床研究中发现一些相关因素。

（一）环境因素

在高度发达的工业国家中的妇女，卵巢癌的发病率较高，如瑞典卵巢癌发病率为 21/10 万，美国为 15/10 万，而非洲为 4/10 万，印度为 3/10 万，故考虑某些化工产品及饮食中胆固醇高与卵巢癌的发病可能有关。

（二）内分泌因素

卵巢癌的发生可能与垂体促性腺激素水平升高有关，临床上见到在更年期和绝经期后卵巢癌的发病率增高，及动物的实验性卵巢肿瘤得到证实。但因发现乳腺癌、子宫内膜癌和卵巢癌的发病，可随雌激素的替代疗法而增加，又不支持前述论点。

（三）病毒因素

有报道卵巢癌患者中很少有腮腺炎史，从而推断此种病毒感染可能预防卵巢癌的发生，还未得到充分的证据。

（四）遗传因素

有报道 2% ~25% 卵巢癌患者有家族史。近年发展起来的分子流行病学恰可深刻分析某些卵巢癌患者的高度家族倾向。

（五）致癌基因与抑癌基因

癌瘤的发生与染色体中的致癌基因受刺激，或抑癌基因的消失有关，此论点在目前卵巢癌的病因研究中也有所报道。

二、病理特点

（一）卵巢上皮性肿瘤

发病年龄多为 30 ~60 岁。有良性、临界恶性和恶性之分。临界恶性肿瘤是指上皮细胞增生活跃及核异型，表现为上皮细胞层次增加，但无间质浸润，是一种低度潜在恶性肿瘤，生长缓慢，转移率低，复发迟。

1. 浆液性肿瘤

占全部卵巢肿瘤的 25%。肿瘤多为单侧，大小不一，表面光滑，囊内充满淡黄色清澈浆液。交界性肿瘤囊内有较多乳头状突起。恶性者多为双侧，体积较大，切面为多房，腔内充满乳头，质脆，可有出血坏死，囊液混浊。

2. 黏液性肿瘤

发病率仅次于浆液性肿瘤。黏液性囊腺瘤占卵巢良性肿瘤的 20%，单侧、多房、瘤体大小不一，小如蚕豆，大的占据整个腹腔，达几十千克重。瘤体表现光滑，灰白色，切面有许多大小不等的囊腔，充满灰白色半透明黏液（含黏多糖），囊壁由单层柱状上皮覆盖。当囊瘤破裂后，瘤细胞种植于网膜或腹膜并分泌大量黏液形成黏液性腹水，称腹膜黏液瘤。黏液性囊腺癌由黏液性囊腺瘤恶变而来，占卵巢上皮性癌的 40%，多为单侧，切面半囊半实，癌细胞分化较好。

3. 子宫内膜样肿瘤

多为恶性，良性极少见，交界性也不多。良性和交界性肿瘤外观相似，肿瘤为单房，囊壁光滑或有结节状突起。恶性为囊实性或大部分实性，表面光滑或有结节状、乳头状突起，切面灰白色、脆，常有大片出血。镜下结构与子宫内膜癌相似，常并发子宫内膜癌，不易鉴别两者何为原发。

（二）卵巢生殖细胞肿瘤

发生率仅次于上皮性肿瘤。好发于儿童及青少年，青春期前占60% ~ 90%。绝经后仅占4%。

1. 畸胎瘤

多数畸胎瘤由2~3个胚层组织构成，多为囊性，少数为实质性。其恶性倾向与分化程度有关。

1）成熟性畸胎瘤：多为囊性，占畸胎瘤的95%，又叫皮样囊肿。单房，内壁粗糙呈颗粒状，有结节状突起，小骨块、软骨、皮脂、牙齿、毛发、肠管等。镜检可见到3个胚层衍化的各种组织，以外胚层多见。少数恶变为鳞状上皮癌。

2）未成熟畸胎瘤：多见于青少年，单侧实性，体积较大，切面灰白色似豆腐渣或脑样组织，软而脆。该瘤主要是原始神经组织，转移及复发率均高。

2. 无性细胞瘤

无性细胞瘤属恶性肿瘤。主要发生于儿童及青年妇女。多为单侧表面光滑的实性结节，切面呈灰粉或浅棕色，可有出血坏死灶。

3. 卵黄囊瘤

卵黄囊瘤极少见，肿瘤高度恶性。多见于儿童及青少年。绝大多数为单侧性，体积较大，呈圆形或分叶状，表面光滑，有包膜。切面以实性为主，粉白或灰白色，湿润质软，常有含胶冻样物的囊性筛状区。该瘤可产生甲胎蛋白，从患者的血清中可以检测到。

（三）卵巢性索间质肿瘤

卵巢性索间质肿瘤来源于原始性腺中的性索及间质组织，占卵巢恶性肿瘤的5% ~ 8%，一旦原始性索及间质组织发生肿瘤，仍保留其原来的分化特性，各种细胞均可构成一种肿瘤。

1. 颗粒细胞瘤

颗粒细胞瘤为低度恶性肿瘤，占卵巢肿瘤的3% ~ 6%，占性索间质肿瘤的80%左右，发生于任何年龄，高峰为45~55岁。肿瘤能分泌雌激素，故有女性化作用。青春期前患者可出现假性性早熟，生育年龄患者出现月经紊乱，绝经后患者则有不规则阴道流血，常合并子宫内膜增生过长，甚至发生腺癌。多为单侧，双侧极少。大小不一，圆形或椭圆形，呈分叶状，表面光滑，实性或部分囊性，切面组织脆而软，伴出血坏死灶。镜下见颗粒细胞环绕成小圆形囊腔，菊花样排列，即 Call - Exner 小体。囊内有嗜伊红液体。瘤细胞呈小多边形，偶呈圆形或圆柱形，胞质嗜淡伊红或中性，细胞膜界限不清，核圆，核膜清楚。预后良好，5年存活率为80%以上，少数在治疗多年后复发。

2. 卵泡膜细胞瘤

卵泡膜细胞瘤发病率约为颗粒细胞瘤的1/2，基本上属良性，但有2% ~ 5%为恶性。多发生于绝经前后妇女，40岁前少见。多为单侧，大小不一，圆形或卵圆形。外表常隆起呈浅表分叶状。质硬或韧，切面实性，可有大小不一的囊腔。黄色、杏黄色的斑点或区域被灰白的纤维组织分割是其特征。

3. 纤维瘤

纤维瘤是卵巢实性肿瘤中较为常见者，占卵巢肿瘤的2%~5%，属良性肿瘤，多见于中年妇女。单侧居多，中等大小。表面光滑或呈结节状，切面实性灰白色、硬。若患者伴有腹水和胸水，称为梅格斯（Meigs）综合征，肿瘤切除后，腹水和胸水可自行消退。

（四）转移性肿瘤

转移性肿瘤占卵巢肿瘤的5%~10%。乳腺、胃肠道、生殖道、泌尿道等部位的原发性肿瘤均可转移到卵巢。因系晚期肿瘤，故预后不良。库肯勃（Krukenberg）肿瘤是指原发于胃肠道，肿瘤为双侧性，中等大小，一般保持卵巢原状，肿瘤与周围器官无粘连，切面实性，胶质样，多伴有腹水。预后极坏，多在术后1年内死亡。

三、恶性卵巢肿瘤的转移途径

卵巢恶性肿瘤的蔓延及转移主要通过下述途径进行。

（一）直接蔓延

较晚期的卵巢癌，不仅与周围组织发生粘连，而且可直接浸润这些组织，如子宫、壁腹膜、阔韧带、输卵管、结肠及小肠等。

（二）植入性转移

卵巢癌常可穿破包膜，癌细胞广泛地种植在直肠子宫陷凹、腹膜、大网膜及肠管等处，形成大量的结节状或乳头状转移癌，并引起大量腹水。

（三）淋巴转移

是卵巢癌常见的转移方式，发生率20%~50%，主要沿卵巢动、静脉及髂总淋巴结向上和向下转移。横膈是卵巢癌常见转移部位。

（四）血行转移

卵巢恶性肿瘤除肉瘤、恶性畸胎瘤及晚期者外，很少经血行转移，一般远隔部位转移可至肝、胸膜、肺及骨骼等处。

四、临床分期

卵巢恶性肿瘤的临床分期：见表8-3。

表 8 - 3　原发性卵巢恶性肿瘤的分期

Ⅰ期	肿瘤局限于卵巢
Ⅰ$_a$	肿瘤局限于一侧卵巢，包膜完整，表面无肿瘤，腹水或腹腔冲洗液中不含恶性细胞
Ⅰ$_b$	肿瘤局限于两侧卵巢，包膜完整，表面无肿瘤，腹水或腹腔冲洗液中不含恶性细胞
Ⅰ$_c$	Ⅰ$_a$ 或 Ⅰ$_b$ 肿瘤伴以下任何一种情况：包膜破裂，卵巢表面有肿瘤，腹水或腹腔冲洗液中含恶性细胞
Ⅱ期	一侧或双侧卵巢肿瘤，伴盆腔内扩散
Ⅱ$_a$	蔓延和（或）转移到子宫和（或）输卵管
Ⅱ$_b$期	蔓延到其他盆腔组织
Ⅱ$_c$期	Ⅱ$_a$ 或 Ⅱ$_b$ 肿瘤，腹水或腹腔冲洗液中含恶性细胞
Ⅲ期	一侧或双侧卵巢肿瘤，伴显微镜下证实的盆腔外的腹腔转移和（或）区域淋巴结转移。肝表面转移为 Ⅲ期
Ⅲ$_a$	显微镜下证实的盆腔外的腹腔转移
Ⅲ$_b$	腹腔转移灶直径 ≤2 cm
Ⅲ$_c$	腹腔转移灶直径 >2 cm 和（或）区域淋巴结转移
Ⅳ期	远处转移，除外腹腔转移（胸水有癌细胞，肝实质转移）

注：Ⅰ$_c$ 及 Ⅱ$_c$ 如细胞学阳性，应注明是腹水还是腹腔冲洗液；如包膜破裂，应注明是自然破裂还是手术操作时破裂。

五、临床表现

（一）卵巢良性肿瘤

生长缓慢，早期肿瘤较小，常无明显症状，肿瘤继续生长，可出现腹胀等不适感。盆腔检查时，可触及一侧或双侧球形肿物，囊性或实性，边界清楚，表面光滑，与子宫无粘连。当肿瘤大至占满盆腹腔时，可出现压迫刺激症状，如尿频、排尿困难、大便不畅等。同时可见腹部明显隆起，叩诊浊音，但无移动性浊音。

（二）卵巢恶性肿瘤

早期也常无症状，仅体检时偶然发现，患者自觉腹胀、腹痛、下腹肿块或腹水等。肿瘤生长较快，压迫盆腔静脉，可出现下肢水肿；若为功能性肿瘤，可出现相应的雌、孕激素过多的症状。晚期则出现消瘦、贫血等恶病质征象。三合诊检查，直肠子宫陷凹处常触及大小不等、散在硬结节，肿块多为双侧，实性或半实性，表面凹凸不平，固定不动，并常伴有腹水。有时可在腹股沟区、腋下、锁骨上触及肿大淋巴结。症状轻重取决于肿瘤大小、位置、组织学类型及邻近器官、周围神经受侵程度。

六、并发症

卵巢肿瘤因早期均无症状，有的患者出现并发症时才发现。

（一）蒂扭转

蒂扭转为常见的妇科急腹症。约 10% 的卵巢肿瘤并发扭转。蒂扭转好发于瘤蒂长、中等大小、活动度大、重心偏于一侧的肿瘤（如皮样囊肿）。患者突然改变体位或向同一方向连续扭转，卵巢肿瘤的蒂由骨盆漏斗韧带、卵巢固有韧带和输卵管组成。发生急性扭转后，首先静脉回流受阻，瘤内高度充血或血管破裂，以致瘤体急剧增大，瘤内有出血，最后动脉血液也受阻，肿瘤发生坏死，变为紫黑色，易破裂或继发感染。

急性扭转的典型症状为突然发生一侧下腹剧痛，常伴恶心、呕吐，甚至休克，系腹膜牵引绞窄引起。妇科检查扪及附件肿块，张力较大，有压痛，以瘤蒂部位最明显，并可有腹肌紧张。有时扭转可自然复位，腹痛也随之缓解。蒂扭转一旦确诊，即应行剖腹手术，术时应在蒂根下方钳夹，将肿瘤和扭转的瘤蒂一并切除，钳夹前切不可回复扭转，以防栓塞脱落的危险。

（二）破裂

约3%的卵巢肿瘤会发生破裂。有外伤性破裂和自发性破裂两种，外伤性破裂常因腹部撞击、分娩、性交、妇科检查及穿刺等引起；自发性破裂因肿瘤生长过速所致，多为肿瘤浸润性生长，穿破囊壁。症状的轻重取决于囊肿的性质及流入腹腔囊液的性质和量，以及有否大血管破裂。小的单纯性囊腺瘤破裂时，患者仅感轻度腹痛；大囊肿或成熟囊性畸胎瘤破裂后，常引起剧烈腹痛、恶心、呕吐，严重时导致内出血、腹膜炎及休克。妇科检查发现腹部压痛、腹肌紧张，或有腹水征，原有肿块触不清或缩小瘪塌。凡确有肿瘤破裂，并有临床表现者，应立即剖腹探查。术中尽量吸净囊液，并涂片行细胞学检查，清洗腹腔及盆腔。如为黏液性肿瘤破裂，黏液不易清除时，可腹腔注入10%葡萄糖液使黏液液化，有利彻底清除。切除标本送病理检查，特别注意破口边缘有无恶变。

（三）感染

卵巢肿瘤感染较少见，多继发于肿瘤扭转或破裂后。感染也可来自邻近器官感染灶，如阑尾脓肿扩散。临床表现为发热、腹痛、肿块及腹部压痛、腹肌紧张及白细胞计数升高等。治疗应先用抗生素，然后手术切除肿瘤。若短期内不能控制感染，宜在大剂量抗生素应用同时进行手术。

（四）恶变

卵巢良性肿瘤均可发生恶变，恶变早期无症状，不易发现。如肿瘤生长迅速，尤其双侧性两侧肿瘤，应疑有恶变。如出现腹水、消瘦，多已属晚期。因此，确诊卵巢肿瘤者应尽早手术。

七、实验室及其他检查

（一）细胞学检查

腹水及腹腔冲洗液、后穹隆穿刺吸液、细针吸取法，均可用于卵巢肿瘤的诊断，确定其临床分期。

（二）B 超检查

可显示大体轮廓、肿瘤密度和其分布及液体含量，从而对肿块的来源作出定位。提示肿瘤的性质、大小等。并能鉴别卵巢肿瘤、腹水和腹膜炎。能帮助确定卵巢癌的扩散部位。

（三）X 线摄片

腹部平片对卵巢成熟囊性畸胎瘤，常可显示牙齿及骨质等。静脉肾盂造影可显示输尿管阻塞或移位。

（四）腹腔镜检查

腹腔镜检查可直接观察盆、腹腔内脏器，确定病变的部位、性质。可吸取腹水或腹腔冲洗液，行细胞学检查，或对盆、腹腔包块、种植结节取样进行活检。并可鉴别诊断其他疾病。其在卵巢癌诊断、分期治疗监护中有重要价值。

（五）CT 检查

CT 检查有助于鉴别盆腔肿块的性质，有无淋巴结转移。较清晰区分良恶性及鉴别诊断。

（六）MRI 检查

MRI 检查可判断卵巢癌扩展、浸润及消退情况。优点除同 CT 外，其图像不受骨骼干扰，可获得冠状及矢状断层图像，组织分辨力更清晰，还可避免 X 线辐射。

（七）淋巴造影（LAG）

LAG 诊断标准是以淋巴结缺如和淋巴管梗阻作为 LAG 阳性。可帮助确定卵巢癌的淋巴结受累情况，特别是了解局限的卵巢上皮性癌及无性细胞瘤的淋巴结转移情况，可以帮助临床分期，决定需否对淋巴结进行辅助放射治疗及放射治疗所用的面积范围。

（八）生化免疫测定

卵巢上皮性癌、转移性癌及生殖细胞癌患者的癌抗原（CA125）值均升高。血清脂质结合唾液酸在卵巢癌患者 80% 均升高。此外血清超氧歧化酶、AFP、HCG 的测定对卵巢癌的诊断也有一定意义。

八、诊断

结合病史和体征，辅以必要的辅助检查确定：①盆腔肿块是否来自卵巢；②卵巢肿块是肿瘤还是瘤样病变；③卵巢肿瘤的性质是良性还是恶性；④肿瘤的可能类型；⑤恶性肿瘤的临床分期。

九、鉴别诊断

（一）良性卵巢肿瘤需与下列情况鉴别

1. 卵巢瘤样病变

临床上生育年龄的妇女易发生，其中滤泡囊肿和黄体囊肿最多见。多为单侧，直径 <5 cm，壁薄，暂行观察或口服避孕药，2 个月内自行消失。若持续存在或长大，应考虑卵巢肿瘤。

2. 子宫肌瘤

浆膜下肌瘤或肌瘤囊性变易与卵巢实性肿瘤或囊肿相混淆。肌瘤多有月经过多史，妇科检查肿瘤随宫体和宫颈活动，诊断有困难时，探针检查子宫大小及方向可鉴别肿块与子宫的关系，亦可行 B 超检查。

3. 子宫内膜异位症

当异位在附件及直肠子宫陷凹形成粘连性肿块和结节时，与卵巢癌难于鉴别。前者有进行性痛经、月经过多、不孕，经激素治疗后包块缩小，有助于鉴别。疑难病例可行 B 超、腹腔镜检查，有时需剖腹探查才能确诊。

4. 妊娠子宫

妊娠早期子宫增大变软，峡部更软，妇科检查宫颈与宫体似不相连，可把子宫体误认为卵巢囊肿，但妊娠妇女有停经史，通过问病史，妊娠试验与 B 超检查即可鉴别。

5. 盆腔炎性包块

有盆腔感染史，表现为发热、下腹痛，附件区囊性包块，边界不清，活动受限。用抗生素治疗后肿块缩小，症状缓解。若治疗后症状不缓解，肿物反而增大，应考虑卵巢肿瘤。B 超检查有助于鉴别。

6. 结核性腹膜炎及肝硬化腹水

卵巢肿瘤应与结核性腹膜炎及肝硬化腹水相鉴别。

（二）恶性卵巢肿瘤需与下列情况鉴别

1. 卵巢子宫内膜异位症囊肿

有进行性痛经、月经过多、阴道不规则出血、不孕等症状。B 超、腹腔镜检查有助鉴别，必要时剖腹探查。

2. 盆腔炎性肿块

有盆腔感染史，肿块触痛，边界不清，活动受限，抗感染治疗后可缓解。必要时腹腔镜检查或剖腹探查。

3. 结核性腹膜炎

多发生于年轻不孕妇女，有肺结核史、消瘦、乏力、低热、盗汗、食欲缺乏、月经稀少或闭经等症状，妇科检查肿块位置较高，不规则，边界不清、活动差，常合并有腹水。结核菌素试验、B 超、腹腔镜等有助鉴别，必要时剖腹探查。

4. 生殖道外肿瘤

与腹膜后肿瘤、直肠及结肠肿瘤等鉴别。

5. 转移性肿瘤

常与消化道转移性肿瘤相混淆。注意原发肿瘤的表现，转移性肿瘤常为双侧性，活动度好。必要时剖腹探查。

（三）卵巢良性肿瘤与恶性肿瘤的鉴别

卵巢良性肿瘤与恶性肿瘤的鉴别，见表 8 - 4。

表 8 - 4 卵巢良性肿瘤与恶性肿瘤的鉴别

鉴别内容	卵巢良性肿瘤	卵巢恶性肿瘤
病史	病程长，缓慢增大	病程短，迅速增大
体征	单侧多，活动，囊性，表面光滑，一般无腹水	双侧多，固定，实性或囊实性，表面不平、结节状，常伴腹水，多为血性，可找到恶性细胞
一般情况	良好	逐渐出现恶病质
B 超	为液性暗区，可有间隔光带，边缘清晰	液性暗区内有杂乱光团、光点，肿块周界不清

十、治疗

（一）良性卵巢肿瘤的治疗

一经确诊，即应手术治疗。可根据患者的年龄、有无生育要求及对侧卵巢情况决定手术范围。年轻、单侧良性肿瘤可行卵巢肿瘤剥出术、卵巢切除术或患侧附件切除术。围绝经期妇女可行全子宫及双附件切除术。术中应区别卵巢肿瘤的性质，必要时做快速冷冻切片组织学检查以确定手术范围。

（二）恶性卵巢肿瘤的治疗

以手术为主，辅以化疗、放疗。

1. 手术治疗

是恶性卵巢肿瘤的首选方法。首次手术尤为重要。疑为恶性肿瘤者，应尽早剖腹探查；先吸取腹水或腹腔冲洗液做细胞学检查；然后全面探查盆腔、腹腔，决定肿瘤分期及手术范围。早期患者一般做全子宫、双附件加大网膜切除及盆腔、腹主动脉旁淋巴结清扫术。晚期可行肿瘤细胞减灭术，即尽量切除原发病灶及转移灶，使残留病灶直径小于 1 cm，同时常规行腹膜后淋巴结清扫术。

2. 放疗

无性细胞瘤对放疗高度敏感，颗粒细胞瘤对放疗中度敏感，术后可辅以放疗。手术残余瘤或淋巴结转移可作标记放疗，也可采用移动式带形照射技术。放射性核素^{32}P（磷）等可用于腹腔内灌注。

3. 化学药物治疗

自 Shay 和 Sun（1953 年）以塞替哌治疗卵巢癌取得疗效后，临床应用增多。近 10 年来，由于分子生物学的深入研究，细胞增殖动力学的发展和抗癌药物不断出新，化学治疗进展很快。目前虽未达到根治目的，但有半数晚期卵巢癌患者获得缓解，所以，在卵巢癌临床综合治疗中化疗的地位日益提高，已有超载放疗之势。

4. 免疫治疗

对恶性卵巢肿瘤近年提倡用的白细胞介素 - 2、LAK 细胞、肿瘤坏死因子、干扰素、转移因子及单克隆抗体等，均有机体反应，但目前还难以实现其理想效果。

5. 激素治疗

研究表明，上皮性卵巢癌患者 40% ~ 100% 激素受体阳性。给予甲羟孕酮 200 mg，肌内注射，每周 1 ~ 2 次，于确诊或术后立即开始，长期使用，可使症状改善显著，食欲、体重增加，可做辅助治疗。

6. 高剂量化疗合并自体骨髓移植（ABMT）或外周血干细胞移植（PBSCT）治疗难治性卵巢癌

难治性卵巢癌是指以常规剂量、一二线化疗药物、放疗或手术均不能治疗者，对这些病例，大剂量的化疗可导致骨髓严重抑制，因此增加了感染、出血等并发症的发生率，自体骨髓支持治疗在白血病和恶性淋巴瘤治疗中的成功，已证明被移植骨髓干细胞的重建，加速了血液系统的恢复，明显降低了大剂量化疗的危险性，增加了安全性。大剂量化疗合并自体骨髓支持治疗也用于难治性卵巢癌，并已取得一定进展。近年文献报道发现，外周血干细胞和骨髓移植的干细胞对血液系统的恢复效果是相同的，但二者比较，血干细胞有其优点，易于采集，移植物受瘤细胞污染可能性小，含有大量淋巴细胞，有助于免疫功能恢复和抗癌作用，不需要全身麻醉，并发症少，可重复多次应用等，因此，多数用外周血干细胞移植替代自体骨髓移植。Shpall 综合文献报道，200 例晚期卵巢癌（对多种药物耐药）接受高剂量化疗，辅以自体骨髓支持治疗，缓解率明显提高达 70% ~ 82%（一般治疗为 10% ~ 20%）。Benedetti 对 20 例 Ⅲ、Ⅳ 期卵巢癌进行大剂量 DDP、CBDCA、VP16 化疗，并用自体外周血干细胞支持或自体骨髓移植，5 年生存率为 60%，毒性反应尚可耐受。

7. 中医中药

术前给予中药扶正，兼以软坚消癥以驱邪，可为手术创造条件。术后放、化疗期间给予中药健脾和胃，扶助正气，减轻毒副反应。化疗间歇期可给予扶正清热解毒，软坚消癥的中药。以提高机体免疫功能，增强对外界恶性刺激的抵抗力，抑制癌细胞的生长，促进机体恢复，延长生命，以达到抗癌抑癌作用。中西医结合治疗既有利于标本兼治，又有利于提高生存率。

十一、预后

预后与临床分期、组织类型、细胞分化程度、年龄、治疗措施等有关。5 年生存率：Ⅰ 期 70% ~ 80%，Ⅱ 期以上只有 40% 左右。低度恶性肿瘤、残余瘤直径 < 2 cm 者疗效较好。年老患者疗效较差。

十二、随访

通过随访，可了解患者对治疗方案的直接反应，及早发现和迅速处理与治疗有关的并发症，早期发现未控或复发病变以对治疗方案做适当的更改。一般是术后 2~3 年每 3 个月随诊 1 次，第 3~5 年每 4~6 个月复查 1 次。5 年后每年复查 1 次。

十三、预防

（一）大力开展宣传教育

提倡高蛋白、富含维生素 A 的饮食，避免高胆固醇食物。高危妇女宜服避孕药预防。

（二）开展普查普治

30 岁以上妇女应每年作妇科检查，高危人群每半年检查一次，配合 B 超检查、CA125 及 AFP 检测等，及早发现或排除卵巢肿瘤。

（三）早期诊断及处理

卵巢实质性肿瘤或囊肿直径 >5 cm 者，应及时手术切除。盆腔肿块诊断不清或治疗无效者，应及早行腹腔镜检查或剖腹探查。

（四）对乳癌、胃肠癌等患者

治疗后应严密随访，定期进行妇科检查。确定有无卵巢转移癌可能。

（叶佳）

第九章　新生儿保健

从出生脐带结扎至生后满 28 天，称新生儿期。这一时期小儿脱离母体，开始独立生活，内外环境发生巨大变化，而新生儿的生理调节功能还不成熟，对外界适应能力差，易随环境变化而改变。因此，新生儿出生后需经历一系列重要和复杂的调整，才能适应外界环境，保证生存和健康成长。此期发病率较高，常见疾病有产伤、窒息、出血、溶血、感染、先天畸形等。在发达国家此期死亡率占婴儿死亡率的 2/3，尤以第 1 周为最高，占新生儿死亡数的 7‰，根据这些特点，此期保健重点应放在第 1 周，如分娩时应提高接生技术，对新生儿进行定期访视，指导母亲做好新生儿保健工作，对于保护儿童健康，降低婴儿死亡率，具有重要意义。

第一节　新生儿解剖生理特点

正常足月儿是指出生时胎龄满 37~42 周，体重在 2 500 g 以上（通常约 3 000 g），身长 47 cm 以上（约 50 cm），无畸形和疾病的活产婴儿。

一、外观特点

正常足月儿出生即有响亮的哭声，并即可有吸吮的动作。头大、躯干长，腹略膨，四肢短、呈屈曲状态。皮肤红润、丰满，覆有少量纤细胎毛，头发分条清楚，耳郭软骨发育良好，轮廓清楚。乳晕清楚，乳头突起，乳房可摸到结节。指（趾）甲长到或长过指（趾）端，足底纹遍及整个足底。男婴阴囊皱襞多，睾丸已降入阴囊，女婴大阴唇已完全遮蔽小阴唇。

二、各系统解剖生理特点

（一）皮肤黏膜及脐

新生儿皮肤薄嫩，血管丰富，易损伤而引起感染。口腔黏膜柔嫩，唾液腺发育不良，较干燥。脐带生后 1~7 天脱落。

（二）体温调节

新生儿体温中枢发育不完善，体温调节功能差，故体温不稳定，易随外界环境温度而变化，在保暖不当时容易发生低体温，应按中性温度（又称适中温度，指一种适宜的环境温度，既能保持新生儿正常体温，又能使机体耗氧量最少、新陈代谢率最低）保暖。

（三）呼吸系统

胎儿有微弱的呼吸运动，肺内充满液体，出生时经产道挤压有 1/2~2/3 肺液由口鼻排出，其余由肺间质吸收。出生时由于机体感受器及皮肤温度感受器受到刺激，出生后数秒内开始呼吸。由于新生儿呼吸中枢及肋间肌发育不成熟，呼吸主要靠膈肌升降而呈腹式呼吸，呼吸浅表，节律不匀，睡眠时更为明显。呼吸频率40~45次/分。

（四）循环系统

脐带结扎，肺血管阻力下降，卵圆孔、动脉导管功能性关闭，体、肺循环各司其职。心率较快，波动也较大，（140±50）次/分，呈胎心样心音。新生儿血压较低，其收缩压为50~75 mmHg。其血管多集中于躯干及内脏而四肢较少，故新生儿四肢易发凉或青紫。

（五）消化系统

足月儿消化道面积相对较大，肌层薄，蠕动快，肠壁通透性高，能分泌多种消化酶，适合大量流质食物的消化吸收。新生儿胃呈水平位，贲门括约肌松弛，幽门括约肌发达，故易溢乳或呕吐。由于肠道相对较长，吸收面积相对较大，肠壁通透性较高，有利于吸收初乳中免疫球蛋白，但也易吸收肠腔内毒素及消化不全产物进入血循环，引起中毒或过敏反应。新生儿生后24小时内开始排出墨绿色黏稠胎粪（由脱落肠黏膜上皮细胞、浓缩的消化液及吞下羊水组成），3~4天排完。若生后24小时无大便，应检查有无消化道畸形。

新生儿肝脏酶系统活力较低，其中葡萄糖醛酸转移酶的活力低是新生儿生理性黄疸的主要原因之一。此酶不足也影响对某些药物的解毒，剂量稍大即可引起严重的毒性反应。

新生儿每日所需热能在第一周为60~80 kcal/kg，以后每周增加20 kcal/kg直至120 kcal/kg。其体液占总体重65%~75%，每日液体总需：生后1~3天60~100 ml/kg，第3天后需100~150 ml/kg，钠、钾的需要量为每日1~2 mmol/kg，生后3天内因红细胞大量破坏，不需补钾。

（六）泌尿系统

新生儿的肾单位数量与成人相似，但其滤过能力、调节功能及浓缩功能均较低，易发生水、电解质紊乱。

（七）血液系统

新生儿出生时血液中红细胞数较高，不久逐渐下降。血红蛋白（Hb）中胎儿血红蛋白（Hb-F）约占70%，以后逐渐被成人血红蛋白（Hb-A）替代。新生儿出生时脐血Hb均值170 g/L，红细胞计数均值为（5.5~5.8）×10^{12}/L。新生儿白细胞总数为（10~26）×10^9/L，以中性粒细胞为主，逐日下降，淋巴细胞及单核细胞上升，在第4~6天发生第一次交叉。正常新生儿出生2周内周围血中可见有核红细胞。新生儿血小板计数在生后第一天均值为192×10^9/L，凝血酶原时间较儿童长。

（八）神经系统

新生儿脑相对大，占体重 10% ~ 20%，脊髓相对较长，其下端在第 3 ~ 4 腰椎下缘，故腰椎穿刺时，进针位置应在第 4 ~ 5 腰椎间，脑脊液量较少，压力较低，卧位时 3 ~ 8 cmH_2O。新生儿克氏征（Kernigsign）、巴氏征、佛斯特征均可呈阳性反应。

足月新生儿具备下列几种特殊的原始反射：

1. 觅食反射

新生儿一侧面颊被触及时，头即转向该侧，呈觅食状。正常情况下于生后 3 ~ 4 个月此反射消失。

2. 吸吮反射

将物体放入口中或触及口唇时，即引起吸吮动作。约于生后 4 个月此反射消失（睡眠中或自发的吸吮活动可维持较久）。

3. 握持反射

将手指或笔杆触及手心时，立即握住不放。约于生后 3 个月此反射消失。

4. 拥抱反射

将小儿放于床上用手猛击头侧床面，或检查者手托住伸在检查台一侧外面的头及颈后，突然放低头部（手仍托住头颈部），使头向后倾 10° ~ 15°，则小儿两臂外展，继而屈曲内收到胸前，呈抱球状。于生后 3 ~ 4 个月此反射消失（怀疑颅内出血者禁做此反射检查）。

5. 颈肢反射

将仰卧小儿的头突然转向一侧，则该侧上下肢体伸直，对侧上下肢屈曲。于生后 3 ~ 6 个月此反射消失。

上述反射均为非条件反射。如有颅内出血、核黄疸、神经系统损伤或其他颅内疾病者，这些反射可能消失。有脑发育不全或脊髓运动区病变者常延迟消失。

（九）能量和体液代谢

新生儿总热能需要量取决于维持基础代谢和生长的能量消耗，第一天 100 ~ 120 kcal/kg。其中基础代谢热能需要量为每日 50 kcal/kg，母乳、配方乳或牛乳的正确喂养都能达到这些要求。

新生儿体液总量占体重的 65% ~ 75%，第 1 ~ 2 天液体需要量为每日 50 ~ 80 ml/kg，3 天后每日 80 ~ 120 ml/kg，电解质 Na$^+$ 为每日 1 ~ 2 mmol/kg，K$^+$ 约为每日 0.5 ~ 1.0 mmol/kg。新生儿疾病时易发生酸碱失衡，特别易发生代谢性酸中毒，需及时纠正。

（十）免疫系统

新生儿对多种传染病有特异性免疫，主要是胎儿通过胎盘从母体获得 IgG，从而在出生后 6 个月内对麻疹、风疹、白喉等有免疫力。但新生儿的特异性和非特异性免疫功能均不成熟，屏障功能又弱，皮肤、黏膜娇嫩，易擦伤；脐部为开放伤口，细菌易繁殖并进入血液，由于新生儿巨噬细胞对抗原的识别能力差，免疫反应不及时，缺乏 IgA，新生儿易患大肠杆菌败血症和呼吸道及消化道感染。新生儿自身产生的 IgM 有限，又缺少补体等，因而粒细胞对细菌，特别是革兰阴性细菌的杀灭能力差，容易发生败血症。血中的溶菌体和粒细胞对真菌的杀灭力也较差。在新生儿的护理工作中，应注意做好必要的消毒隔离，避免不必要的接触，以防感染。出生 24 小时内，可接种卡介苗和乙型肝炎疫苗。

三、几种常见的特殊生理状态

（一）生理性黄疸

有 50% ~75% 的新生儿生后 2 ~3 天出现黄疸，是由于新生儿胆红素代谢特点所致，并应除外任何共存的致病因素，生理性黄疸具有以下特点：①黄疸出现时间在生后 2 ~3 天；②高峰时间在生后 4 ~6 天；③消退时间，一般 7 ~10 天，足月儿不超过 2 周，早产儿不超过 3 ~4 周；④程度轻到中度，呈浅杏黄色或黄红色、有光泽，进展缓慢；⑤血清胆红素的最高限为：足月儿≤205 μmol/L，早产儿≤257 μmol/L；⑥除黄疸外，无其他伴随症状如贫血、肝脾肿大或发热等，一般情况良好。总之，生理性黄疸是新生儿的特殊生理状态，对机体无害，一般不需治疗，提早喂养，保持室内空气流通、光线充足，则可使黄疸减轻或消退加快。

（二）新生儿脱水热

部分新生儿在生后 3 ~4 天有一过性发热，体温可骤升至 40℃，除烦躁外，一般状况无特殊变化，补足水分（喂糖水或静脉滴注 5% ~10% 葡萄糖液）后，体温可在短时间内降至正常。否则应找致病原因。

（三）生理性体重下降

生后 2 ~4 天体重可下降 6% ~9%，最多不超过 10%，10 天左右即可恢复到出生时体重。主要是最初几天进食、饮水少，肺与皮肤不显性失水及排出大小便等。若下降过多或恢复慢者，应考虑病理因素或喂养不当。

（四）乳腺肿大及假月经

新生儿出生后 3 ~5 天可出现乳房肿大或有乳汁样分泌物，多于 2 ~3 周自然消退。女婴出生后 5 ~7 天可出现少量阴道出血或白色分泌物，1 ~3 天自止。以上均系母亲妊娠后期的雌激素进入胎儿体内，出生后突然中断所致，一般不需要处理。

（徐艳霞）

第二节 新生儿期保健重点

一、出生时的护理（产科和新生儿科）

维持产房室温 25～28℃。胎儿娩出后迅速清理口腔内黏液，保证呼吸道通畅；及时点眼药，防治分娩时的感染性眼病；严格消毒、结扎脐带；记录出生时评分、体温、呼吸、心率，体重与身长。设立新生儿观察室，出生后观察 6 小时，正常者进入婴儿室/母婴室。早产儿、低体重儿、宫内感染以及缺氧、窒息、低体温、低血糖、低血钙和颅内出血等产时异常的高危儿及时送入新生儿重症监护室。

二、保暖

出生后立即采取保暖措施，产房室温可根据新生儿出生时的体温的高低维持在27～31℃。新生儿居室的温度宜保持在 18～22℃，湿度保持在 50% 左右。冬季环境温度低，更应注意保暖；夏季环境温度高，应随气温高低随时调节衣被和室温。保暖时注意事项：①新生儿头部占体表面积 20.8%，经头颅散热量大，低体温婴儿应戴绒布帽；②体温低或不稳定的婴儿不宜沐浴；③室温较低时，可在暖箱内放置隔热罩，减少辐射失热，暖箱中的湿化装置容易滋生"水生菌"，故应每日换水，并加 1：10 000 硝酸银 2 ml；④使用热水袋时应注意避免烫伤；⑤放置母亲胸前保暖时，应注意避免产妇因疲劳熟睡而致新生儿口、鼻堵塞，窒息死亡。

三、日常观察

应经常注意观察新生儿精神、哭声、哺乳、皮肤、面色、大小便及睡眠等情况。如有异常及时查明原因并及时处理。

四、喂养

尽早吸吮人乳，指导母亲正确的哺乳方法；人乳确实不足或无法进行人乳喂养的婴儿，指导母亲选用配方奶粉喂养；纯人乳喂养的新生儿 2 周后补充维生素 D 400 U/d；乳母适当补充维生素 K，多吃蔬菜水果，避免新生儿或婴儿因维生素 K 的缺乏而发生出血性疾病。

五、呼吸管理

保持呼吸道通畅，早产儿仰卧时可在肩下置软垫避免颈部屈曲。如有发绀则间断供氧，以维持血氧分压在 50～80 mmHg。呼吸暂停早产儿可采用拍打足底、托背呼吸、放置水囊床垫等法；无效时可给氨茶碱静脉滴注，负荷量为 5 mg/kg，维持量 2 mg/kg，每日 1~2 次，血浆浓度维持在 5~10 mg/L；亦可用枸橼酸咖啡因静注，负荷量为 20 mg/kg，维持量 5 mg/kg，每日 1~2 次，血浆浓度应为 5~20 mg/L。严重呼吸暂停时需用面罩或机械正压通气。

六、皮肤黏膜护理

衣服应柔软、宽适、不褪色。尿布用吸水性强的软布。出生后可用消毒植物油轻拭皱褶处和臀部。应注意脐部清洁，保持干燥，观察有无渗血、感染。渗血较多者，可重新结扎止血。脐带一般 2~7 天自行脱落，脐带脱落后脐窝有渗出液可涂乙醇保持干燥；如有肉芽形成，可用硝酸银溶液点灼。

七、体位

不宜长时间仰卧，要经常变换体位。

八、预防感染

新生儿居室保持空气新鲜；避免交叉感染；新生儿的用具每日煮沸消毒；对于乙肝表面抗原（HBsAg）阳性、乙肝 e 抗原（HBeAg）阳性母亲的婴儿，出生后接种乙肝疫苗，对阻断乙肝病毒的母婴垂直传播效果较好；母亲为 HBV 慢性携带者哺乳不增加 HBV 传播的危险度；HBsAg、HBeAg、抗－HBc 抗体三项阳性（"大三阳"）母亲的婴儿应得到免疫保护，不宜喂养母乳。

九、预防接种

出生后 24 小时内接种卡介苗。出生 1 天、1 个月和 6 个月应各注射乙肝疫苗 1 次，每次 5~10 μg。

十、新生儿筛查

有条件地区在出生 72 小时开展先天性甲状腺功能减低症、苯丙酮尿症等先天性代谢缺陷病和先天性斜颈、先天性髋关节脱位和先天性马蹄内翻足的筛查，早诊断、早治疗，减少残疾儿的发生。

十一、新生儿访视

新生儿访视是新生儿保健的重要措施，不论在家分娩或产院分娩的新生儿，均要接受地段妇幼保健人员的访视与保健，做到无病早防，防治结合，促进健康发育。

（一）初访

出院后第 2 天。

1. 详细询问、了解新生儿出生情况

是否顺产，有无窒息，出生体重、喂哺、睡眠、大小便情况，曾否接种卡介苗及乙肝疫苗。

2. 观察是否健康新生儿

健康新生儿一般状况及精神均好，吃奶正常，面色红润，哭声洪亮，应测量体温是否正常。冬季注意居室温暖，防止硬肿症发生。夏季注意居室通风，防止出现新生儿脱水热。

3. 测体重、身长

与出生时体重比较，如出现生理性体重下降过甚，应指导母亲母乳喂养方法，增加母乳喂养次数。

4. 全面检查新生儿

体检时按常规顺序进行。注意囟门是否正常，头颅有无血肿，皮肤及巩膜有无生理性黄疸出现。皮肤有无硬肿、红肿或损伤，脐带残端有无出血、炎症，心脏有无杂音，男婴双侧睾丸是否下降至阴囊，新生儿正常神经反射如拥抱反射、觅食反射是否存在。

（二）复访

生后第 14 天进行。了解黄疸消长情况，测量体重以了解生理性体重下降是否恢复到出生时体重，如未恢复应查找原因给予指导；采用简易方法检测视力、听力，对新生儿出现的生理性乳腺肿胀、新生儿月经等，予以正确咨询。

（三）结案访

生后第 28 天进行，对新生儿做全面的体格检查，观察行为反射、肌张力，测体重。若测量值与出生时体重对比，增长值不足 500 g 者，要分析原因，查找有无潜在性疾病；指导家长学会使用小儿生长发育图。对低体重儿、人工喂养儿、冬季出生的新生儿应投予预防量的维生素 D 及维生素 C 等。

每次访视后，对每名新生儿均应填写访视卡，记录访视内容及指导处理意见。满月访视后填写小儿生长发育图，转地段婴儿期系统保健管理。

访视的准备

1）应备好新生儿访视用品，如秤、体温计、75% 乙醇、碘酒、1% 甲紫、消毒敷料；新生儿访视卡（除有新生儿一般登记检查项目外，还应有母孕史、分娩史、父母既往史等）。

2）安排好访视先后顺序，为防止交叉感染，应先访视早产儿和正常新生儿，后访视有感染性疾病的新生儿。

3）访视人员必须健康，患感冒、肝炎、结核等慢性传染病、皮肤感染等，不应承担访视工作。访视检查时应注意洗手、戴口罩，动作轻柔，细心认真。

十二、出生缺陷监测

出生缺陷通称先天畸形，是指出生时发现的人胚胎在结构和功能上的异常。人类胚胎和胎儿的先天畸形，往往是早期流产、死胎、死产、新生儿死亡和夭折的重要原因。存活的畸形儿不仅本人痛苦，给家庭和社会造成负担，而且直接影响全民族素质的健康发展。

（一）监测对象

国际通用监测的对象为自妊娠满 16 周以上的总产（包括活产、死产、死胎），多数选定在满 28 周以上的总产。在我国开展的出生缺陷监测、监测的对象为妊娠满 28 周以上的总产（包括活产、死产、死胎），但不包括一般人工流产，即不包括不是围产前诊断发现有先天缺陷，而采用人工流产来终止妊娠的胎儿。监测期有出生后在 48 小时，也有 7 天以内者。监测方法一般为在医院分娩者，由各监测员（经监测培训的产科医生、儿科医生、产科护士、儿科护士），在婴儿分娩时、淋浴时、入新生儿室体检或出院体检时发现后登记。除体格检查外，有条件的地区或医院，还应用 X 线、B 超、染色体、心电图、多普勒超声心动图、生化及病理等方法进行检查，以便进一步确诊和修正诊断，在规定的监测期后，检查发现的先天缺陷则不再登记报告。

（二）国际监测的先天畸形种类

1972 年，WHO 提出成立先天畸形监测的联合报告系统。1975 年首次选取 12 种先天畸形作为国际常规资料交换的病种，其疾病编码按"国际疾病分类"（ICD）第八版为基础，近年来对监测病种作了若干修改，但仍为 12 种，见表 9 - 1。

表 9 - 1　国际监测的先天畸形种类

种　　类	ICD 分类（第八版）
无脑儿	740
脊柱裂	741
脑积水	742
腭　裂	749
全部唇裂	749.1 ~ 179.2
食管闭锁和狭窄	750.2
直肠及肛门闭锁	751.2
尿道下裂	752.2
肢体短畸——上肢	755.2
肢体短畸——下肢	755.3
先天性髋脱位	755.6
Down 综合征	759.3

（徐艳霞）

第十章　异常新生儿的医疗保健

第一节 早产儿

早产儿又称未成熟儿，是指胎龄满 26 周至不足 37 周，出生体重 < 2 500 g，身长 < 47 cm 的活产婴儿。其身体各器官尚未发育成熟，故又称为未成熟儿。

一、外貌特点

早产儿出生时哭声低微，四肢肌张力低；皮肤薄嫩多皱纹，发亮有水肿，胎脂少，毳毛多；早产儿头长比例大，囟门大；头发细软，乱如绒毛；耳壳缺乏软骨，耳舟不清楚；指（趾）甲未达指端；足底纹理少；乳腺无结节，或 < 4 cm；男婴睾丸未降至阴囊，女婴的大阴唇不能遮住小阴唇。

二、各系统生理病理特点

（一）神经系统

其完善程度与胎龄有关，并与生活日龄呈正相关，胎龄越小，各种反射越差，长期似睡非睡状；哭声低微、哭时无泪，不舒服时仅示皱眉或苦脸；吸吮、吞咽、觅食反射不敏感，拥抱反射不完全，前臂弹回无或慢。

（二）体温调节

体温易波动，乃中枢发育未成熟之故。棕色脂肪少，基础代谢低，产热不足，体表面积相对大，皮下脂肪缺乏，散热增多，汗腺发育差或尚未发育，易受环境温度变化而变化，尤其在抢救时，暴露于室温中，体温可迅速下降，常造成不可逆损害。

（三）呼吸系统

早产儿呼吸中枢发育不成熟，肺泡组织不健全，表面活性物质缺乏，呼吸肌发育差，易发生肺膨胀不全及呼吸窘迫综合征，也易并发吸入性肺炎。早产儿一般能建立自主呼吸，但呼吸频率较快，节律不规则，还可出现间歇性呼吸暂停，胎龄愈小，愈易出现呼吸暂停。早产儿呼吸常不能满足机体对氧的需求，易出现发绀。

（四）消化系统

早产儿吸吮和吞咽反射差，且与呼吸不能很好协调，容易出现呛咳而发生乳汁吸入；胃容量小，贲门括约肌松弛，而幽门括约肌对痉挛，极易发生溢乳使入量不足；早产儿生长发育快，所需营养物质多，但各种消化酶分泌不足影响消化与吸收。故喂养一定要细致，奶量必须逐步增加。其次，早产儿肝功能差，肝酶不足，肝糖原储存及合成蛋白质功能均不足，因而生理性黄疸重而持续时间长，易引起核黄疸。

（五）循环系统

早产儿心音钝，有时可有期前收缩和杂音。不同胎龄、出生体重及日龄，其心率及血压各不相同。毛细血管脆弱，在无外伤情况下，有缺氧或凝血障碍时，即可表现出血，尤以脑和肺的血管为甚容易患脑室出血和肺出血。由于微循环不畅，故早产儿在地心引力作用下，不同体位时出现不同的皮肤色泽变化。

（六）泌尿系统

肾小球滤过率低，对尿素、氯、钾、磷的清除率也低。因缺乏抗利尿激素，故肾小管浓缩功能较差，尿渗透压偏低。早产儿出生后从尿中排出水分较多，体重下降较剧。因肾功能不完善，稍有感染、吐泻，环境温度变化或喂养不当，常呈酸碱平衡失调。如健康早产儿在生后第 2～3 周可出现代谢性酸中毒，称为"晚期代谢性酸中毒"，系由于在此期间，每日蛋白质摄入量都达最高水平，引起非挥发性酸负荷增加，超过了肾对氢离子的排泄能力，加上体内 HCO_3 储量不足，造成暂时性酸碱平衡失调，特别是牛奶喂养者，发生晚期酸中毒者可 4 倍于母乳喂养儿。

（七）肝脏功能

由于早产儿肝脏葡萄糖醛酸转移酶的不足，胆红素代谢不完善，故易出现高胆红素血症及核黄疸，生理性黄疸延迟；肝脏内合成 II、VII、IX、X 凝血因子较低，凝血机制不全，易引起颅内出血、肺出血；肝糖原储备量少，易致低血糖；铁及维生素 D 储备不足，肝脏羟化酶少易致佝偻病；肝脏合成蛋白质不足，形成低蛋白血症致水肿。

（八）血液系统

刚出生早产儿的周围血红细胞计数和血红蛋白并不低，但几天后迅速下降；出生体重越低，就越早出现数值下降，有核红细胞持续时间也越长，并逐步呈现贫血。血小板数略低于足月儿，且常因维生素 E 缺乏而呈轻度溶血性贫血。

（九）免疫

早产儿免疫功能与足月儿相似，但因提早娩出，通过胎盘从母体获得的 IgG 减少，IgM 产生有限，同时缺少补体及备解素，使早产儿对某些感染的抵抗力更低，特别是金黄色葡萄球菌、大肠杆菌、B 族溶血性链球菌的感染，易致败血症。

（十）生长发育

出生后生长发育较足月新生儿迅速，一岁时体重为出生时的 5～7 倍。

三、早产儿的护理和保健

早产儿的护理，原则上与足月儿基本相同。但对早产儿则应更加耐心、细心、谨慎、温柔，要有高度的负责精神及丰富熟练的护理技术。一般体重在 2 000 g 以上者，尚能适应外界环境的变化，死亡率较低；体重低于 2 000 g 者，尤其低于 1 500 g 者，则更应特别护理。并安排在特殊房间或新生儿重症监护病房（NICU）。

（一）一般护理

尽量避免不必要的检查与移动，每日测体重一次，测体温 2 ~ 4 次。保持体温在正常范围后，对 2 000 g 左右的早产儿，生后第二周可油浴，二周后可用温水浴。

（二）保暖

室温应保持在 24 ~ 36℃，相对湿度在 55% ~ 65%。体重在 2 000 g 以下或体重在 2 000 g 以上而有体温不升等病态时，均应放入暖箱保温。若体重 < 1 000 g，暖箱湿度为 34% ~ 36%；体重 1 001 ~ 1 500 g，暖箱温度为 32 ~ 34℃；体重在 1 501 ~ 2 000 g，暖箱温度为 30 ~ 32℃。早产儿的中性温度一般在 32 ~ 36℃。

（三）供氧

出现呼吸困难或青紫时应立即给氧。氧浓度以 30% ~ 40% 为宜，持续给氧不宜过久。对呼吸暂停的早产儿，除供氧外，可用氨茶碱或茶碱治疗。

（四）防止出血

早产儿常有出血倾向，生后应即刻注射维生素 K_1，若有出血可疑，应连用 3 天。

（五）喂养

早产儿的喂养是护理的重点，主张出生 6 ~ 8 小时开始喂糖水，以免发生低血糖。为使生理性体重下降减轻，应尽可能于生后 12 小时内开始授乳，母乳喂养最好。

喂哺方法：一般用胃管授乳、滴管授乳或奶瓶等方法喂养。胃管授乳适用于无吸吮能力、无吞咽能力的早产儿。滴管授乳适用于吸吮能力较弱而有吞咽能力的早产儿。奶瓶喂养适用吸吮及吞咽能力较强者，选小孔奶头，抱喂，防止呛咳。

喂养原则：喂奶开始时间根据个体情况尽量早，奶浓度由稀到浓，奶量由少到多，间隔时间由短到长。

（六）预防感染

早产儿因免疫系统不成熟、皮肤薄且具通透性，抵抗力比足月儿更低，因此容易受到感染。一些侵入性的治疗和检查，例如插脐导管和使用呼吸器，以及长期住院，都会使早产儿处于更大的感染危险中。因此，在护理上应注意：

1）严格执行洗手，接触早产儿前后皆应洗手。

2）工作人员应注意无菌技术的操作。

3）早产儿皮肤尽量维持干净、干燥及完整。

4）每位早产儿应有单独的用物，例如安抚奶嘴、听诊器。听诊器共用时，使用前应以乙醇消毒。

5）暖箱每日以温水清洁并每周更换，且须经紫外线消毒方可使用。水槽中的蒸馏水应每日更换。

6）所有使用的仪器应保持干净及干燥。

7）限制访客，并要求访客洗手、穿隔离衣、戴口罩及帽子。

8）静脉输液管及液体、呼吸器接管等应定时更换，以避免革兰阴性细菌生长。

9）注意脐带、眼睛、伤口及输液部位的感染先兆，如有发红、分泌物或体温不稳等感染征兆时，应立即通知医生处理。

（七）维生素及铁剂供给

因早产儿各种维生素及矿物质贮存量少，生长又快，极易致缺乏。出生初 3 天可给维生素 K_1 1 ~ 3 mg，维生素 C 从生后开始每日 50 ~ 100 mg。生后 10 天起给浓鱼肝油滴剂，从每日一滴开始，逐渐增加到每日 7 ~ 8 滴。生后 1 月起加铁剂，给 10% 枸橼酸铁胺每日 2 ml/kg。出生体重 <1 500 g 者，生后 10 天起另加服维生素 E 每日 5 ~ 20 mg，共 2 个月。

（八）常见并发症处理

感染、呼吸暂停、呼吸窘迫综合征、脑室内出血、高胆红素血症、新生儿坏死性小肠结肠炎、动脉导管重新开放和低血糖是早产儿常见的并发症，均需高度警惕，并予以相应的防治措施。

（九）出院标准

如婴儿吃奶良好，在一般室温中保持体温稳定，体重每日增加 10 ~ 30 g，体重达 2 000 g，无并发症，可以考虑出院。

（十）预后

适用胎龄早产儿如护理得当，一般 2 岁左右赶上正常足月儿，体格及智能发育完全正常。小于胎龄早产儿则其中可能有体格发育障碍和智能落后。

（十一）预防

做好围生期保健工作，减少早产儿发生率，在我国已具成效。胎内预防方法之一是使用抑制宫缩药物或使用宫颈环扎等；之二是促使胎肺成熟，在羊膜腔中注射地塞米松，从而有效地防止早产儿发生呼吸窘迫综合征。

（徐艳霞）

第二节　小于胎龄儿

小于胎龄儿（SGA）是指出生体重在同胎龄儿平均体重的第 10 百分位以下，或低于平均体重 2 个标准差的新生儿。根据成熟度可分为早产、足月、过期产小于胎龄儿；根据身体重量指数 ［出生体重（g）×100/顶臀长（cm^3）］ 和身长头围之比可分为匀称型（发育不全型）及非匀称型（营养不良型）。

一、病因

宫内发育迟缓。

（一）母亲方面

与能导致胎盘功能不全并引起胎儿营养不良、缺氧等因素有关；如母亲有妊娠高血压疾病、慢性心肾疾病、营养不良或贫血、子宫畸形、嗜烟酒等。

（二）胎儿方面

胎儿宫内感染性疾病（如病毒感染等）、先天畸形、遗传代谢性疾病等，均可影响胎儿正常的生长发育。

二、临床表现及生理病理特点

根据影响因素发生的早晚可分：

（一）匀称型

在妊娠早期胎儿生长发育就受影响，其体重、头围和身长都较小，但比较匀称，有的伴有先天畸形，预后较差。

（二）非匀称型

影响因素在晚期才发生，胎儿已成型，身长头围不受影响，但营养差，皮下脂肪少，显得不匀称，精神与同胎龄儿相仿。

由于多数小于胎龄儿体重在 2 500 g 以下，故应正确评估其胎龄以便与早产儿鉴别。

三、并发症

（一）低血糖症

由于宫内营养不良，糖原储备少，出生后如不及时喂奶或糖水则容易发生低血糖症，持续时间长且不易纠正。

（二）红细胞增多症

由于胎儿在宫内已有缺氧，促使红细胞增生，出生后若静脉血红蛋白 >220 g/L，血细胞比容 >0.65，可诊断为红细胞增多症。表现皮肤色深红，呼吸急促，可因血液黏稠而发生栓塞症。

（三）吸入性肺炎

由于宫内缺氧吸入而引起。

（四）先天性畸形

染色体畸变和宫内感染可导致各种先天性畸形发生。

四、治疗和保健重点

小于胎龄儿出生后按高危儿护理，护理原则和早产儿相仿，需放置适中环境温度下并监测血糖，纠正缺氧，加强喂养。根据结果和婴儿情况采取早期进食或静脉注射葡萄糖。红细胞增多—高黏稠血综合征患儿若有临床症状，可作部分换血治疗，换血量为10~20 ml/kg。高胆红素血症患儿可行光疗；其他情况可采用对症治疗，预防感染。

五、预防

加强孕妇保健和监护，及时发现、辨认胎儿的宫内生长迟缓，以便对孕母处理：给予吸氧、加强营养和休息、给予葡萄糖和维生素 C 或复方氨基酸静脉滴注等措施；亦可采用复方丹参静脉注射以改善胎盘微循环。如有宫内窘迫，应立即行剖宫产。

（徐艳霞）

第三节 大于胎龄儿

大于胎龄儿（LGA）是指新生儿出生体重大于同胎龄的平均体重第 90 百分位以上，或高于平均体重 2 个标准差的新生儿；出生体重 >4 kg 者称巨大儿，其中有些为健康儿，但亦有不少属病理性，且常与青春期肥胖症有密切关系。

一、病因

（一）遗传因素

父母体格高大；母妊娠后期营养过度、摄入大量蛋白质者的新生儿常巨大，属生理性。

（二）孕母或胎儿因素

母患有未控制的糖尿病，胎儿患有 Rh 血型不合溶血症、大血管错位先天性心脏病或伯—韦综合征等。

二、临床表现

大于胎龄儿或巨大儿体格较大，易发生难产造成产伤或窒息。临床表现随不同的病因而异：Rh 血型不合者易发生低血糖，患儿因大量溶血，生后不久便有贫血、水肿、黄疸、肝脾肿大；大血管转位者常有气促、低氧血症、发绀；糖尿病母亲的婴儿常有早产史，患儿体形大而胖，出生体重最高可达 7 kg，面如满月、色红，易发生肺透明膜病、低血糖症、高胆红素血症、红细胞增多症和肾静脉栓塞等；伯—韦综合征患儿除体型大外，尚有突眼、大舌、脐疝，先天性畸形如腭裂、虹膜缺损、毛细血管瘤、尿道下裂等和低血糖症。

三、防治

凡孕期监测中发现胎儿较大者应放宽剖宫产指征，以避免产伤和窒息；出生后应作为高危儿观察，监测呼吸、心率、血糖、血钙、血胆红素和血细胞比容等，以排除或发现各种导致大于胎龄的原因，异常者应及时处理。

（徐艳霞）

第四节　过期产儿

胎龄达到或超过 42 周的新生儿称过期产儿。有 2 种类型：第一种类型称胎盘衰老症或胎盘功能不全综合征。由于孕期延长，胎盘呈退行性变化，氧气和营养的通过受影响，使胎儿呈慢性缺氧和消耗症状，体重常较足月儿减轻，临床以营养不良与胎内窒息为特征；第二种类型为巨大儿，因孕期延长，但胎盘仍维持正常功能，胎儿体格继续发育，分娩时可因体格巨大引起难产、产伤等。

一、病因

（一）生理性过期妊娠

其胎盘功能正常，胎盘重量、厚度、大小正常或增加，无老化现象，胎儿能继续增长。出生时胎儿体重较大或成为巨大儿，或因颅骨钙化明显，不易变形而致难产及颅内出血。

（二）病理性过期妊娠

其胎盘功能减退，有梗死、钙化、绒毛间血栓、绒毛周围纤维素增加等胎盘老化现象。由于胎盘供血供氧不足，胎儿生长停滞，并易发生宫内窘迫。虽然胎儿对缺氧耐受性较强，缺氧时可通过提高糖酵解来维持生命；但因脑组织含糖原少，能量主要来源于糖的有氧氧化。故缺氧时，脑组织的氧化供能障碍，容易引起缺氧缺血性脑病、颅内出血及产后窒息。

二、临床表现

外形消瘦，皮下脂肪甚少，体重较轻（常 <2 500 g），但身高接近足月儿，呈"小老人"模样。颅骨钙化良好。因胎脂减少和消失，故皮肤干皱、裂开及脱皮。眼神灵活，食欲旺盛，活动及反应胜过足月儿。指趾甲过长。羊水量少。严重者，除上述症状外，因在污染羊水中浸泡过久，羊水、胎脂、皮肤、脐带、指趾甲和胎膜都呈绿染或黄染，提示因胎内缺氧致胎粪排出所染色。婴儿娩出时均有窘迫，或呈大量羊水吸入，肺不张，或呈颅内出血情况。测血气可示呼吸性和代谢性酸中毒。

三、防治

1）对每个过期妊娠者的处理不能采取一律引产或保守治疗，应加强临床及实验室监护，做好窒息抢救工作的准备，一旦出现胎盘功能不全，应及时终止妊娠，以免在等待中因胎盘功能急剧减退而致胎儿死亡。

2）产程中充分给氧。并用 10% 葡萄糖盐水加维生素 C 静脉滴注。

3）胎儿娩出后要及时清理口鼻黏液及胎粪。羊水Ⅲ度污染的新生儿娩出后应常规行气管插管并吸出胎粪，然后吸氧、纠酸，并送监护室监护。

4）喂奶时必须细心，因婴儿常呈急促吮吸和吞咽，可能引起呕吐或呛咳。

5）对有产时窒息征象者，需长期随访观察体格和智能发育。

（徐艳霞）

第十一章 母乳喂养

第一节　促进母乳喂养计划和制度

创建爱婴医院的目的是促进母乳喂养成功，提高人口素质。为使促进母乳喂养各项计划落到实处，既要注重培训教育，也要抓改革管理，使医院内各项制度有利于母乳喂养获得成功。

一、提高认识，狠抓教育

如提高全体医护人员对促进母乳喂养的认识，反复办各种培训班，参观学习先进单位等。

二、建立和健全各项制度

（一）制定母乳喂养须知

该须知应张贴在候诊大厅，产、儿科门诊，产房走廊和主管领导办公场所，具体内容推荐如下。

1）母乳喂养是母亲的神圣职责，全社会都应给予支持。

2）初乳是产后 7 天内的乳汁，含有更多的营养和抗病物质，能保护婴儿免受细菌和病毒的侵害，应积极做好初乳的喂哺。

3）母乳质量好，新鲜卫生，易消化，经济方便；母乳喂养又能增进母儿感情，应积极开展母乳喂养。

4）要使乳汁多，应该让婴儿早吸吮、多吸吮，应根据婴儿需要及时喂哺。

5）母乳可提供婴儿出生 4～6 个月生长发育所需要的全部营养，请不要给婴儿加喂任何代乳品、水及饮料。

6）不要用奶瓶及橡皮奶头，以免婴儿习惯后不吸母亲的奶头。

7）坚持夜间喂奶，既可促进乳汁分泌，又可延长生育间隔。

8）若暂时无法进行母乳喂养，只能使用小汤匙或量杯喂哺挤出来的母乳。

9）母亲暂时不喂哺婴儿，也应将乳汁挤出，以维持泌乳功能。

10）出院后母乳喂养有困难的母亲，可不定期到母乳喂养咨询门诊或通过热线电话咨询，以得到帮助与指导。

（二）制定产科促进母乳喂养护理制度

1）正常产妇的婴儿在娩出后 30 分钟内常规清理呼吸道分泌物，擦干皮肤和断脐后，即施行早吸吮制度。

2）早吸吮制度操作如下

（1）常规断脐处理后，将婴儿俯卧于母亲裸露的胸前，头侧向一边，使母婴皮肤充分接触，婴儿背部盖一毛巾，皮肤接触时间 30 分钟以上；同时密切观察婴儿，以防窒息。

（2）在皮肤接触过程中如婴儿有觅食反应，助产士协助婴儿吸吮母亲乳头。

（3）剖宫产的母婴皮肤接触是在母亲皮肤缝合完毕后，产妇有应答 30 分钟内进行。要求解开婴儿部分衣服，使婴儿身体部分与母亲皮肤接触。

（4）早吸吮的禁忌证是，母亲有心脏病，心功能不良，生命体征不稳定，重度妊娠高血压疾病；婴儿 Apgar 评分在 3 分以下，口腔畸形，患有苯丙酮尿症。

3）皮肤接触 30 分钟后给婴儿穿衣、点眼，让婴儿睡在母亲旁边的小床上，2 小时后无特殊情况，同时将母、婴送到母婴同室病区，按母婴同室母乳喂养护理常规进行。

4）设母乳喂养专职责任护士，落实母乳喂养指导工作，其职责为：

（1）对每个住院产妇进行母乳喂养知识的强化宣教，并在出院前对每个产妇进行测试。

（2）制定特殊母亲、特殊婴儿母乳喂养的护理措施。

（3）负责母婴同室母乳喂养管理，督促检查落实情况。

三、宣传与健康教育

创建爱婴医院的妇幼保健机构或医院，必须向所有在本院就诊的孕产妇及其家属宣传母乳喂养知识；产、儿科医护人员要对所有孕产妇、家属进行母乳喂养知识与技术的培训，使其掌握必要的母乳喂养知识和哺乳、挤奶等方法。

（徐艳霞）

第二节　母乳喂养的基本知识与技巧

一、母乳喂养的基础知识

（一）纯母乳喂养的定义

生后 4~6 个月的婴儿，除了吃自己母亲的奶外，不应给其他食物或饮料，也不给其他母亲的奶，称母乳喂养。

（二）母乳喂养的好处

1）母乳营养丰富，它含的蛋白质、脂肪、糖及各种微量元素比例合理和最标准，其所含营养成分能完全满足 4~6 月婴儿生长发育需要，而且最易消化吸收，并可避免佝偻病的发生，是任何食品不能比拟的。

2）母乳含有多种免疫物质，如免疫球蛋白、免疫细胞和其他免疫物质，并含有丰富的核苷酸，可以增强身体抵抗力，帮助对抗细菌的入侵，降低发病率，又可以促进肠道功能，有助宝宝更容易消化和吸收各种营养素。

3）哺母乳有利于母婴感情交流，可使婴儿在母亲怀中得到抚爱，加深母婴感情，对孩子的心理、语言和智能的发育有很密切的关系。

4）母乳含有丰富的抗体和一些免疫球蛋白，这些物质有助减低宝宝患病机会。

5）婴儿哺乳有利母亲产后健康，因哺乳可促进子宫收缩，减少产后出血，促进子宫复旧，有利母亲产后的康复。

6）哺母乳经济方便、安全、卫生、温度适宜，适合孩子需要。母亲的乳汁主要成分是水、蛋白质、脂肪、乳糖、矿物质和各种维生素。

7）母乳含有丰富 β - 胡萝卜素，β - 胡萝卜素可以转化成维生素 A，帮助视力发育，又可以和维生素 C、维生素 E 一样具有抗氧化作用，能增强身体抵抗力，有助宝宝健康成长。

（三）早吸吮的定义

新生儿出生断脐后，尽早于 30 分钟内，将新生儿裸体放于产妇胸前与母亲进行皮肤接触。当新生儿出现觅食反射时帮助吸吮双侧乳房，母婴皮肤接触时间不得少于 30 分钟，此种产后早期开始的母乳喂养，被称为早吸吮。早吸吮是产科促进母乳喂养制度改革的重要内容之一。

（四）早吸吮的好处

国内外大量观察研究表明早吸吮具有以下几方面的好处。

1）母亲体温适合婴儿保温需要，利于母婴早期皮肤接触和早吸吮，促使母乳喂养成功。

2）早吸吮可刺激母亲催乳反射、射乳反射的尽快形成，有助于早下奶及乳汁分泌。

3）让婴儿吸到营养和免疫价值最高的初乳，增强婴儿抗病能力，促进胎粪排出。

4）促进母亲子宫收缩，减少产后出血。

（五）按需哺乳的定义及意义

按需哺乳就是根据小儿的需求随时哺乳，这是保证乳汁分泌的最主要条件。它的具体内容是：当婴儿饥饿时或母亲感到乳房发胀时，即抱起婴儿喂哺，并且要坚持夜间哺乳。

按需哺乳的次数远远多于过去定时抱奶的次数。婴儿年龄越小每天哺乳次数越多，通过按需哺乳这种频繁的吸吮及密切接触，可使母亲乳汁分泌更早、更多、更快，并可预防过度的奶胀和乳腺炎的发生。同时婴儿可获得充足的营养和具有免疫力的初乳，对婴儿的健康发育有重要作用。

（六）母婴同室的重要性

婴儿出生后随母亲一起进入同一休养室，让母亲与婴儿一天 24 小时在一起，每天因治疗、护理婴儿须暂时离开母亲时，分离时间不得超过 1 小时。这就是产科管理制度改革中对母婴同室要求的标准。

实行母婴同室有以下优点：①让母亲与婴儿 24 小时在一起，有利于母婴感情的交流。②母婴同室向产妇提供了随时哺乳的方便条件，因此它是做到按需哺乳的基础。③母婴同室有利于母亲在医院中随时得到哺乳指导，学会正确的哺乳方法及照料护理婴儿的能力。

实践证明母婴同室优于过去母婴分室的管理制度。

（七）添加补充食品的医学指征

医院有少数医学指征的婴儿，住进特护婴儿室（或称高危婴儿室），对他们的喂养应视其营养需求和消化功能分别处理，只要有可能，就应进行母乳喂养。对个别有医学指征的婴儿，可给予液体或食物补充。

1. 婴儿方面

极低体重儿（＜1 500 g）或早产儿（＜32 周）；严重未成熟有潜在性低血糖或低血糖的婴儿；婴儿有先天性代谢性疾病（如半乳糖血症、苯丙酮尿症、枫糖尿病）；婴儿脱水母乳不能补充液体时的婴儿。

2. 母亲方面

母亲患有严重疾病（如精神病、子痫、休克）；母亲在哺乳期服用禁用的药物（如放射性药物、除了丙硫氧嘧啶之外的抗甲亢药物）。

（八）开奶前喂糖水和食物会影响母乳喂养

其原因一是使用奶瓶后，易产生乳头错觉。橡皮奶头和母亲奶头，其形状、质地及吸吮过程中口腔的运动都是不同的；二是减低对母乳的渴求，使婴儿吸吮次数少，时间短，减少对乳房的刺激，导致母乳分泌量不足；三是容易发生变态反应；四是易使母亲产生心理不适；误认为自己乳汁不足，丧失母乳喂养的信心，以致采取其他喂养方法。

（九）母乳不足的原因

1）没有做到按需哺乳及充分有效的吸吮，减少了对乳头的刺激，相应地降低了催乳素的分泌，影响了乳汁的产生。

2）过早地给婴儿添加水、牛奶或其他食品，婴儿没有饥饿感而降低了对母乳的渴求，不想再多吸吮，睡眠时间延长。母亲也有了依赖性，致使乳汁分泌减少。

3）母亲食欲低下、进食量及营养不足、各种原因造成母亲休息不佳或精神因素刺激等，均可导致母乳分泌量下降。因此应针对造成的原因，给予适当的处理。

（十）乳房肿胀最常见的原因

乳房肿胀最常见的原因是生后最初几天未做到有效的母乳喂养，未按需哺乳及喂奶姿势不正确。

（十一）乳头疼痛最常见的原因

乳头疼痛最常见的原因是含接姿势不正确，没有把乳头和大部分乳晕充分放入婴儿嘴内。

（十二）保持母乳充足的方法

1）早吸吮。
2）母婴同室。
3）按需哺乳。
4）让母亲相信自己的奶量是足够的。
5）夜间婴儿睡眠时，母亲要好好休息，吃营养丰富的食物，多喝水。
6）开奶前不喂食，最好也不喂水。

（十三）判断婴儿吃到足够母乳的方法

1）哺乳后婴儿很满足、很安静，不哭闹。
2）婴儿体重增加，每周平均增重 150 g 左右，2~3 个月婴儿每周增重 200 g 左右。
3）哺乳前母亲有乳房胀满感，哺乳后乳房变柔软。

（十四）给婴儿添加辅食及断奶的时间

正常情况下，婴儿 4~6 个月的全部营养，由母乳中就可获得充足的供应。此后，由于婴儿生长速度增快，营养成分需要量增加，单以母乳已不能满足需要，故需于 6 个月后开始添加辅食。据测试，婴儿出生后第 2 年，母乳提供的能量仅是孩子需要量的 1/3。对他们来讲，辅助饮食显得更加重要。加食应循序渐进，其原则是由稀到稠，由少到多，由细到粗，由一种到多种，以满足婴儿需要为原则。添加辅食后仍要继续哺乳。

关于断奶问题，一般认为如果婴儿需要，即使在 3 周岁，也不需强行断奶。但一般孩子 1~3 岁便会自行停止吸奶，此称自然断奶。目前多主张孩子 2 周岁时可以完全断奶。断奶应慢慢进行，一般选择孩子身体状况良好，季节适宜的时候进行，切不可机械地强行断奶。突然地强行断奶可致孩子一时不适应，易患疾病。突然断奶，也常是造成孩子营养不良的主要原因。断奶前，首先应减少哺乳次数，增加辅食次数及量，至夜间停止哺乳，最后达到全部停止哺乳的目的。这样安全可靠，且有益于保持深厚的母婴感情。

二、促进母乳喂养成功的技巧

（一）哺乳体位

卧位、坐位、环抱位。体位舒适，心情愉快，母婴紧贴，目光对视。

（二）正确的含接姿势

1. 母亲姿势
侧卧位、坐位、环抱式，喂奶时应精神愉快，目光对视，体位舒适。
2. 婴儿哺乳含接姿势
和母亲身体紧贴，口张大吸入大部分乳晕，嘴唇凸起，吸吮时两颊鼓起有节律的吸和吞咽。

（三）挤乳的方法

大拇指和食指放在乳晕上，离乳头根部 1~2 cm 处，其他手指在对侧向内挤压，手指固定不要在皮肤上移动，缓慢用力向胸臂内方挤压—松弛—再挤压。待乳汁流速减慢，手指向不同方向转移，再重复挤压至乳汁排空。

（四）营养与情绪

营养是乳汁来源的基础，情绪是乳汁来源的条件，二者与乳汁分泌多少有直接关系。饮食尽量调节花样如荤、素、稀、稠合理搭配。另外，还需家庭和谐，心理支持、情绪稳定，都是为多分泌乳汁创造条件。

（五）吸吮乳汁

母亲要想分泌出质量好的新乳汁，就应让婴儿把两边乳房的乳汁分别吸空。吸一侧需 10~15 分钟，第二次哺乳时让婴儿先吸上次后吸的一侧，如上一次左先右后，这一次便应先右后左。

（六）乳房胀痛

如感到乳房胀痛、发硬，可从外向中间轻柔或用热毛巾热敷以缓解症状。如感到乳房深处剧痛，并有红肿和伴有发热应立即就医。

（七）断奶时间与方法

纯母乳喂养应持续 4~6 个月，以后逐渐增加副食，并继续母乳喂养 1.5 岁。

（徐艳霞）

第十二章　新生儿常见疾病的防治

第一节　新生儿窒息与复苏

新生儿窒息是指胎儿因缺氧发生宫内窘迫或娩出过程中引起的呼吸、循环障碍，发生率为 5%～6%，是引起新生儿死亡和残疾的重要原因之一。

一、病因和发病机制

（一）胎儿窘迫

各种原因引起的胎儿窘迫未能在宫内得到纠正，尤其已有酸中毒时易发展为新生儿窒息。

（二）呼吸道梗阻

出生后未能及时清理呼吸道内黏液，或因胎儿窘迫时在产道内已吸入羊水或胎粪，或合并胎膜早破、胎儿宫内感染时其呼吸道内黏液黏稠不易吸出等因素，易致生后呼吸道的不全或完全性梗阻，导致呼吸衰竭。

（三）胎儿呼吸中枢抑制

早产儿呼吸中枢功能不健全，产程未发动行剖宫产术胎儿呼吸中枢缺乏相应的应激刺激而处于相对抑制状态，产程中曾用过吗啡、哌替啶等抑制呼吸药物，以及产伤如颅内出血、脑水肿等皆可对呼吸中枢产生抑制作用。

（四）其他

胎儿先天发育异常，如发绀型先天性心脏病、窒息性胸廓发育不全等均可发生生后致死性窒息，早产儿肺泡表面活性物质不足亦可引起肺不张而致呼吸衰竭。

新生儿窒息由于呼吸障碍，血氧含量迅速下降，造成血液重新分布，非生命器官，如肠、肾、肌肉及皮肤的血管收缩，以保证脑、心肌、肾上腺等重要生命器官的供血。当缺氧继续加重，乳酸堆积，造成代谢性酸中毒、pH 值明显下降。窒息早期由于儿茶酚胺释放，可出现高血糖血症，但因新生儿糖原储备少，很快因耗竭而出现低糖血症。上述诸因素可导致心功能衰竭、心率减慢、血压下降、静脉压上升、生命器官供血不足，加重脑损害，可留有后遗症，甚至死亡。

二、临床表现

胎儿缺氧早期为胎动增加，胎心率加快 ≥160 次/分；晚期为胎动减少或消失，胎心减慢或停搏，羊水被胎粪污染呈黄绿或墨绿色。临床上根据生后 1 分钟的 Apgar 评分

（表 12 – 1）将窒息分为轻、重两度，0 ~ 3 分为重度，4 ~ 7 分为轻度。如 5 分钟评分仍低于 6 分者，神经系统受损较大。

表 12 – 1 Apgar 评分标准

观察项目	出生 1 分钟内评分		
	0 分	1 分	2 分
心 率	0	< 100	≥100
呼 吸	无呼吸	呼吸表浅，哭声弱	呼吸佳，哭声响
肌张力	松弛	四肢屈曲	四肢活动好
弹足底反应或导管插鼻反应	无反应	有些动作	反应好
皮肤颜色	紫或白	躯干红、四肢紫	全身红
总 分			

大多数窒息婴儿经过及时抢救，能建立起有规律的自主呼吸，皮色转红。少数严重患儿虽有自主呼吸，但呼吸浅表不规则，哭声微弱，反应低下，皮肤颜色苍白，体温不升，仍呈休克状态；也有表现呼吸困难者，吸气时胸骨、剑突和肋间凹陷，伴有呻吟，听诊肺部可听到粗湿啰音或捻发音。心音大多有力，心率稍快，心前区可听到收缩期吹风样杂音，系由动脉导管开放或三尖瓣关闭不全引起的，病情好转后很快消失。新生儿窒息后可并发多脏器功能损害，如胎粪吸入综合征、缺氧缺血性脑病和颅内出血、缺氧性心肌损害、坏死性小肠结肠炎、高胆红素血症和急性肾衰竭等，因此，重度窒息儿复苏后必须严密监护，发现有异常症状应及时给予处理。据统计随访至 3 ~ 5 岁时重度窒息儿智能异常者占 4.1%，轻度窒息儿占 2.6%，新生儿窒息是围生期新生儿死亡的重要原因之一。

三、实验室及其他检查

（一）血气分析

血气分析 PaO_2 下降，$PaCO_2$ 升高，pH 值下降，BE 值下降，为混合性酸中毒。pH 值≤7.2 提示有严重缺氧。

（二）血生化

血生化低血糖、低血钙、低血钠、高血钾等。

（三）X 线胸片

X 线胸片可见肺不张、肺气肿、肺炎或气漏等。

（四）CT 检查

CT 检查可协助诊断缺氧缺血性脑病和颅内出血。

四、诊断

胎儿娩出后 1 分钟，仅有心跳而无呼吸或未建立规则呼吸的缺氧状态称新生儿窒息。

窒息的程度以生后 1 分钟评分为标准，常用 Apgar 评分法

五、复苏步骤及方法

最好由产科和儿科共同处理，在胎儿娩出前就做好抢救的准备工作，必须分秒必争，积极进行复苏。复苏的目的是建立呼吸，确保肺泡通气，提高氧张力，恢复心脏正常跳动，保证重要器官供血。复苏方案为 ABCDE 方案，即清理呼吸道（A）、建立呼吸（B）、疏通循环（C）、药物复苏（D）及评估（E）。具体步骤如下：

（一）保暖

保暖贯穿复苏过程的始终，以减少新生儿为适应环境需独自产热而消耗更多氧。

（二）清理呼吸道

胎头仰伸复位时或剖宫产娩头时，接生者即应自上而下挤出胎儿鼻腔内的黏液。胎体完全娩出后应立即用吸痰管吸净新生儿口咽部黏液，吸引动作须轻柔，避免损伤咽部黏膜。如为重度窒息，最好用咽喉镜，在照明下提起会厌，显露声门，插入气管导管，先吸出黏液和羊水，再加压给氧，每分钟 30 次左右，氧气压力不可过大，以防肺泡破裂。一般加压氧后气管内插管，给一般吸氧。如无吸管等设备，在紧急情况下，助产者可用对口法吸出黏液。

（三）在清除呼吸道内的黏液和羊水后，才可刺激呼吸

对轻度窒息者，可用手指轻弹足心，或以 75% 乙醇抹擦胸背，或针刺人中、十宣、涌泉穴，即能刺激婴儿啼哭。切忌倒悬婴儿，粗暴拍打，否则可能造成脑震荡等创伤。如经上述处理后婴儿仍不啼哭、不呼吸，可做口对口人工呼吸，即模仿自然呼吸之节律，用一块纱布盖在婴儿口上，一手托起新生儿颈部，另一手挤压上腹部，以防气体吸入胃内，然后口对新生儿的口，轻轻吹气，每吹 1 次，随即以手轻压婴儿胸部，使二氧化碳排出，这样一吹一压，每分钟 30 次直至呼吸恢复为止。吹力不可过大，以免肺泡破裂。重者宜用气管内插管加压给氧。

（四）心脏按压

气管插管加压给氧后，心率仍在 60 次/分以下，应进行胸外心脏按压以保证充足的心脏每搏输出量。常用方法有两种：第一种是用两手拇指并列或重叠于患儿胸骨下 1/3 处，其余手指围绕胸部托在背后，拇指轻轻向胸骨加压，幅度为 1 cm；第二种是用右手食、中两指并排轻压患儿胸骨中段，左手托在背部，以 100 次/分左右速度，有节奏地按压。每次按压后即放松，使胸骨复位、心脏扩张。

（五）药物治疗

目的是改善心脏功能、增加组织灌流和恢复酸碱平衡。

1. 肾上腺素

1）作用：可直接兴奋心肌起搏组织和传导系统的β受体，使心率加快，心输出量增加，同时兴奋血管α受体，使血管收缩，血压增高。

2）指征：胸外心脏按压30秒后，心率仍然 <80 次/分或心率为0。

3）方法：给予1:10 000 肾上腺素 0.1~0.3 ml/kg，静推或气管内注入，5分钟后可重复一次。

4）疗效：给药30秒后，有效者心率≥100次/分；无效者应考虑是否存在代谢性酸中毒和有效血容量减少等。

2. 扩容剂

1）作用：增加血容量，改善循环。

2）指征：有急性失血的病史并伴有血容量减少表现者。

3）方法：应给予扩容剂如全血、血浆、5%白蛋白和生理盐水等，剂量为每次10 ml/kg，于5~10分钟静脉输注。

4）疗效：有效者脉搏有力、血压上升、皮肤转红及代谢性酸中毒减轻。

3. 碳酸氢钠

1）作用：碳酸氢钠入血后，分解为碳酸氢根和钠离子，碳酸氢根和血中的氢离子结合，产生 CO_2 和水（CO_2 由肺排出），从而降低血中氢离子浓度，纠正代谢性酸中毒。

2）指征：在保证通气的条件下，有代谢性酸中毒存在的证据（临床表现或血气分析证实）。

3）方法：如无血气分析结果，可给予5%碳酸氢钠 3~5 ml/kg，加等量5%葡萄糖液后缓慢（>5分钟）静脉输入；若有血气分析结果，可根据公式：5%碳酸氢钠量（ml）= -BE值×体重（kg）×0.5，先给半量。

4）疗效：若心率≥100次/分，提示效果良好。

4. 多巴胺

1）作用：主要是兴奋心脏β受体。小剂量 $[1~2 \mu g/(kg \cdot min)]$ 可扩张脑、肾、肠系膜和冠状血管，对心脏无明显作用；中等剂量 $[2~10 \mu g(kg \cdot min)]$ 直接兴奋心脏β受体，使心率加快，心排出量增加；大剂量 $[>10 \mu g(kg \cdot min)]$ 兴奋血管α受体，使血管收缩，血压增高。

2）指征：应用肾上腺素、扩容剂和碳酸氢钠后，仍有循环不良者。

3）方法：开始剂量为 2~5 $\mu g/(kg \cdot min)$，以后根据病情可增加剂量，最大剂量为 15~20 $\mu g/(kg \cdot min)$ 连续静脉点滴（其半衰期极短）。

4）疗效：有效者血压增加，心率稳定（有时可出现心动过速）。

5. 纳洛酮

1）作用：纳洛酮是增合成吗啡拮抗剂，阻断吗啡样物质与其受体结合，从而拮抗所有吗啡类镇痛药的呼吸抑制、缩瞳、胆总管痉挛及致幻作用，并降低镇痛效应。半衰期为 1～1.5 小时，无习惯性和成瘾性，无明显不良反应。

2）指征：生后有呼吸抑制表现，其母亲产前 4 小时内用过吗啡类麻醉镇痛药者。

3）方法：应给予纳洛酮，每次 0.1 mg/kg，静脉或肌内注射或气管内注入，均应快速输入。

4）疗效：有效者自主呼吸恢复，如呼吸抑制重复出现，可反复给药。

（六）窒息复苏后的处理

窒息复苏后送入 NICU 监护，至少观察 3 天。

1）待呼吸平稳，脸色转红，心率、血压正常，心律规则后可停止给氧，用氧过久可导致氧中毒。

2）继续保持呼吸道通畅，随时清除分泌物。如仍有呼吸困难，胸片示异常改变者，根据病情严重程度、血气分析结果用机械通气治疗。反复呼吸暂停，可用氨茶碱治疗。

3）观察神经系统症状，临床疑似或 CT 明确诊断缺氧缺血性脑病或颅内出血者，应及早处理。注意有无颅内压增高症状，如拟有脑水肿者，则用 20% 甘露醇每次 0.5～1 g/kg，每日 2～4 次，2 天后减量；地塞米松每次 0.25 mg/kg，每日 2 次，呋塞米1 mg/kg，以减低颅内压。

4）监测肾功能，记录首次排尿时间及尿量，必要时监测尿素氮及肌酐等。

5）疑有感染者，凡曾气管插管和手术者，均应选用广谱抗生素预防感染。

6）重度窒息者应注意监测大便潜血 3 天，适当延迟开奶时间，注意有无呕吐、腹泻、腹胀或便血等表现，必要时做 X 线腹部平片，了解有无并发坏死性小肠结肠炎。喂养困难者静脉输液，持续 3 天仍不能喂哺者，予以静脉高营养以保证热量有利康复。

7）窒息后易发生低血糖、低血钙、低血钠和电解质紊乱，应动态监测并及时做相应治疗。监测血红蛋白、血细胞比容、血胆红素，以早期诊断红细胞增多症、高胆红素血症并给予及时处理。

8）在整个复苏抢救过程中要注意保暖。

六、预后

慢性宫内缺氧、先天性畸形、重度窒息复苏不及时或方法不当者、20 分钟 Apgar 评分低、出生 2 周时神经系统异常症候仍持续者预后均不良。

七、健康教育

孕妇应定期做产前检查，发现高危妊娠应及时处理，避免早产和手术产；提高产科技术；对高危妊娠进行产时胎心监护，及早发现胎儿宫内窘迫并进行处理；产时，当胎头娩出后，立即挤净口、鼻内黏液，生后再次挤出或吸出口、鼻、咽部分泌物，并做好一切新生儿复苏准备工作。

（杨廷敏）

第二节　新生儿呼吸窘迫综合征

新生儿呼吸窘迫综合征（RDS）又称新生儿肺透明膜病，系由于缺乏肺表面活性物质所引起，临床以生后不久即出现进行性呼吸困难为主要表现，病理以肺泡壁上附有嗜伊红透明膜和肺不张为特征。本病主要发生于早产儿。

一、病因

其病因目前认为未成熟儿的肺泡缺少表面活性物质是比较重要的一个致病因素。表面活性物质具有降低肺表面张力、保持呼气时肺泡张开的作用。肺表面活性物质缺乏时，肺泡表面张力增加，肺泡半径缩小，吸气时必须增加压力，因而造成呼吸困难。由于增加压力亦不能使肺泡维持原有直径，遂使肺泡逐渐萎陷、通气降低、通气与灌注血流比失调，造成低氧血症和二氧化碳蓄积；严重的低氧血症和酸中毒使肺血管收缩又致肺灌注不足；肺萎陷和肺血管收缩所致的肺动脉高压又导致动脉导管和卵圆孔的右向左分流，加重了低氧程度；而低氧血症、酸中毒和肺灌注不足等又抑制表面活性物质的合成及分泌，使病情进一步加重，导致肺组织缺氧、毛细血管通透性增高、细胞外液漏出、纤维蛋白沉着于肺泡表面形成透明膜，严重妨碍气体交换。此外，早产儿呼吸单位小、胸壁薄弱，不利于产生足够的胸内负压，都是发生肺不张、肺萎陷的内在条件。窒息、母亲患糖尿病、剖宫产、肺发育不良、血容量过高、红细胞过多、DIC、有肺水肿倾向等可能与本病发生有关。

二、病理

可见肺不张、肺水肿、肺血管淤血和出血；肺泡上皮坏死程度随病程而加重。透明膜形成初起为斑片状，后转为播散。36 小时后肺泡上皮开始恢复，透明膜被巨噬细胞和纤维蛋白溶解作用清除。在恢复过程中，肺泡表面开始出现表面活性物质，并逐渐增加。

三、临床表现

本病多见于早产儿，胎龄愈小，发病率愈高。初生时 Apgar 评分正常，但也有生后就有窒息者。如仔细检查一些重症病例生后数分钟便可见呼吸形式改变和呼吸频率增加。一般在生后 6 小时内出现呼吸困难，呈进行性加重，呼吸急促，吸气时出现胸骨、剑突下和肋间凹陷，提示肺顺应性下降，需用力呼吸方能使肺泡扩张。呼气性呻吟是一早期症状，呼气时声门部分关闭，使一部分气体停留在肺泡内，以保留一定的功能残余气量。随着呼吸困难加重，呼吸率明显增加，每分钟可为 80～100 次，青紫也逐渐加重。严重患儿呼吸反而减慢，继之呼吸节律不整，出现呼吸暂停，是病情恶化的早期症候。

肺部听诊两肺呼吸音减弱，若出现中或细湿啰音，提示已合并肺水肿、肺出血或肺炎等。由于缺氧、酸中毒不断加重，可出现脑、心肌受损表现，患儿反应迟钝、四肢松弛、体温不升，心率先增快而后变慢，心音由强变弱，有时可听到收缩期杂音。血压下降，末梢血管收缩而使皮色苍白，反将青紫掩盖。肝脏可增大，四肢末端出现浮肿，系由心力衰竭所致。

四、实验室及其他检查

（一）X 线检查

具有特征性，胸片显示弥漫性网状粟粒样斑点，以后两肺几乎全部实变，肺泡无气呈毛玻璃状阴影，唯支气管内有空气充盈而呈葱管状透亮影像。

（二）血气分析

pH 值降低明显（可低于 7.15），PaO_2，$PaCO_2$，BE，HCO_3^- 均降低。

（三）电解质

血钠降低，血钾早期正常，以后如持续酸中毒则可升高，血氯偏高。

（四）血生化检查

最近国内外均报道测定脐血总蛋白来预测新生儿呼吸窘迫综合征的发生，结果两者之间有较密切的关系。以 51.0 g/L 为分界点，低于或等于此值者，RDS 的发生率为 29.6%，高于此值者仅 0.58%。两者差异非常显著，脐血总蛋白与肺泡表面活性物质的关系目前尚不清楚，但脐血总蛋白可代表胎儿的成熟程度。检查方法为在出生后即刻取脐静脉血 2~3 ml，测血清总蛋白。此可作为一种普查方法，简单而快速预测新生儿呼吸窘迫综合征的发生。

（五）脐血内分泌激素测定

文献报道皮质类固醇、甲状腺素、环磷酸腺苷、雌激素及催乳素可促进胎儿肺成熟，而胰岛素则拮抗皮质类固醇的作用，抑制卵磷脂的合成，并通过实际检测发现发生 RDS 组与未发生组上述激素水平有显著差异。

（六）测定肺的成熟度

泡沫试验：取胎儿娩出时流出的羊水或生后 12 小时的胃液做泡沫稳定试验。将羊水或胃液 0.5 ml 置于直径 1 cm 试管内，加 95% 乙醇 0.5 cm，以拇指按住管口用力振荡 15 秒钟，然后静立 15 分钟观察管内泡沫情况，可协助诊断。

阴性：无泡沫；

＋：试管液面周边 1/3 有小泡沫；

＋＋液面周边 >1/3 至整个管周有一层泡沫；

＋＋＋：试管周边有泡沫层。

阴性支持肺透明膜病，"＋"或"＋＋"可疑，"＋＋＋"排除本病。

五、诊断

根据生后数小时内出现呼吸困难和 X 线胸部摄片特点即可诊断，必要时可做胃液泡沫稳定试验。还应注意可能有肺部感染同时存在。出生 12 小时后开始出现呼吸困难者一般不考虑本病；但轻症患儿也可较晚起病，有迟至 24～28 小时者。

六、鉴别诊断

本病需与生后不久出现呼吸困难的其他疾病相鉴别。

（一）新生儿 B 族 β 溶血性链球菌性肺炎

其临床表现和 X 线所见，不易与本病鉴别，如遇诊断困难时，可按此菌所致的感染性肺炎选用抗生素等治疗，以免贻误时机。如孕母患此菌败血症而致宫内感染，则有助于鉴别。

（二）湿肺

又称新生儿暂时性呼吸困难，是因肺淋巴管或静脉转运液体的功能存在一时性不全，使肺泡内液体过多所致。临床表现与本病类似，但症状较肺透明膜病为轻，病程较短（1～3 天），X 线胸部摄片所见不同，预后良好。

（三）吸入性肺炎

此类肺炎，多有窒息史，经复苏后即呈现呼吸困难症状。胸部 X 线摄片，其改变与肺透明膜病不同。

七、治疗

本病是可逆的，若能渡过 72 小时，新生儿自身能产生相当量的肺泡表面活性物质，则病情渐趋缓解。关键在于早期诊断、细心护理、采取紧急综合措施，使患儿渡过危险阶段。

（一）一般治疗

维持中性温度，保持腹部皮肤温度在 36.5℃，多需在远红外辐射保暖台上保温。注意维持营养及水、电解质平衡，一般在氧需要浓度超过 40% 时不经口喂养，静脉注射 10% 葡萄糖液每日 60～80 ml/kg，注意避免液量过多引起肺水肿。光疗者每日需增加 20 ml/kg 液体量。生后第 2 天起每日钠需要量为 2～3 mmol/kg，钾为 2 mmol/kg。纠正酸中毒可按 pH 值或 BE（剩余碱）值计算碱性液用量，pH 值 >7.25，不需纠酸。无条件测血气时，可先给予 5% 碳酸氢钠 3～5 ml/kg，以后酌情补充。避免给钠过多或速度过快而引起高钠血症及颅内出血。

（二）供氧

轻症可用面罩或鼻导管给氧，吸入氧要温化到36℃左右。若经上述给氧效果不好，吸入60%浓度的氧后，PaO_2仍低于50 mmHg时，应用气管插管行持续气道正压呼吸（CPAP）。其氧流量及浓度根据临床表现和血氧结果进行调整，其压力不宜过高，以防止肺泡破裂而致气胸或纵隔气肿。停用时宜逐渐降压和减低氧浓度。若应用CPAP效果仍不好，且无自主呼吸或频发呼吸暂停时，则应及时应用呼吸机进行间歇正压呼吸（PV），使吸入氧浓度为60% ~ 80%，最高吸气压力不超过29.6 cmH_2O，呼气末压在5 ~ 8 cmH_2O，平均气道压10 cmH_2O。呼吸频率25 ~ 30次/分，吸气与呼气时间之比为1:1，然后根据血气分析和临床表现进行调节。

（三）表面活性物质替代疗法

20世纪80年代初国外首次用表面活性物质替代疗法治疗RDS，取得成功，近年来国内已开始应用于临床。表面活性物质制剂有4种：①天然型表面活性物质，从人类羊水中取得，为同种蛋白，但羊水来源少，不易大量生产；②从牛或猪肺中提取，但存在异种蛋白问题；③人工合成制剂，采用人工合成的二棕榈卵磷脂酰胆碱（DDPC）和磷脂酰甘油（PG）按7:3配方，但疗效不理想；④混合制剂：即人工合成制剂中加入少量天然制剂可提高疗效。

用替代疗法时，需同时用人工呼吸机，氧浓度40%，气道平均压>7 cmH_2O，混合制剂的剂量每次50 ~ 200 mg/kg，将制剂溶于生理盐水中（浓度含表面活性物质为30 mg/ml），加温到37℃，分3 ~ 5份，从气管插管中分次滴入。为使药液在各肺叶均匀分布，需改变体位（左右侧卧位正面）分批滴入。每次滴入后用100%氧浓度，简易手控加压复苏器加压给氧使药物渗入肺泡内，然后调节呼吸机压力比原设定的吸气压高4 cmH_2O，呼吸频率每分钟60次，吸/呼 = 1:1，使患儿PaO_2上升到80 mmHg再行注药。全部操作5分钟左右结束，然后呼吸机参数恢复到原来状况。RDS形成的时间是在生后6 ~ 12小时，因此应在生后6小时尽早使用，一般只用1次即可，用后1 ~ 2小时呼吸困难减轻；血气分析明显改善，X线改变好转。可逐步调低各项呼吸机的参数，先降低氧流量，然后减少呼吸频率，最后减低吸气压。若吸入氧流 <40%，气道平均压 <7 cmH_2O，不能维持PaO_2，胸部X线未见好转时，追加1次给药，剂量与方法同第一次。

（四）抗生素的应用

由于RDS不易于B族溶血性链球菌感染性肺炎相鉴别，或用机械通气时，可用青霉素或其他广谱抗生素。

（五）对症治疗

1. 纠正酸中毒及电解质紊乱

呼吸性酸中毒只能用改善氧气交换来纠正；代谢性酸中毒可用5%碳酸氢钠治疗，

剂量可按酸中毒程度及 BE 结果而定, 应补充的 $NaHCO_3 = BE \times$ 体重 (kg) $\times 0.3$; 或按 $3 \sim 5$ ml/ (kg·次) 计算, 每日剂量不宜超过 $6 \sim 8$ mmol/kg, 并应在稀释成等张溶液后静脉滴入。

2. 控制心力衰竭

用洋地黄快速制剂, 如毒毛旋花子苷 K 每次 0.01 mg/kg, 或毛花苷 C 每次 0.015 mg/kg, 缓慢静脉注射。动脉导管重新开放者可试用吲哚美辛每次 0.02 mg/kg, 共用 3 次, 每剂间隔 12 小时; 小于 2 天者后 2 剂的剂量减半。

3. 其他

严重缺氧出现抽搐时, 用 20% 甘露醇每次 5 ml/kg, 静脉注射。呼吸衰竭时, 及时用山梗菜碱或尼可刹米。烦躁和抽搐者用地西泮每次 $0.2 \sim 0.3$ mg/kg, 静脉注射; 或苯巴比妥钠每次 $5 \sim 7$ mg/kg, 肌内注射。改善细胞内呼吸可加用细胞色素 C、三磷酸腺苷、辅酶 A 及维生素 B_6 等。维生素 E 能减少活性氧的生成, 活性氧通过脂质过氧化物来损伤机体, 维生素 E 有终止过氧化反应的作用, 故有治疗作用。

八、预后

预后一般较严重。多数在 3 天内死亡, 仅少数可在生后第 3 天后逐渐好转。故凡能存活至第 3 天者往往可望好转。病死率主要决定于胎龄大小、窒息程度和出生后的处理。应用机械呼吸疗法可明显降低死亡率。

九、健康教育

预防早产。对孕妇患有妊娠毒血症及糖尿病者应认真做好防治工作。严防羊水吸入, 有可疑吸入羊水者, 可多次吸引。

(杨廷敏)

第三节 新生儿肺炎

新生儿肺炎是围产儿最常见的疾病之一, 发病早期症状和体征均不明显, 尤其是早产儿, 给诊断带来一定困难。临床上将新生儿肺炎分为吸入性肺炎和感染性肺炎两大类, 两者可独立存在, 也可先后发生或同时并存。

一、病因

(一) 产前感染

1. 吸入污染的羊水

由于羊膜早破或羊膜炎, 阴道内细菌上行污染羊水。一般羊膜早破 12 小时以上羊水即可被污染，12～72 小时，污染率高达 80% 及以上。正常胎儿在宫内有浅表呼吸，吸入污染之羊水导致肺炎。常见菌为大肠杆菌、克雷伯杆菌、B 族链球菌等。常见的病毒是肠道病毒、巨细胞病毒、单纯疱疹病毒等。

2. 血行播散

妊娠后期孕母受风疹病毒、单纯疱疹病毒、巨细胞病毒、肠道病毒或弓形虫感染后，病原体可通过胎盘造成胎儿全身感染，肺炎是全身感染的一部分。

（二）产时感染

因羊膜早破、滞产使胎盘处于高度伸张状态，通透性增加，产道细菌易侵入羊膜腔内；吸入污染的羊水或急产时消毒不严而感染。常见病原菌为大肠杆菌、病毒和 B 族 β 溶血性链球菌。多在出生后 12～48 小时发病。

（三）产后感染

与呼吸道感染患者密切接触后受染；因患败血症由血行播散至肺；或因在复苏抢救过程中，所用器械消毒不严而引起的医源性肺炎。

二、临床表现

可有胎膜早破、产程过长或难产、母亲分娩前 2 周内有感染；或新生儿吸入羊水或胎粪、有与呼吸道感染者接触史。

宫内感染多于生后 3 天内出现症状；产时及生后感染，多于生后 3 天后出现症状。常见出现体温不升或发热，反应低下，拒奶等一般感染的症状。随后出现咳嗽、气喘、口吐白沫、呛奶、呕吐等症状。

患儿口唇青紫、呼吸增快、鼻翼扇动、三凹征明显，常伴心率增快、心音低钝，两肺可闻及细湿啰音，如呼吸每分钟 > 60 次，或呼吸减慢、节律不整甚至呼吸暂停、皮肤淤斑、前囟紧张、发绀加重、精神萎靡、腹胀、肝大等，提示合并呼吸衰竭或心力衰竭等其他系统器官功能受累的表现。

三、实验室及其他检查

（一）X 线检查

吸入性肺炎可有肺门阴影增深，肺纹理增粗，肺内有斑片状阴影以肺底部较多，可伴有肺气肿和肺不张。胎粪吸入者有时可出现纵隔气肿或气胸。感染性肺炎 X 线胸片可见两侧肺纹增粗，肺纹周围散布点片状浸润阴影，肺野外侧带因有代偿性肺气肿常有透亮度增加，透视阴性也不能排除新生儿肺炎。

（二）血气分析

轻型肺炎血气分析仅提示轻度缺氧，无明显二氧化碳潴留。重型时氧分压 < 50 mmHg，而二氧化碳分压 > 50 mmHg，代谢性酸中毒明显。

（三）血、尿、便常规化验

血象检查白细胞数在感染性肺炎中可升高，体弱或病重者可降低，有明显核左移及中毒颗粒提示有细菌感染；从尿常规可了解肾脏是否受损，大便检查可了解消化道是否出血。

四、诊断和鉴别诊断

（一）诊断

1. 全身反应差，如反应低下、软弱、吃奶差等。
2. 有下述表现
1）口周青紫和（或）口吐白沫。
2）安静时呼吸持续增快，>60 次/分。
3）点状呼吸或三凹征。
4）有羊水吸入史或反复呛奶。
判定：具备 2 中任何两项均可诊断。

（二）鉴别诊断

1. 湿肺
生后 2~5 小时出现呼吸困难，肺部体征不多，一般状况好。无感染中毒症状，病程短，X 线胸片有其特点可资鉴别。

2. 吸入综合征
足月儿或过期产儿多有宫内窘迫或生后窒息史，气管内吸出羊水或胎粪，生后很快出现呼吸困难和青紫，两肺呼吸音低或满布细湿啰音。X 线胸片为广泛粗颗粒阴影或斑片状絮影及透亮的泡形气肿。

3. 肺透明膜病
多见于早产儿，生后较早（1~3 小时）出现呼吸困难、青紫，且进行性加重，两肺可闻密集细湿啰音。X 线胸片有特异性改变可助鉴别。

五、治疗

（一）保持一定的温度、湿度

室温保持在 23~25℃，湿度 50% 左右为宜，早产儿和体温不升的患儿可置暖箱内，保持皮肤温度达36.5℃。

（二）喂养与补液

喂奶以少量多次为宜，以免发生呕吐与误吸。不能进食者可静脉补液，滴入 1/6 张维持液，总量不宜过多，以免增加心脏负担，并严格掌握输液速度，不超过每小时4 ml/kg。

（三）纠正酸中毒

有代谢性酸中毒应根据血气分析 BE 值，按公式用碳酸氢钠予以纠正。

（四）纠正缺氧

用鼻管供氧不能改善缺氧症状，可改用面罩或头罩给氧，仍无改善可用持续正压呼吸（CDAP），上述方法仍无效，血气分析有 II 型呼吸衰竭时，采用气管插管和人工呼吸器辅助呼吸。

（五）控制感染

有早破水的孕母在分娩前用抗生素预防胎儿感染，婴儿娩出后继用抗生素 2 ~ 3 天，根据临床表现决定是否停用。宫内和分娩过程中感染的肺炎病原菌多为革兰阴性杆菌，选用氨苄西林、阿米卡星；生后感染球菌的可能性大，选用美沙西林或头孢氨苄；疑似 B 族链球菌（GBS）感染，可采用大剂量青霉素（每日 20 万 ~ 30 万 U/kg）；大肠杆菌肺炎选用氨苄西林或头孢哌酮（先锋必）；克雷伯杆菌肺炎选用阿米卡星（丁胺卡那霉素）或第二代头孢类药物；假单胞菌肺炎选用羧苄西林或头孢他啶。沙眼衣原体肺炎选用红霉素，口服每日 40 ~ 60 mg/kg，用 2 ~ 3 周，病原体不明时，宜用广谱或两种抗生素联合应用。目前有人主张用甲硝唑治疗，主要针对分娩时感染。病毒性肺炎目前无特效治疗，可酌情选用更昔洛韦、阿糖腺苷、阿昔洛韦、干扰素等。

（六）对症治疗

1）危重患儿可少量多次输血或血浆，纠正酸中毒，维持水、电解质平衡。呼吸性酸中毒时改善通气和供氧。

2）合并脓胸时胸腔穿刺抽脓，液量多和脓气胸者做闭式引流。

3）有心力衰竭可给洋地黄，剂量宜偏小，反复呼吸暂停者，可给氨茶碱治疗。合并脑水肿给甘露醇及呋塞米处理。

4）痰液黏稠时给予雾化吸入。

（七）气管内冲洗

重症肺炎呼吸道分泌物较多，血气 $PaCO_2 > 60$ mmHg 时可考虑行气管内冲洗，所需用具有喉镜、气管导管、呼吸复苏器、内径 1.0 ~ 1.5 mm 的吸痰管、吸引器和氧气。操作步骤：

1）常规经口做气管内插管，固定。

2）用吸痰管吸净气管内分泌物，时间约 20 秒。

3）将复苏器接上氧气，经气管内导管加压呼吸，捏球 8 ~ 12 次。

4）将患儿头转向一侧，经导管滴入含抗生素的生理盐水 6 ~ 8 滴，接呼吸复苏器，捏球 8 ~ 10 次。生理盐水与气管同分泌物充分混合，气管内吸分泌物。

5）再滴入生理盐水、捏球、吸痰，如此反复 4～5 次。

6）将患儿头转向另一侧，重复上述过程 4～5 次，滴入液体总量为 2～4 ml。

7）最后再次加压呼吸，捏球 20～30 次，拔管，吸净口咽部分泌物，继续吸氧。

8）一般每日 1 次，经 1～3 次冲洗后，病情逐渐好转。重症肺炎，分泌物多，可每日 2 次气管内冲洗。

六、健康教育

做好孕妇保健，防止胎内感染。如母亲有感染，急难产娩出的新生儿均应选用抗生素预防。注意新生儿保护，避免交叉感染。

（杨廷敏）

第四节　新生儿败血症

新生儿败血症是指新生儿期致病菌侵入血循环，并在其中生长繁殖、产生毒素而造成的全身感染性疾病，血培养常可检出致病菌，是新生儿期常见的急危重症。在败血症发展过程中，病原菌通过血流到达机体某些组织或器官，产生新的化脓性病灶者，称为脓毒败血症。细菌短暂侵入血循环中，未在血液中生长繁殖，无明显毒血症症状者称为菌血症。毒血症是指细菌毒素进入血循环引起全身感染中毒症。血中只含毒素而无细菌。

一、病因和发病机制

（一）病原菌

致病菌随不同地区和年代不断发生变化。我国以葡萄球菌最多见，其次为大肠杆菌等革兰阴性杆菌。近年来随着 NICU 的建立，由于静脉、气管插管等支持治疗技术的发展和广谱抗生素的普遍使用，以及极低出生体重儿存活率的提高等因素，使机会致病菌（表皮葡萄球菌、绿脓杆菌、克雷伯杆菌、肠杆菌、枸橼酸杆菌、不动杆菌、变形杆菌、沙雷菌、微球菌、D 组链球菌）、厌氧菌（类杆菌群、产气荚膜梭菌）和耐药菌株感染有增加趋势，空肠弯曲菌、幽门螺杆菌等亦成为败血症的新的致病菌。20 世纪 70 年代以后，B 族链球菌在美国和欧洲成为新生儿败血症和脑膜炎的主要病原菌，但在我国极少见，可能与中国孕妇产道 GBS 定植率低有关。应当指出，当某一种病原菌占优势，另一种致病菌并不消失，同时应该注意局部地区的经验并不代表该国的情况和另一些国家的情况。例如北美 B 族 β 溶血性链球菌成为新生儿败血症占优势的致病菌，而在埃塞俄比亚则较少见。

（二）感染途径

可分为宫内感染、出生时感染、出生后感染三种，其中以出生后感染为最多见。

1. 宫内感染

母亲有感染病灶，通过血行感染胎儿；或羊膜早破超过24小时，羊水污染后感染胎儿。

2. 出生时感染

分娩过程中，婴儿吸入或吞下污染的羊水后感染；或因医护人员在助产过程中消毒不严所致。

3. 出生后感染

多数由脐部、皮肤或呼吸道感染发展而致，此外亦可由消化道或泌尿道感染引起。

（三）免疫功能缺陷

1. 非特异性免疫功能缺陷

1）淋巴及网状内皮系统局限能力差，清除力弱。白细胞吞噬过程中调理、趋化及吞噬作用均较差，储备也不足。

2）屏障功能弱

（1）皮肤：皮肤角化层和真皮层都很薄，胶原纤维既排列疏松又易受损使表面完整性受到破坏为病原菌入侵提供方便之路。

（2）黏膜：呼吸道、消化道表面的黏膜不仅其通透性高而且其防卫结构如纤毛、腺体细胞的功能不全，病原菌容易通过黏膜屏障到达血循环。

（3）胃酸少，杀菌力弱，溶菌酶含量不足。

3）补体的功能：新生儿血清内各种补体的成分为成人的50%～60%，早产儿更低。血清 C_3、C_5 含量仅及成人的一半。脐血中总补体平均浓度仅为900 mg/L，是母亲补体水平的1/2，因而特别容易患细菌感染。

2. 特异性免疫功能缺陷

1）细胞免疫功能发育尚未完善：新生儿 T 细胞对特异抗原反应较成人差。由于正常胎儿在宫内缺乏接触各种病原微生物的抗原物质，生后5～10天未致敏的 T 细胞不能充分发挥特异的细胞免疫作用，而且反应速度缓慢，产生各种淋巴因子和干扰素的量不足，因此致敏 T 细胞对病原体的直接杀伤能力亦不如成人。

2）体液免疫不足

（1）IgM：IgM 分子量大，不能通过胎盘传给胎儿，胎儿末期才开始形成 IgM。正常脐血 IgM 含量是成人的1/10，1岁时只有成人的75%，而 IgM 是某些革兰阴性杆菌的主要抗体，对保护新生儿防止革兰阴性细菌透过肠黏膜有一定作用。因此新生儿易患大肠杆菌败血症。

（2）IgA：IgA 是黏膜局部抗感染免疫的主要因素。新生儿血清中 IgA 水平仅及成人的3%，生后3周可合成 IgA，但速度较慢，2周岁才接近成人的75%，因而新生儿易患呼吸道及胃肠道疾病。

（3）IgG：生前几周合成 IgG 并从母体获得，但生后由母体所得 IgG 逐渐消耗，且总血容量有所增加，故 IgG 在出生头几个月下降。

二、临床表现

早期表现为食欲欠佳，哭声减弱，体温异常，足月体壮儿常有发热，早产儿常体温不升。重者拒乳，不哭，不动，腹胀，精神萎靡，嗜睡或有激惹和惊厥发生，尚可有呼吸不规则或暂停，心动过速或过缓，周围循环不良甚至休克。出现腹泻、呕吐、中毒性肠麻痹，也可出现硬肿。典型表现有黄疸，肝脾大，出血倾向，重者发生 DIC。常可找到局部感染灶如皮肤脓疱、脐部感染、肺炎、脑膜炎等。

三、实验室检查

血培养有致病菌生长。血白细胞增高或明显降低，白细胞内有中毒颗粒。C 反应蛋白增高（≥15 μg/ml）。白细胞层涂片检查可发现较多的细菌。暴露感染灶或脐部涂片、深部脓液等培养有参考价值。血浆、浓缩尿的对流免疫电泳、乳胶凝集试验阳性对诊断 B 族链球菌败血症有帮助。

四、诊断

根据病史中有高危因素和临床表现特点、实验室检查中白细胞总数和分类的改变以及 C 反应蛋白增高等，应考虑本病的可能性；确诊常有赖于病原菌或病原菌抗原的检出。细菌质粒 DNA 分析和 PCR 技术已在我国临床应用，对确诊本病有极大帮助。

诊断标准如下：

（一）病史

具有以下病史者均易发生败血症：
1）早产儿、小于胎龄儿。
2）有免疫缺陷病的新生儿。
3）临产孕妇有发热等感染史。
4）胎膜早破、产程延长、羊水混浊或发臭。
5）接生时消毒不严或过多产科操作。
6）皮肤、黏膜损伤史。
7）脐部、皮肤、黏膜、甲床等感染史。
8）气管插管、脐血管或外周静脉插管史。
9）抢救器械消毒不严，医疗用品被污染。

（二）临床表现

1. 一般感染中毒表现
进奶少，吸吮无力，少哭、哭声低微；少动、精神萎靡、面色欠佳，可发黄、发青、发白、发灰；体温异常（发热多见于足月儿，早产儿常有体温不升）；重症者常拒食、不哭、不动、神志不清、面色不佳、体温不升。

2. 其他表现

有或无病理性黄疸（黄疸迅速加重或退而复现），有淤点、肝脾大，有脐部、皮肤、黏膜、甲床等感染灶或深部脓肿、浆膜腔积液。

（三）实验室检查

1) 血培养：各个环节均须严格无菌，戴消毒口罩，严格洗手。最好从上肢、头皮取血，股静脉取血较易污染，且可导致骨髓炎、髋关节炎，出凝血异常者可致大量出血。培养瓶盖应双层，内盖以橡皮为宜，以便将血注入，外盖可用铝盖或用纸结扎。培养液 10 ~ 20 ml，取血 0.5 ~ 1 ml。争取在用抗生素前从不同部位取血两份，也可 1 次取血，更换针头，分别注入两培养瓶内。有条件者可做厌氧菌培养、L 型细菌培养。

2) 外周血白细胞计数及分类（应列出杆状核细胞的百分数）。

3) 抗凝血离心后取其上白细胞做革兰及亚甲蓝染色后找细菌。

4) C 反应蛋白等。

（四）诊断标准

1. 确诊败血症

1) 有临床表现，两份血培养出同一种细菌；或一份血培养阳性，又从尿液、脑脊液、浆膜腔液或非暴露病灶处分离出或涂片找到同一种细菌。

2) 有临床表现，白细胞层涂片找到细菌。

3) 有临床表现，血培养 1 次阳性，病原菌为非条件致病菌，如为表皮葡萄球菌等条件致病菌，有脐血管或外周静脉插管史者，也可确诊。

2. 临床诊断败血症

1) 具有败血症的临床表现，白细胞总数 $< 5 \times 10^9/L$，或出生 3 天后 $> 20 \times 10^9/L$，或杆状核细胞≥20% 中性粒细胞总数。

2) 具有易发生败血症的病史及其临床表现，C 反应蛋白明显增高而无肺炎等其他可使 C 反应蛋白增高的疾患。

五、鉴别诊断

（一）颅内出血

出现神经系统症状或合并脑膜炎时，应与颅内出血相鉴别。颅内出血有产伤或窒息史，大多发病早，生后 1 ~ 2 天起病，脑脊液可为均匀血性或有皱缩红细胞而无炎性变化。

（二）呼吸道疾病

出现呼吸系统症状时，应与肺炎、肺不张等呼吸系统疾病相鉴别。可根据肺部体征及 X 线胸片结果进行鉴别。

（三）消化道疾病

有呕吐、腹泻、腹胀时应与新生儿腹泻鉴别。单纯腹泻一般状态好，无发热及中毒表现。

六、治疗

（一）一般治疗

注意保温，纠正缺氧。供给足够的热量和水分，维持水与电解质平衡，口服量不足时，予10%葡萄糖液或1:4液（生理盐水:5%葡萄糖溶液）每日 50～60 ml/kg，静脉滴注。病情严重者可予少量多次输血浆或新鲜全血。

（二）控制感染

在病原菌未明确前选用球菌、杆菌兼顾的抗生素联合给药、经静脉给药，疗程 2～3 周，脓毒败血症则需 4～6 周。一般先用两种抗生素，明确病原菌后根据药物敏感试验调整用药。

1）病情危重而病原菌不明时可用头孢他啶加氯唑西林静脉滴注。

2）病情不严重病原菌不明时用新青霉素Ⅱ加氨苄西林或阿米卡星静脉滴注。

3）革兰阴性杆菌败血症用氨苄西林加阿米卡星或头孢噻肟。

4）金黄色葡萄球菌败血症用新青霉素Ⅱ、氯唑西林、头孢霉素或万古霉素。

5）链球菌、肺炎双球菌败血症用大剂量青霉素，每日 10 万～20 万 U/kg。或头孢吡肟、头孢噻肟。

6）绿脓杆菌败血症用羧苄西林，≤7 天每日 200 mg/kg，分 2 次；＞7 天者每日 300 mg/kg，分 3 次。

7）厌氧菌败血症时首选甲硝唑，其用量≤7 天者每日 15 mg/kg，分 2 次；＞7 天者每日 15～30 mg/kg，分 3 次，也可用林可霉素。

（三）治疗并发症

休克者扩充血容量及使用血管活性药物如多巴胺。高胆红素血症时应进行光疗，肾上腺皮质激素的应用必须在有效足量抗生素的前提下方可应用。

（四）免疫治疗

1. 免疫球蛋白治疗

尤其是早产儿，可用大剂量免疫球蛋白 0.5～1 g/kg，静脉点滴。

2. 部分交换输血

部分交换输血主要用于严重感染、白细胞减少或有高胆红素血症，不仅供给抗体、补体、调理素、粒细胞，还可将含毒素或未结合胆红素的血换出来，一般用新鲜肝素化全血（150 ml/kg）。

七、健康教育

加强孕妇保健工作，注意对高危孕妇的管理，避免临产时感染；加强临产时监护，防止新生儿感染，保持皮肤及脐部清洁。注意保暖，供给足够热量，鼓励母乳喂养，一遇感染立即隔离治疗。

（杨廷敏）

第五节 新生儿破伤风

新生儿破伤风是由破伤风梭状芽孢杆菌侵入脐部而引起的急性感染性疾病，主要表现为牙关紧闭和全身肌肉强直性痉挛，死亡率较高。一般在出生后 4～7 天发病，故俗称"七日风"。随着我国城乡新法接生技术的推广和医疗水平的提高，本病发病率已明显降低。

一、病因和发病机制

破伤风杆菌为革兰阳性厌氧菌，其芽孢抵抗力强，煮沸 1 小时或高压蒸汽（120℃）10 分钟方可杀灭，石炭酸溶液中需 10～12 小时，含碘消毒剂或环氧乙烷亦可杀灭，而普通消毒剂则无效。破伤风杆菌广泛存在于土壤、尘埃和粪便中，在耕地中较多。用被破伤风杆菌污染的剪刀、线绳、纱布进行断脐、结扎和包扎脐残端时，破伤风杆菌即进入脐部，包扎造成的缺氧环境更有利于破伤风杆菌的繁殖。破伤风杆菌产生的外毒素有痉挛毒素和溶血毒素两种，主要是前者对中枢神经组织有较大的亲和力，而引起肌肉痉挛，但其传导途径与作用点并未十分清楚。一种认为是神经传导，破伤风痉挛毒素由神经末梢运动终板吸收，沿着运动神经的淋巴间隙或神经轴上行，到脊髓前角运动细胞，可出现临床症状。以后在脊髓中扩散到对侧前角，从而累及整个中枢神经系统。有人则认为，毒素是通过血液、淋巴的途径，附着于血浆蛋白上，到达全身，作用脊髓前角细胞和神经末梢的运动终板，引起临床症状。此外，还有人认为是由于毒素作用于横纹肌的神经感受器所引起的反射性冲动，传到中枢神经系统所致。总之，破伤风的发病机制是破伤风的痉挛毒素作用于中枢神经的结果。

二、临床表现

生后 1 周（3～14 天）左右起病，最初的表现是不能吸奶，患儿牙关紧闭、呈苦笑面容，继以痛苦的全身性强直性痉挛，角弓反张，痉挛发生时可引起呼吸暂停或呼吸抑制而危及生命。体温一般仅中度升高。体格检查可发现背部僵硬，颈部及腹部肌肉强直，轻微刺激即可诱发抽搐，早期无明显抽搐时，用压舌板轻压舌根可发现患儿牙关紧闭。在病程的头 2 周症状通常会逐渐加重，3～5 周开始恢复，但如果不用抗毒素，则症状将持续至破伤风毒素停止产生和结合，新的神经肌肉连接形成时为止，需数周至数月。

三、实验室及其他检查

脐部脓汁涂片可见细菌及中性粒细胞。培养阳性率较高。早期尚无典型症状时，用压舌板检查咽部用力下压时，牙关咬得很紧。压舌板不易拔出，有助于早期诊断。

四、诊断

根据消毒不严的接生史，出生后 4～8 天发病，有典型的牙关紧闭和苦笑面容，即可诊断。

诊断标准如下：

1）旧法接生或产后脐带消毒处理不当，或有外伤史。

2）生后 4～7 天发病（最迟 14 天），患儿哭闹不安、张口困难、牙关紧闭。颜面肌肉抽搐呈"苦笑"面容，全身肌肉呈阵发性、强直性痉挛，呼吸肌痉挛，遇光、声或触动等刺激即引起痉挛发作，重者呈角弓反张状。喉肌、呼吸肌痉挛可引起发绀、窒息。

3）脐部或伤口处分泌物做厌氧菌培养，部分患儿可查到破伤风杆菌。

4）一般无发热，但反复抽搐可引起体温升高。病程中神志始终清楚。

五、治疗

治疗原则是保证营养，控制痉挛，预防感染。

（一）保证营养，减少刺激

病初应暂时禁食，以免误吸，以静脉输液供给营养，痉挛减轻后，用胃管喂养，给充足的营养和热量。减少刺激，治疗要集中，操作要轻快，病室需安静、避光。

（二）控制痉挛

应选用对呼吸中枢抑制作用较小的药物。宜两种以上药物交替使用，以增强止痉效果减少不良反应，剂量及用药间隔以恰能控制痉挛发作又不影响呼吸为度。给药途径以静脉或鼻饲为宜，尽量避免肌内注射，以减少刺激。可选用氯丙嗪和异丙嗪各 0.5～1 mg/kg，静脉滴注或肌内注射，每 4～8 小时 1 次；地西泮 0.1～0.3 mg/kg，静脉滴注或肌内注射，每 4～8 小时 1 次；苯巴比妥钠 5～8 mg/kg，肌内注射，每 4～8 小时 1 次；10% 水合氯醛 0.5 ml/kg，口服或保留灌肠。上述药物的应用以安静或小刺激时不抽为宜，长期大剂量用药的婴儿可能从痉挛状态转为松弛苍白状态。应予注意。

（三）抗毒素

应早用，一般第 1 天用破伤风抗毒素血清（TAT）2 万 U 加入葡萄糖液中静脉滴注或肌内注射，次日重复半量，病情重或治疗晚者，可适当加大剂量。脐部周围皮下注射

3 000 ~ 5 000 U。用药前先做皮肤敏感试验。亦可使用破伤风免疫球蛋白（TIG）500 ~ 3 000 U 肌内注射。

（四）抗生素

目的在于阻止脐部的需氧杂菌繁殖和破伤风杆菌繁殖，还能防治肺炎、败血症等细菌感染并发症。常用青霉素每天剂量为 20 万 ~ 30 万 U/kg，分次静脉滴注，连用 10 天。甲硝唑能杀灭体内的破伤风杆菌，消除破伤风外毒素的来源，每天剂量为 50 mg/kg，分为 3 ~ 4 次口服，重者可用 7.5 mg/kg 静脉点滴。有合并症时应加用广谱抗生素，并延长青霉素的用药时间。

（五）气管切开

用于病情严重者如潜伏期在生后 4 天内，反复抽搐、喉痉挛、窒息且咳嗽及吞咽反射消失，或支气管内分泌物阻塞等时，应尽早做气管切开术，但必须控制痉挛后才可施行手术。

（六）脐部处理

用 3% 过氧化氢或 1∶4 000 高锰酸钾溶液清洗脐部，再涂以 2.5% 碘酊，再用 75% 乙醇脱碘，每日 1 次，直到创面愈合。

（七）其他

缺氧时吸氧。有呼吸衰竭表现用东莨菪碱，每次 0.03 ~ 0.05 mg/kg，间隔 10 ~ 30 分钟重复使用，病情好转后延长使用时间。必要时气管插管使用人工呼吸器。有脑水肿时应用呋塞米或甘露醇等脱水剂。水肿、少尿者应限制液量。

六、健康教育

1）接生时严格执行无菌操作。紧急情况下断脐剪刀可用 2.5% 碘酒涂抹，待干后使用，结扎线亦应在碘酒中浸泡后使用。
2）脐残部处理不当者，可在 24 小时内将残留脐带剪去一段，重新结扎，用 3% 过氧化氢或 1∶4 000 高锰酸钾液冲洗后涂以碘酒，并肌内注射破伤风抗毒素 1 500 ~ 3 000 U，或人体破伤风免疫球蛋白 75 ~ 250 U。

（杨廷敏）

第六节　新生儿寒冷损伤综合征

新生儿寒冷损伤综合征是指由寒冷引起体温和多器官功能损伤，严重者出现皮肤硬肿，此时又称新生儿硬肿症。

一、病因和发病机制

发病机制可能与寒冷、早产、感染、缺氧等有关。

1）新生儿体温调节中枢发育不成熟，体表面积相对较大，皮下脂肪少，皮肤嫩薄等，导致新生儿易于散热，体温易偏低。新生儿皮下脂肪组织中饱和脂肪酸成分多，熔点高，体温低时易凝固。局部血液循环不良导致毛细血管通透性增高，而致皮下水肿。

2）棕色脂肪含量少，新生儿在寒冷时主要靠棕色脂肪产热，如果由于寒冷时棕色脂肪消耗过多，则不能保持正常体温。而早产儿棕色脂肪含量更少，更易发病。在感染、窒息、缺氧时，不但增加了热量的消耗，并且使棕色脂肪产热受到抑制，致低体温而发生硬肿。

3）新生儿血液中红细胞多，血红蛋白高，血液黏稠，而低体温、缺氧、酸中毒、使血流更缓慢。血流缓慢、组织灌注不良及缺氧是肾衰竭并发 DIC 及肺出血的病理基础。

二、临床表现

本病多发生在寒冷季节，以早产儿及出生 1 周内的新生儿多见。初期表现体温降低、反应差、哭声弱、吮乳差或拒乳等，病情加重时即发生硬肿和多器官功能损伤。

（一）低体温

体温常降至35℃以下，重症常＜30℃，早期腋—肛温差为正值，病程长和重症者为负值，表示能量贮备耗竭。夏季由于重症感染致病者多无低体温，仅见皮肤僵硬，且无水肿，其发病机制可能为周围循环衰竭所致。

（二）硬肿

多发生在全身皮下脂肪积聚部位，皮肤紧贴皮下组织，不能移动，其特点为硬、亮、冷、肿、色暗红，压之轻度凹陷。硬肿发生顺序是：小腿→大腿外侧→整个下肢→臀部→面颊→上肢→全身。严重硬肿可使肢体僵硬，面部、胸腹硬肿可致呼吸困难，不哭及吮吸困难，硬肿范围计算，头颈部20%，双上肢18%，前胸及腹部14%，背及腰骶部14%，臀部8%，双下肢26%。

（三）多器官功能受损

早期常有心音低钝、心率变慢、微循环障碍表现。严重时可导致休克、心力衰竭、DIC、肺出血、急性肾衰竭等多器官功能衰竭。常合并肺炎、败血症。

三、实验室及其他检查

（一）血象

以血小板减少为主，若合并感染时，白细胞增高，以中性粒细胞为主。

（二）血生化检查

低血糖，血细胞比容升高，凝血酶原时间延长。血气分析示低氧血症及代谢性酸中毒，PaO_2 下降，$PaCO_2$ 上升。

（三）心电图

PR 间期延长，QT 间期延长，低电压，T 波低平、倒置，ST 段下降。

（四）胸部 X 线

肺部有炎症、淤血、水肿、出血改变。

四、诊断和鉴别诊断

（一）诊断

1）有受寒、低体重、早产、感染、产伤、出血、高胆红素、喂养不当及窒息等诱因。

2）多见于生后 1 周内，体温不升、反应低下、不哭、拒食、少动、呼吸浅表。

3）脂肪堆积处皮肤有不同程度的硬肿，受损皮肤紧贴皮下组织呈紫红或鲜红至苍白，触之冷，伴水肿。重者易合并心、肺、肾衰竭症状，硬肿面积 >50%，常合并有肺出血、消化道出血、败血症、休克及 DIC。

（二）鉴别诊断

1. 新生儿皮下坏疽

系皮下组织急性化脓性感染，病原菌多为链球菌或金黄色葡萄球菌，好发于背、骶、臀、枕部等受压部位，局部皮肤硬而发红，略肿，边缘不清，迅速扩大，病变中央由硬变软，色转暗红，触之漂浮感，最后呈紫黑色坏死、脱落，形成溃疡。本病有感染中毒症状，常伴发热、哭闹，血培养常阳性。

2. 新生儿水肿

正常新生儿，尤其早产儿，可因肾脏暂时性钠、氯排泄功能不足，水潴留，引起手、足背、眼睑、头皮、女婴阴唇等处水肿；全身性水肿可见于早产儿、新生儿溶血症、先天性心脏病、先天性肾病、先天性脚气病、低蛋白血症、失血性贫血等，其特点是四肢、躯干广泛的凹陷性水肿，肤色苍白发亮，不凉、不硬，体温正常。

五、并发症

（一）肺出血

新生儿维生素 K 依赖因子缺乏，而硬肿症时机体处于低氧血症、酸中毒状态。以上原因使血管脆性增加、通透性增强，血液外渗或血管破裂发生出血。突然出现严重呼吸困难，两肺细湿啰音，心率先快后慢。病情恶化时大量泡沫血性分泌物或鲜血从口鼻涌出。

（二）DIC

硬肿症时机体处于低氧，酸中毒状态这是引起 DIC 的主要原因。临床可见皮肤黏膜自发性出血，可见注射的针孔处渗血不止、脐残端出血、皮下出血、吐血、尿血。可由于肾血管内凝血出现少尿或无尿、酸中毒、高血钾、高尿素氮血症等肾衰竭的临床症状。肺血管内凝血则出现肺功能障碍的症状，甚至发生肺性脑病，表现为烦躁不安、谵妄、昏迷。其他脏器如心、脑均可由于血管内凝血而发生临床症状。

（三）急性肾衰竭

新生儿期肾脏血流量较少，当出现心力衰竭、出血等情况时，肾的血流灌注更少，同时缺氧、酸中毒可直接损伤肾脏使其功能受损。而出血、缺氧、酸中毒可直接损伤肾脏使其功能受损。而出血、缺氧、酸中毒是硬肿症的常见情况。急性肾衰竭可出现少尿或无尿（每小时每千克体重少于 1 ml 为少尿，少于 0.5 ml 为无尿）、酸中毒、高血钾、高尿素氮症等临床表现及实验室检查的改变。

（四）心功能衰竭

新生儿心肌纤维发育不成熟，出生时从胎儿循环变成成人型循环心脏负担骤然增加；硬肿症时的酸中毒，缺氧使心肌受损、收缩障碍而发生心力衰竭。心力衰竭时心跳或快或慢，心音低钝，肝脾进行性增大。

六、治疗

本病多见于生后 1 周内，体温不升、反应低下、不哭、拒食、少动、呼吸浅表。脂肪堆积处皮肤有不同程度的硬肿，受损皮肤紧贴皮下组织呈紫红或鲜红至苍白，触之冷，伴水肿。重者易合并心、肺、肾衰竭症状，硬肿面积 >50%，常合并有肺出血、消化道出血、败血症、休克及 DIC。本病治疗原则包括正确复温，合理供应热量和液体，积极去除病因，早期纠正脏器功能紊乱和加强监护。

（一）一般治疗

患儿居室宜温暖，耐心喂养，供给充分热量，使身体产热而复温。

（二）复温

正确的复温措施是治疗是否成功的关键。一般采用慢复温法，即将患儿置于室温在25～26℃的室内，并以预热的衣被包裹，或应用热水袋（必须严密注意勿使烫伤）、电热毯等，在条件差的边远地区，可置婴儿与父母怀中取暖，上述措施适用于轻度低体温（34～35℃）患儿，可在12～24小时使其体温恢复至正常。

重度低体温患儿由于其棕色脂肪和糖源耗竭，慢复温效果不佳，需要快速复温。目前多主张应用主动复温方法，具体措施有：

1. 远红外辐射加热暖床或早产儿培养箱

温度设置需高于患儿皮肤温度1℃，以后每隔2～3小时随患儿体温的升高而渐渐调高床温，复温速度为0.5～1℃/h，直至患儿的皮肤温度达到正常，此时，床温应设置在患儿所需的中性环境温度。核心温度可能在12～24小时恢复。远红外线穿透力强，可深达皮肤深层4～5 cm，使深部组织温度升高，扩张血管，促进血液循环，增进新陈代谢，增加组织再生能力；能调整自主神经兴奋并抑制感觉神经异常兴奋促使肾血管反射性扩张而利尿。但过量照射会引起皮肤和眼的灼伤，故照射时应注意用黑布罩住双眼及外阴部。

2. 微波复温

微波辐射产生的热效应可穿透入人体内3～5 cm，体温上升快，6～7分钟可上升1℃，照射时需要应用细钢丝网覆盖双眼和生殖器，并注意防止烧伤和其他的微波辐射损害。

3. 内复温

即为输送热源进入人体以提高患儿的核心温度，包括温盐水灌肠或灌胃、静脉输入温化（37℃）液体、温化腹膜透析（透析液加温至43℃）以及体外血液温化复温。

4. 温水浴或电热毛毯

在一些条件较差的贫困地区，可应用温水浴，将患儿置于40℃温水中，每日1～2次，每次10～15分钟。或应用电热毛毯，毛毯温度控制在38～40℃。

（三）供给足够热量

硬肿症在做好生命体征监护的同时，必须补足能量，保证热量来源，从50 kcal/（kg·d）开始，随体温上升增至100～120 kcal/（kg·d）。在消化功能未恢复时，早期喂乳要防腹胀、呕吐，可先用静脉高营养，待消化功能正常后再喂奶。

（四）控制感染

硬肿症常同时伴有感染，须注意隔离，适当选用抗生素。一般用青霉素或氨苄西林，如合并肺炎或败血症者可加用其他广谱抗生素。

（五）肾上腺皮质激素的应用

能促进机体代谢，促进糖原异生和分解以增加热量，增强耐寒力。轻症者可口服泼尼松每日 1~2 mg/kg，分 3~4 次；重症者以氢化可的松每日 5~10 mg/kg 静脉滴注，连用 3~5 天。

（六）纠正器官功能紊乱

1. 循环障碍

有休克或循环障碍者及时扩容、纠酸。扩容先用 2∶1 液 15~20 ml/kg（明显酸中毒者用 1.4% 碳酸氢钠等量代替）在 1 小时内静脉滴入，继用 1/3 或 1/4 张液，每日 70~90 ml/kg。纠正酸中毒，以 5% 碳酸氢钠 2~3 ml/kg，或以血气 BE 值公式计算：补充碳酸氢钠的毫摩（mmol）数 = BE × 体重（kg）× 0.3。先给 1/2 量，稀释成等张液后滴注，必要时余量 4~6 小时内给予。血管活性药：早期伴心率低者首选多巴胺，每分钟 5~10 μg/kg 静点，或用酚妥拉明，每次 0.3~0.5 mg/kg，每 4 小时 1 次；或山莨菪碱（654-2），每次 0.5~1 mg/kg，15~20 分钟 1 次，可连用 2~4 次。

2. DIC 的治疗

重症硬肿症常伴有 DIC 是硬肿症死亡的重要原因，抓紧高凝期治疗是关键。

肝素应慎用，掌握好指征：①出现重度微循环障碍；②肛温 ≤34℃，收缩压 ≤40 mmHg。③红细胞变形及红细胞碎片；④出血倾向，血小板 ≤6×10⁹/L，纤维蛋白原 ≤1.5 g/L，纤维蛋白裂解产物 ≥10 μg/ml。亦有主张血小板 ≤10×10⁹/L 时，DIC 高凝阶段及早应用肝素，常用量首次 0.5~1 mg/kg，以后 6~8 小时 1 次，每次 0.5 mg/kg，随病情好转延长时间和减少用量，直至凝血恢复正常逐渐停止。为补充凝血因子可少量输鲜血或血浆。

双嘧达莫有抑制血小板凝集、降低血黏度作用，常用量 1~2 mg/(kg·d)，加入葡萄糖液中静脉滴注，注意不与其他药物混合，以免发生沉淀。

3. 急性肾衰竭

严格限制液量，尿少或无尿给呋塞米每次 1~2 mg/kg。无效时加用多巴胺或氨茶碱静脉滴注。有高钾血症时给胰岛素加葡萄糖静脉输注（每 4 g 葡萄糖加 1 U 胰岛素），同时控制钾的摄入。低钙血症时，补充葡萄糖酸钙。

4. 肺出血

早期做气管内插管，进行正压呼吸（CPAP 或 IPPV）治疗，平均气道压（MAP）10.75~12.75 cmH₂O。2~3 天病情好转后，减低呼吸器参数并撤离。同时要积极治疗引起肺出血的原因。

5. 其他

有出血倾向或已出血者选用维生素 K₁、酚磺乙胺（止血敏）；有缺氧表现给予氧疗；维生素 E 除抗氧化作用外，影响红细胞膜结合和功能，促进组织呼吸和氧化磷酸化过程，维生素 E 每次 5 mg，每日 3 次口服。维生素 C 100~200 mg/kg 加入能量合剂中静脉滴注。

七、健康教育

预防寒冷损伤应考虑内因和外因两个方面，并涉及产科和儿科。针对上述相关因素可知：减少早产、低体重儿发生率，加强对难产的监护，减少产时窒息，改善产房条件，做好初生婴儿保温，提倡母乳喂养以及早期开奶等均可减少寒冷损伤的发生。目前我国普遍采用的产房温度为 24℃ 左右，对产妇可能是适宜的，但对新生儿并不适宜，对寒冷损伤的流行病学调查资料曾显示近 80% 的寒冷损伤发生在产房和出生的当日，产房温度 ≥28℃ 时寒冷损伤发生最低，≥26℃ 时与 ≤26℃ 相比较，低体温发生率明显下降，且无 1 例硬肿症发生。

（吴恒超）

第七节　新生儿黄疸

黄疸为一种重要的临床体征，是由于体内胆红素的增高引起皮肤、黏膜或其他器官黄染的现象。成人血清胆红素 >34 μmol/L 时，巩膜和皮肤可见黄染，新生儿由于毛细血管丰富，胆红素 >85 μmol/L 时才出现皮肤黄染。婴幼儿和成人若出现黄疸是病理表现，而新生儿出现黄疸则分生理性黄疸和病理性黄疸。

一、病因

（一）生理性黄疸

新生儿期血液中红细胞量多，红细胞寿命短（70～100 天），血红蛋白半衰期短，使新生儿胆红素负荷量大于成人；血液中白蛋白量少、结合作用较差，Y、Z 蛋白量要 5 天后浓度才开始升高，使肝细胞摄取胆红素能力有限；肝酶量不足、活力低下，使结合胆红素能力有限；肠肝循环增多。以上多种原因造成新生儿出现的黄疸称为生理性黄疸。

（二）病理性黄疸

1. 感染性

孕期 TORCH 感染，新生儿败血症，新生儿尿路感染，新生儿肝炎综合征等。由于细菌毒素加快红细胞破坏和损坏肝细胞，使血中胆红素浓度增高。

2. 非感染性

新生儿期溶血性疾病，包括 ABO、Rh 血型不合性溶血，红细胞酶缺陷（G-6-PD）或结构异常（先天性球形红细胞症）的溶血、血管外溶血，母乳性黄疸，胎粪排出延迟，胆道先天畸形，药物性黄疸，其他，如新生儿低血糖、酸中毒、缺氧、脱水和甲状腺功能低下等都可加重黄疸。

二、临床表现

(一) 生理性黄疸

1. 黄疸出现时间较晚

一般足月儿在生后 2～3 天，早产儿在生后 3～4 天。

2. 黄疸持续时间较短

足月儿生后 10～14 天消退，早产儿可延迟至 3～4 周完全消退。

3. 黄疸程度较轻

血清总胆红素峰值足月儿 <205 μmol/L，早产儿 <257 μmol/L。

4. 血清胆红素性质

以未结合胆红素为主，结合胆红素 <26 μmol/L。

5. 伴随病症

无伴随病症，一般全身情况好。

6. 其他

预后好，一般不需特殊治疗。

(二) 病理性黄疸

1. 黄疸出现时间较早或太晚

一般常于生后 24～36 小时即出现，或于生后 1 周或数周才出现。

2. 黄疸持续时间较长

足月儿常超过 2 周，早产儿常超过 3～4 周，或黄疸退而复现。

3. 黄疸程度较重

足月儿血清总胆红素峰值 >205 μmol/L，早产儿 >257 μmol/L；结合胆红素 >26 μmol/L。

4. 黄疸进展快

血清胆红素每日上升 >86 μmol/L，或呈进行性加重。

5. 伴随病症

均有伴随病症。

6. 其他

预后随原发病而异，多需采用中西医结合治疗。

(三) 母乳性黄疸

母乳性黄疸发生率为 0.5%～2%，多于生后 4～7 天出现黄疸，2～3 周达高峰，血清总胆红素可 >342 μmol/L，但尚无核黄疸报告。胆红素在停止哺乳 24～72 小时即下降，3 天仍不明显降低者可除外母乳性黄疸。患儿胃纳良好，体重增加，无引起黄疸的其他原因。继续哺乳 1～4 个月，胆红素亦降至正常。确切原因尚未肯定，目前认为是 β-葡萄糖醛酸苷酶含量丰富，活性又高，当新生儿开奶延迟，摄入量不足，肠蠕动减少时，β-葡萄糖醛酸苷酶可分解，结合胆红素还原成未结合胆红素而在肠道回吸收增加，显现黄疸。积极加喂母乳，肠蠕动增加，肠壁再吸收减少，黄疸可望自然消退。

三、实验室及其他检查

1）红细胞计数及血红蛋白降低，网织红细胞数可升高。

2）定期监测胆红素水平。病理性黄疸足月儿总胆红素大于 205 μmol/L，早产儿大于 257 μmol/L。结合胆红素大于 26 μmol/L 时可并发高胆红素脑病。

3）溶血性黄疸时行母婴血型（ABO 及 Rh）检查，并做直接抗人球蛋白试验（Coomb's 试验）。

四、诊断和鉴别诊断

根据小儿黄疸发作时间或早或晚，或消失后再出现，或持续不退，逐渐加重，黄疸色泽、小儿一般情况及血清胆红素测定，病理性黄疸诊断并不困难，但要做出病因诊断须做各项检查。本病须与以下疾病相鉴别：

（一）新生儿肝炎

有母孕期病毒感染史，感染经胎盘或产道传给胎儿。常在生后 1～3 周或更晚出现黄疸，或黄疸退而复现，病重时粪便色浅或灰白，尿色深黄，患儿可有厌食、呕吐，肝轻度至中度增大。

（二）新生儿败血症

参阅本章第四节"新生儿败血症"。

（三）新生儿溶血病

黄疸出现早，且进行性加重，症状轻重与溶血程度基本一致。病情严重者贫血明显，同时有水肿、心力衰竭、肝脾大，常随黄疸加重逐渐出现神经系统症状，发生胆红素脑病（核黄疸），甚至死胎。

（四）胆道闭锁

多数是由宫内感染导致的生后进行性胆管炎，胆管纤维化和胆管闭锁所致，若管壁薄弱则形成胆总管囊肿。常在出生后 2 周始显黄疸并呈进行性加重，粪色由浅黄转为白色，肝进行性增大，边缘硬而光滑，3 个月后可逐渐发展至肝硬化。

（五）母乳性黄疸

母乳性黄疸常与生理性黄疸重叠且持续不退，血清胆红素可高达 342 μmol/L，婴儿一般状态良好，黄疸于 4～12 周下降，无引起黄疸的其他病因可发现，停止母乳喂哺后 3 天，如黄疸下降即可确诊。

五、治疗

生理性黄疸不需治疗，可自行消退。任何病因所致的新生儿黄疸，尤其是 1 周内的早产儿和有严重缺氧、酸中毒、颅内病变或严重感染患儿，必须尽快治疗，以免发生核黄疸。应针对不同病因进行对因治疗，注意保暖并供给足够热量和氧气，退黄治疗可采用中西药物、光疗、换血、手术等方法。中医治疗多以清热化湿、解毒退黄为基本法则，内服汤药配合中药沐浴疗法，临床收效颇佳。具体采用中医疗法还是西医疗法，临证应根据患儿情况而定，使用中西医结合较单用中医或西医疗法的治疗效果为好。

（一）病因治疗

引起新生儿病理性黄疸的原因较多，除针对病因治疗外，对轻度或中度黄疸可仅用中药（口服或静脉注射）；对中度黄疸可酌情加用西药。对中度以上的黄疸，若配合治疗，疗效更好。重度黄疸，尚可静脉注射白蛋白或血浆，必要时可进行换血疗法。

（二）药物治疗

1. 肾上腺皮质激素

肾上腺皮质激素能阻断抗原抗体反应，减少溶血，并有促进细胞酶系统的功能，用泼尼松每日 1～2 mg/kg 口服，或用地塞米松或氢化可的松口服或静脉滴注。

2. 酶诱导剂

酶诱导剂可诱导肝脏清除胆红素的酶系统，以降低胆红素的浓度。苯巴比妥是最常用的药物，此外，亦可用尼可刹米、苯妥英钠等，此类药物可使肝细胞的微粒体增大，活力提高，其中的葡萄糖醛酸转移酶活性增强，加快胆红素的结合，从而降低胆红素。苯巴比妥尚能增加 γ 蛋白，促进肝细胞对胆红素的提取。剂量，苯巴比妥每日 5～8 mg/kg，分次口服。

3. 血浆和白蛋白

静脉输注白蛋白，可使血清中游离的未结合胆红素附着于白蛋白上，可减少未结合胆红素与脑细胞结合的机会，对降低核黄疸的发生率有一定作用。换血前先注入白蛋白，1～2 小时再换血，可换出更多的胆红素。用量为白蛋白每次 1 g/kg，或用血浆 25 ml，每日 1～2 次。

4. 葡萄糖

可静脉滴注葡萄糖，以增加葡萄糖醛酸的形成。

5. 其他药物

碳酸氢钠纠正酸中毒。避免应用磺胺、安钠咖、维生素 K_3、氯霉素、非那西汀等药物。药用炭可阻止胆红素在肠道的吸收，可于生后 4 小时开始服 0.75 g，每 4 小时 1 次。琼脂具有类似作用，在生后 24 小时服 125～250 mg，每 4 小时 1 次。

6. 中药

常用为茵陈 15 g，甘草 1.5 g，炙大黄 3 g，黄芩 9 g，每日 1 剂，水煎频服，可减轻黄疸。

7. 药物治疗新进展

锡—原卟啉结构与铁卟啉相似，可与血红蛋白竞争血红蛋白加氧酶，起竞争性抑制作用，有效地阻止血红蛋白的离解，从而减少了胆红素的生成。国外动物及临床试验有效、安全，国内动物试验已成功。

（三）光疗

1. 原理

光疗不但可降低已升高的血清胆红素含量，还可预防早产儿患高胆红素血症。分解胆红素最有效的光波是蓝光（波长 480 nm），与血清中胆红素的最高吸收波长（460～465 nm）颇接近。胆红素经光氧化后，产生胆绿素和至少两种双吡咯。后者溶于水，不易弥散到中枢神经系统，而易于进入胆汁和尿液中排出体外。光疗不能阻断间接胆红素产生。

2. 指征

血胆红素大于 205 mmol/L；黄疸出现早进展较快者应尽早做；早产儿和低体重儿可适当放宽指征；产前诊断为 Rh 溶血病者，生后一旦出现黄疸即可行光疗。

3. 方法

将患儿裸体放入光疗箱中，双眼及会阴部遮盖。选用波长 425～475 nm 蓝光上下双光照射，连续照射 24～48 小时，最长小于 96 小时。当胆红素下降至 206 μmol/L 时，停止照射。

光疗最严重的并发症是可能出现青铜症。婴儿经光疗后，皮肤出现青紫或灰黄绿色，血清、尿液也呈相似颜色，甚至肝、脾、肾、心包及腹水均可有"青铜"色素。青铜症常见于光疗前结合胆红素较高，肝功能较差或有败血症的婴儿，故遇有肝细胞损害、有阻塞性黄疸及败血症时，不宜采用光照疗法。

较轻的并发症有大便色绿，较稀，次数增多，故应注意及时补充不显性失水。皮肤偶可出现红斑或出血样淤点。荧光灯亦有一定的热量，特别是在炎热的夏天用双面光照射时应注意通风散热，避免灼伤。

临床还应注意不能单凭皮肤颜色估计黄疸的轻重程度。

（四）换血疗法

当产前诊断明确，新生儿已出现严重的贫血、水肿、肝脾肿大，经治疗胆红素继续上升超过 340 μmol/L，或不论胆红素浓度高低，凡有核黄疸症状及体征者，应采用换血疗法。

六、健康教育

应针对引起黄疸的不同病因，采取不同的预防措施。对临床常见的 ABO 血型不合溶血病，可于产前确诊后令孕母服用黄芩茵陈汤，每日一剂，直至分娩为止。经临床观察，对减轻新生儿黄疸有一定预防作用。

（吴恒超）

第十三章　婴幼儿保健

第一节　影响生长发育的因素

生长发育是小儿机体各组织、器官形态的增长和功能成熟的动态过程。生长是指量的增加；发育是指功能的成熟即质的变化。生长的同时伴随着发育，二者不能截然分开，一般统称为发育。

一、生长发育的规律

小儿生长发育遵循一定的规律，但又有个体的特异性。

（一）一般规律

1）生长发育是一个连续的过程，但并非等速进行，一般在体格方面，年龄越小，发育越快。1岁内尤其是头3个月生长发育最快。周岁后基本以恒速稳步增长，至青春期又增快。

2）小儿生长发育一般遵循由上到下，由近到远，由粗到细，由低级到高级，由简单到复杂的规律。运动的发育是先抬头，后会坐、立、行（自上到下）；从臂到手，从腿到脚的活动（由近到远）；从手掌握物到以手指摘、捏（由粗到细）；先会视、听，后发展到思维、分析（由低级到高级）等。

3）各器官系统发育速度不平衡，各系统的发育快慢不同，有先有后，头的发育先于躯干和四肢，胎儿2个月时头长等于身长的1/2，出生时为1/4，而成人则为1/8。脑的发育是先快后慢；淋巴系统则先快而后回缩；生殖系统的发育是先慢而后快；年幼时皮下脂肪的发育较发达，而肌肉组织的发育到学龄期才开始加速。

（二）个体差异

小儿生长发育虽然有其一般规律，但每个人还受先天和后天环境因素的影响而存在较大的个体差异。但这种差异，又有一定的范围，超越正常范围，应视为发育异常，并注意动态观察。

二、影响体格发育的因素

（一）遗传因素

细胞染色体所载基因是决定遗传的物质基础。小儿生长发育的"轨道"，或特征、潜力、趋向，由父母双方的遗传因素决定。种族、家族的遗传信息影响深远，如皮肤及头发的颜色、面型特征、身材高矮、性成熟的迟早、对营养素的需要量、对传染病的易感性等。在异常情况下，严重影响生长的代谢缺陷病、内分泌障碍、染色体畸变等，更与遗传直接有关。男女性别也影响生长发育，各有其规律与特点。如女孩的平均身高（长）、体重较同龄男孩小，而女孩的语言、运动发育略早于男孩。

（二）环境因素

1. 营养

小儿的生长发育必须有完善的营养素供给，充足和调配合理的营养素可使生长潜力得到最好的发挥。宫内营养不良的胎儿不仅体格生长落后，还严重影响脑的发育，出生后营养不良，特别是第1~2年的严重营养不良，可影响体重、身高的增长，使机体的免疫、内分泌和神经等调节功能低下。

2. 疾病

急性感染常使体重减轻，长期慢性疾病则影响体重和身高的发育，内分泌疾病常引起骨骼生长和神经系统发育迟缓，先天性心脏病、肾小管性酸中毒、糖原累积病等先天性疾病对生长发育的影响更为明显。

3. 孕母情况及生后环境

妊娠早期的病毒感染可导致胎儿先天畸形，孕母营养不良可引起流产、早产和胎儿体格生长以及脑发育迟缓，孕母受药物、放射线、环境毒物和精神创伤等影响，可致胎儿发育受阻。阳光充足、空气新鲜、水源清洁、无噪声、住房宽敞等及健康的生活习惯和科学护理、正确的教养和体育锻炼、完善的医疗保健服务等都是保证儿童生长发育达到最佳状态的重要因素。

（杨廷敏）

第二节　体格生长与发育

一、体格生长及其正常指标

（一）体重

体重是小儿机体各部重量的总和，是反映体格增长、营养状况的重要指标，也是临床给药、补液和热量计算的依据。

新生儿出生体重与其胎次、胎龄、性别和宫内营养状况有关。我国1995年九市城区调查结果显示平均男婴出生体重为（3.3±0.4）kg，女婴为（3.2±0.4）kg，与世界卫生组织的参考值一致。出生后由于摄入不足、胎粪排出和水分丢失等可出现暂时性体重下降（3%~9%），称为生理性体重下降，在生后3~4日达最低点，以后逐渐回升，7~10日应恢复到出生时的体重。生后早开奶，按需哺乳，体重下降可减少。以后增长很快，如前半年每月平均增加600 g，后半年每月平均增加500 g；4~5个月时体重是出生时的 2 倍（6 kg）。

1 周岁以内小儿体重的推算公式如下：

前半年　体重（kg）=出生体重（kg）+月龄×0.6

后半年　体重（kg）=出生体重（kg）+月龄×0.5

2 岁时体重 4 倍于出生体重（12 kg）。2 岁以后平均每年增长 2 kg，推算公式如下：

体重（kg）=年龄×2+7

12 岁以后，在性成熟期，小儿体重增长很快，就不能再用上述公式进行推算。小儿同一年龄体重的增长，可有较大的个体差异，其波动可在平均数±10%范围内。

体重测量：应在晨起空腹排尿、便后进行，应测其实际体重（除去衣服）。初生婴儿用磅秤或载重为 15 kg 的盘式杠杆秤测量。1 岁以上小儿可用载重为 50 kg 的杠杆秤测量。须每日测量体重者，应在每日同一时间饭前进行。

（二）身高（长）

身高指头顶到足底的全身长度；<3 岁儿童立位测量不易准确，应仰卧位测量，称身长。立位与仰卧位测量值相差 1~2 cm。

身高（长）增长与种族、遗传、营养、内分泌、运动和疾病等因素有关，但短期的疾病与营养波动不会明显影响身高。身高（长）的增长规律与体重相似，年龄愈小增长愈快，出现婴儿期和青春期 2 个生长高峰。出生时身长平均为 50 cm，生后第一年身长增长最快，6 个月内每月增长 2.0~2.5 cm，6 个月后每月增长约 1.5 cm，1 周岁时达 75 cm，2 周岁时 85 cm。2 岁后平均每年长 5 cm，2 岁以后可按下列公式推算身长：

身长（cm）=年龄×7+75

青春期身高的增长加速，12 岁以后不能再按上式计算。

身长包括头部、脊柱和下肢的长度。其发育进度并不相同，头部发育较早，下肢较晚，因此，有时临床上需要分别测量上部量（从头顶至耻骨联合上缘）和下部量（从耻骨联合上缘至足底），以检查其比例关系。

上部量：从头顶到耻骨联合上缘，与脊柱增长有密切关系。

下部量：从耻骨联合上缘到足底，主要取决于下肢长骨的发育。

身长测量：3 岁以内小儿一般取仰卧位用量板测量；3 岁以上可用身长计或皮尺按在墙上进行测量，测量时被测者脱鞋、帽，立正，使身体成一直线，脚跟靠拢，头部正直，测量者手扶滑测板，向下滑动与颅顶点恰相接触，读取滑测板底面在立柱上所示数字，准确记录。

身长是反映骨骼发育的一个重要指标。身长显著异常与先天性骨骼发育异常或内分泌疾病有关。低于 30% 以上者为异常。身材矮小，但比例匀称，多见于垂体性侏儒症，下部量特短或指距远不及身长，多见于先天性甲状腺疾病及骨、软骨发育不全等；下部量过长或指距远胜于身长，常是生殖腺功能不全的症状。

（三）坐高

指由头顶至坐骨结节的高度，出生时坐高为身高的 66%，以后下肢增长比躯干快，

4 岁时坐高为身长的60%，6 ~ 7 岁时小于60%。

（四）指距

是两上肢水平伸展时两中指尖的距离，代表上肢长骨的生长。正常人指距值略小于身高值，如指距值大于身高值 1 ~ 2 cm，则有长骨生长异常的可能。

（五）头围、胸围

头围大小反映脑及颅骨的发育程度，出生时头围平均为 34 cm，6 个月为 42 cm，1 岁时约 46 cm，2 岁时约 48 cm，5 岁时约 50 cm，15 岁时近似成人为 54 ~ 58 cm。头围过大见于脑积水，头围过小见于小头畸形等。

头围测量：自眉弓上缘经枕骨结节绕头 1 周的长度。

胸围反应胸廓、胸背肌肉、皮下脂肪及肺的发育程度，新生儿胸廓呈桶形，随年龄增加，胸廓逐渐呈扁圆锥形，出生时胸围比头围小 1 ~ 2 cm，约 1 岁时两者相等，1 岁以后胸围逐渐超过头围。

胸围测量：通过乳头经肩胛下角绕胸 1 周的长度。测量时应取呼气与吸气时的平均值。

（六）上臂围

上臂围值代表上臂肌肉、骨骼、皮下脂肪和皮肤的发育水平，反映了小儿的营养状况。1 岁以内上臂围增长迅速，1 ~ 5 岁期间增长缓慢。在无条件测体重和身高的地方，可测量上臂围以普查 <5 岁小儿的营养状况：>13.5 cm 为营养良好；12.5 ~ 13.5 cm 为营养中等；<12.5 cm 为营养不良。

上臂围的测量：被测者两上肢自然平放或下垂，取左上臂自肩峰至尺骨鹰嘴连线的中点，以臂围尺绕该点水平的上臂 1 周。周径与肱骨成直角，软尺轻贴皮肤即可，读数至 0.1 cm。

（七）皮下脂肪

皮下脂肪的厚薄反映小儿营养状况的好坏，营养不良时皮下脂肪层渐减少或消失，出现明显的消瘦。

皮下脂肪的测量：皮下脂肪的厚度也称皮折厚度，可用皮折卡钳测量。皮折卡钳是测定皮折厚度的专用工具。测量时右手握钳，左手用拇、食指捏起测量部位的皮肤和皮下脂肪，捏时两指的距离为 3 cm，要使脂肪与下面的肌肉充分分开，然后用皮折卡钳测量皮折厚度。

测量的常用部位：

1）肩胛下角部：取左肩胛骨下角稍偏外侧处，皮折自下侧至上中方向，与脊柱成45°角。

2）三头肌部：上肢在身体侧面放松下垂，肩峰与鹰嘴连线的中点上，皮折方向与上臂的长轴平行。

3）腹部：锁骨中线上平脐处，皮折方向与躯干长轴平行。

二、体格生长的评价

处于快速生长发育中的儿童的身体形态变化较大，充分了解儿童各阶段生长发育的规律及特点和正确评价其生长发育状况，给予适当的指导与干预，对促进儿童的健康成长十分重要。这是儿童保健和临床工作中的一项重要内容。目前应用的体格评价方法有单项指标评价、多项指标综合评价、生长曲线图评价法。

（一）单项指标评价

按年龄的体重、身高、头围、臂围、牙齿、骨龄等评价属于单项指标评价，为目前儿童保健门诊或集体体检时所采用，其发育水平等级可用离差法或百分位法分级评价，简单方便；但必须考虑个体差异，而且在连续地观察下做出正确的评价。

（二）多项指标综合评价

即采用 2 项或 2 项以上的体格生长指标进行综合评价，可用离差法、百分位法、指数法或曲线图来进行等级划分，又可体现匀称度。

1. 三项指标综合评价法

三项指标综合评价法是 WHO 近年推荐的儿童营养状况的评价方法。三项指标是：按年龄的体重、按年龄的身高、按身高的体重 3 项指标全面评价。

2. 指数法评价

指数法评价即用两项指标间的相互关系进行比较。常用者为 Kaup 指数，即体重（kg）／身高（m）^{2}，其含义是每单位面积的体重值（故亦称为体块指数，BMI），主要反映人体的发育和营养状况；指数值在生后 6 ~ 8 个月随月龄而增加，1 岁以后随年龄而下降，正常男孩指数均值为 12.71 ~ 17.84，女孩为 12.67 ~ 17.32。

3. 相关法评价

相关法评价是目前认为较好的评价方法。它可以将体重、身高、胸围、臂围等多项指标结合起来，进行小儿体格的综合评价。

（三）生长曲线图评价法

生长曲线图评价法是用同性别、各年龄组小儿的某一项体格生长指标（如身高、体重等）的各主要百分数值（或离差法的均值和标准差值）画成曲线，制成生长发育曲线图，供作评价小儿生长的依据。优点是较数字直观，且通过定期纵向观察不仅能准确了解儿童的发育水平，还能判断儿童某项指标的生长趋势有无偏离，便于及早发现原因和采取干预措施。

三、骨骼发育

（一）颅骨的发育

可通过头围和囟门大小以及骨缝闭合的情况来衡量颅骨的发育，前囟门为额骨和顶骨形成的菱形间隙，囟门大小用对边中点连线的长度来表示，新生儿为 1.5 cm × 1.5 cm ~ 2.0 cm × 2.0 cm，生后前数月随头围增大而变大〔（2~2.5）cm ×（2~2.5）cm〕，6 个月后渐小，至 12 ~ 18 个月时闭合，前囟门闭合晚见于脑积水、呆小病和佝偻病，闭合过早见于头小畸形；前囟门饱满紧张表示颅内压增高，如颅内感染性疾病，服用药物（维生素 A 过量）或高热时也可见前囟门膨隆，前囟门凹陷见于脱水或重度营养不良。

（二）脊柱的发育

在生后 1 岁以内增长最快。出生时脊柱完全是直的，3 个月小儿抬头时出现颈椎前凸，6 个月小儿会坐时呈胸椎后突。1 岁末小儿站立行走时出现腰椎前凸。脊柱所形成的自然弯曲可保持身体的平衡，6 ~ 7 岁时上述弯曲为韧带装置所固定。

（三）长骨的发育

长骨的生长和成熟与体格生长有密切关系。长骨生长主要依靠其干骺端的软骨骨化和骨膜下成骨作用使之增长、增粗，当其干骺端骨质融合后，长骨即停止增长。随着年龄的增长，长骨干骺端的骨化中心按一定的顺序和部位有规律地出现，可以反映长骨的生长发育成熟程度。通过 X 线检查骨骺端骨化中心的出现时间、数目、形态变化及其融合时间，可判断骨骼发育情况，测定骨龄。

四、牙齿发育

乳牙共 20 个，一般于 6 ~ 8 个月开始出牙，少数可早至 4 个月或晚至 10 个月，2 ~ 2$\frac{1}{2}$岁出齐。2 岁以内小儿乳牙总数等于月龄减 4 ~ 6。出牙顺序为下中切齿、上切齿、下侧切齿。第一乳磨牙、尖牙、第二乳磨牙。6 ~ 7 岁后乳牙按长出的先后次序逐渐脱落代之以恒牙。恒牙共 32 个，一般于 20 ~ 30 岁时出齐。佝偻病、营养不良、呆小症、先天愚型等出牙延迟，牙质欠佳。出牙是一种生理现象，出牙时多无症状，个别有低热、流涎、腹泻或睡眠不安等。

五、脂肪组织与肌肉的发育

（一）脂肪组织的发育

脂肪组织的发育主要是细胞数目增加和体积增大。细胞数目自胎儿中期开始增加较快，到生后 1 岁末达最高峰，以后渐减速，自 2 ~ 15 岁可增加约 5 倍；脂肪细胞体积扩大的速度也以胎儿后期为快，出生时已增加 1 倍，以后逐渐减慢，到学龄前期脂肪细胞大小已增加不多，一直维持到青春期。全身脂肪组织所占体重的百分比也有以上同样趋势，出生时占体重 16%；第 1 年增加至 22%；然后逐渐下降，到 5 岁时仅占体重 12% ~15%，以后保持此比例；直到青春前期体格生长突然加速时，脂肪组织占体重比例也上升，尤以女孩为显著，占 24.6%，约为男孩的 2 倍，故青春期女孩大多显得丰满。

（二）肌肉组织的发育

胎儿期肌肉组织发育较弱，出生后随小儿躯体和四肢活动增加才逐渐发育。在小儿运动能力增强，会坐、爬、站、行、跑、跳后，肌肉组织发育加速，肌纤维增粗，肌肉活动能力和耐力增强。到青春期肌肉发育尤为迅速，男孩比女孩更突出。9 岁以后男孩肌肉约占体重的 45.9%，女孩为 44.2%，以后几年男孩超过 50%，女孩则维持不变或下降。肌肉的发育与营养、运动有密切关系，故应保证小儿的营养供给，鼓励小儿多进行体操、球类、游泳等运动锻炼。运动能促进肌肉发达，消耗体内脂肪，避免脂肪积累过多，可预防肥胖，使小儿变得灵活健壮。

六、生殖系统的发育

生殖系统的发育受内分泌系统的下丘脑—垂体—性腺轴的控制，从出生到青春前期小儿性腺轴功能处于甚低水平，生殖系统处于静止期，保持幼稚状态；待至 10 岁左右，下丘脑对性激素负反馈作用的敏感度下降，促性腺激素释放激素分泌增加，使垂体分泌的促卵泡激素（FSH）、促黄体生成激素（LH）和生长激素量增多，小儿进入青春期，性腺和性征才开始发育。

（一）男性生殖系统发育

男性生殖器官包括睾丸、附睾、阴茎。出生时睾丸大多已降至阴囊，约 10% 男婴的睾丸尚可位于下降途径中的某一部位，一般在 1 岁以内都会下降到阴囊，少数未降者即为隐睾症。在青春期以前，男孩外阴处于幼稚状态，睾丸容积为 2.0 ml 左右、长径 <2 cm，阴茎长度 <5 cm。待睾丸容积增大至 >3 ml 时即标志青春期的开始；随即出现阴囊增长，皮肤变红、薄，阴茎增长、增粗；继而出现阴毛、腋毛、胡须和声音低沉等男性第二性征。一般在 10 ~11 岁时睾丸、阴茎开始增大，12 ~13 岁时开始出现阴毛，14 ~15 岁出现腋毛、声音变粗，16 岁后长胡须，出现痤疮、喉结，肌肉进一步发育；全过程历时约 5 年或更久，个体差异亦较大。

（二）女性生殖系统发育

出生时卵巢发育已较完善，但其卵泡处于原始状态；在儿童期卵巢发育非常缓慢；进入青春前期后，在增强的 LH 和 FSH 的刺激下，女孩卵巢内即见滤泡发育，乳房出现硬结（B_2 期），标志其青春期的开始；随着卵巢的迅速增长，雌激素水平不断上升，乳房、外生殖器、阴毛等依次发育，最后初潮和腋毛出现。通常在 9 ~10 岁时乳房初现，骨盆开始增宽；10~11 岁阴毛初现；13 岁左右，乳房发育达 B$_4$ 期时出现初潮。整个过程为 1.5~6 年。

（杨廷敏）

第三节　神经心理发育和早期教育

一、神经心理发育特点

（一）脑和脊髓的发育

胎儿神经系统的发育在各系统中居领先地位，出生时脑重约 370 g，6 个月时为 600~700 g，2 岁时为 900~1 000 g，7 岁时脑重已接近成人（成人脑重约 1 500 g）。新生儿时脑的大体形态与成人相似，但脑皮质较成人薄，细胞分化不全，3 岁时细胞分化基本完成，8 岁时已接近成人。

在胚胎期脊髓发育较早，故出生时脊髓发育已较成熟，2 岁时结构已接近成人。婴儿时神经髓鞘形成不全，因此，婴儿对外来刺激的反应较慢且易于泛化。出生时脊髓下端达第 2 腰椎下缘，4 岁时上移至第 1 腰椎上缘。临床施行腰椎穿刺时应注意这一点。

（二）感觉的发育

感觉的发育包括以下 4 点：

1. 视觉

新生儿的眼对光反应敏感，出生时已有瞳孔对光反应，2~4 周时两眼凝视光源，能追随物体达中线，4~12 周时出现辐辏。出生时为远视，一直持续到 6 岁左右。3 岁左右能正确区分红、绿、黑、白、黄等颜色，4 岁时能区别如棕色、紫色等混合色。

2. 听觉

小儿出生时鼓室没有空气，故听力低下。生后 3~7 天开始出现听觉。3~4 个月时对声音有定向反应。5~6 个月时能区别出父母声音，叫他（她）的名字有答应的表示。2 岁时能听懂简单的吩咐。4 岁时听觉已发育完善。

3. 嗅觉和味觉

出生时嗅觉中枢及末梢已发育成熟。3~4 个月时已能区别愉快与不愉快的气味，并有不同反应。新生儿的味觉发育完善，能对不同味道发生不同反应。4~5 个月的婴儿对食物味道的区别已非常敏感。

4. 皮肤感觉

包括痛觉、触觉、温度觉及深感觉。新生儿痛觉已存在，但不甚敏感；痛刺激后出现泛化现象；触觉则有高度的灵敏性，尤其在眼、前额、口周、手掌、足底等部位；对温度的感觉也比较敏锐，对冷刺激比热刺激的反应更明显。2~3岁时已能辨别各种物体的属性，如软、硬、冷、热等。

（三）知觉的发育

知觉是人对事物各种属性的综合反映，与听、视、触觉等感觉的发育密切有关。生后6个月已能对一个物体的形态、大小、质地、颜色等产生初步综合性知觉，并已出现了手、眼的协调运动。1岁末已有空间知觉和时间知觉的萌芽，3~4岁能区别上下、前后。4~5岁开始辨别以自身为中心的左右，并已有时间的知觉。

（四）运动功能的发育

运动功能的发育或称神经运动的发育，可分为大运动包括平衡和细运动两大类。新生儿的运动是无意识和不协调的，因大脑皮质发育未成熟。传导神经纤维尚未完成髓鞘化。以后，尤其第1年内随着大脑的迅速发育，小儿的运动功能才逐渐发育完善。

小儿动作一般规律：

1. 由上到下

先会抬头后会抬胸，两手取物，坐、站、走等。

2. 由远到近

如先抬肩、伸臂、再双手握物而至手指取物。

3. 由不协调到协调

3~4个月婴儿看到玩具会手足乱动但拿不到，5个月以后就能一把抓住。

4. 由粗动作到细动作

先抬头、坐、站、走等大动作后才有手指摘物、脚尖走路等细动作。

5. 先有正面动作后有反面动作

如先会抓东西后才会放东西，先会向前走后才会向后退等。

（五）语言的发育

语言为人类特有的高级神经活动，用以表达思维、观念等心理过程，与智能关系密切，是儿童全面发育的标志。语言的发育受语言中枢管理外，还必须具备正常的听觉和发音器官，与周围人群的语言交往也是促进语言发育必不可少的条件。语言发育要经过发音、理解和表达3个阶段。新生儿只会哭叫，以后咿呀发音，逐渐听懂理解别人的话，然后再学会说话。先会讲单词，如爸爸、妈妈等；后可组成句子，先会用名词，而后才会用代名词、动词、形容词、介词等，由简单到复杂不断发展。

（六）心理活动的发育

人的心理活动包括感觉、记忆、思维、想象、情绪、性格等众多方面。初生儿不具有心理现象，待条件反射形成即标志着心理活动发育的开始，且随年龄的增长，一直处于不断发育的过程中。了解不同年龄小儿心理特征，对保证小儿心理活动的健康发育非常重要。小儿的心理活动较多地受教育的影响，但基本取决于神经系统的成熟程度。

新生儿有愉快和不愉快的感觉，因生后不易适应宫外环境，较多处于消极情绪中，表现为不安、啼哭，而哺乳、抱、摇、抚摸等则可使其情绪愉快。随年龄增长，对一般不愉快的刺激较能忍受。恐惧也出现较早，在新生儿表现为拥抱反射，其后在学习站立和行走时，也显得小心翼翼地。生后 3 周的小儿能注视物体。第 2 个月两眼能随光转移，开始微笑。3 个月认识母亲；4 月能大笑，而且，在成人逗笑时会主动以笑脸迎人。5~6 月能区别亲人和陌生人，向镜中人微笑，抚摸或抱着奶瓶，对用手巾遮脸的游戏感兴趣。7~8 月会模仿动作或发音，听懂自己的名字，能很清楚表示对母亲的爱，不久会出现"嫉妒"的现象；小儿看见母亲抱别的孩子就不高兴，同时对外人表示疑惧，因此医生接触他们时，须表现出和蔼。10~12 个月会招手表示"再见"，会将物品递给妈妈，穿衣时主动将手伸入袖管，试图自己脱袜。小儿 1 岁内似有"同情心"，未满周岁的小儿，在听到别人啼哭时也啼哭。1 岁以后，小儿能做较多的动作，喜欢反复其能胜任的"工作"，因而有时就不听大人的话。针对这个特点，在一定要他不听话的时候（例如，实行饮食、睡眠等制度），大人切勿迁就，要耐心说明道理，使他能自觉执行。1 岁半时用语言或手势表示自己的要求，喜欢看图翻书。2 岁时基本会用匙进食，但吃得不干净。能区别物体形状，认识身体各部，自己戴上帽子，基本能约束大小便。比较喜欢独自活动或找成人作伴，因成人较能满足他的要求。

若把同龄的小儿聚到一起，他们共同或各自游戏，或争夺玩具，因此在小儿集体单位，应有足够的玩具和良好的活动场地。2~3 岁能表现出自尊心、怕羞等。又表现出浓厚的好奇心，不断地提问，利用这种心理，可帮他认识周围新事物。

到学龄前期，怕羞心理已稍明显，儿科医生进行查体时应加以注意。此期小儿的合群心愈来愈明显，能较长时间离开父母，参加到小朋友队伍中去，这种心理变化，使他们较易接受幼儿园或小学校生活，可以接受读书写字的教育。

学龄期开始正规学习生活，重视自己勤奋学习的成就，如不能发现自己潜力将产生自卑。

青春期社交增多，心理适应能力加强，但容易波动，在感情问题、伙伴问题、职业选择、道德评价和人生观等问题上处理不当易发生性格变化。性格一旦形成即有相对稳定性，故家长、老师和社会的关切爱护和正确引导对青春期少年建立优秀品质十分重要。

二、早期教育

（一）早期教育的重要性

家庭是社会的一个基本细胞，是消费和生活的一个基本单位。孩子出生后，首先生活在家里，全面接受父母的影响，这对孩子的一生都是非常深刻的。家庭教育是一门综合性的科学，跟生理学、心理学、教育学、伦理学、美学等都有关系，要想做一名称职的家长，很好地承担起教育子女的职责，就必须掌握家庭教育的有关知识，不能认为只要结了婚生了孩子，就自然而然地成了父母，而不需要事先学一学怎样做父母的知识。无数事实告诉我们，要想使孩子健康成长，必须有良好的家庭教育，尤其早期家庭教育非常重要。

早期教育从出生时就开始，至于在什么年龄阶段，训练什么项目，要具体分析，要根据小儿神经心理发育规律进行早期教育。婴幼儿时期是智力发育的关键时期，此期神经系统发育比较迅速，有较大的可塑性，对一切刺激都特别敏感，极易接受外界刺激的影响，这是发挥儿童潜力的重要条件。如果这个时期给以恰当的刺激、教育和训练，会使儿童对这些训练和教育保留最深刻的印象，取得最佳的效果，对他们智力的提高和一生的发展均起着十分重要的作用。

（二）早期教育的内容

近20年来科学家对大脑的研究表明，婴幼儿期脑的发育不仅快，而且已经达到了一定的成熟程度，如果及时给予早期教育，可进一步促进脑的发育。

新生儿期，要着重感知觉的训练。有人形象地把感知觉喻之为"认识的门户"。感知觉是人认识世界的开始，一切较高级的认识活动都必须在感知觉的基础上才能产生、发展。开发人的智力，与训练感觉器官具有非常密切的关系。

对新生儿、婴幼儿心理发展影响最大的是视觉和听觉。在刚出生的婴儿床前，可悬挂多种色彩鲜艳的玩具和物体。研究证明新生儿能识别颜色，且喜欢黄、橙、淡蓝和淡绿色。这些悦目的颜色可促进婴儿神经系统的发育，在五色缤纷的环境成长的儿童其观察力、记忆力、思维能力明显优于在黑色、灰色和暗淡无光的环境中成长的儿童。

从新生儿期开始父母就和小儿进行语言交往，成人的语言可引起婴儿的积极反应。父母要经常与婴儿对话，3~4个月的孩子对父母的话可做出积极的反应，发出咿咿呀呀的声音，并流露出愉快的神情，在生活中要抓住一切机会对婴儿进行语言刺激，婴儿早日咿呀学语，有利于婴儿的言语发展，对婴幼儿智力发育具有重要意义。

幼儿期要进行初步的数教育。数是一种抽象的概念，幼儿虽然不易理解，但家长要有耐心。采取活泼有趣的启发式的教育方法，经过反复训练，将会形成初步的数概念。向幼儿进行初步的数教育是早期教育的一项重要内容。

此外，早期教育的内容绝不仅限于智育，应当是"德、智、体、美、劳全面教育"。因此，父母要从婴幼儿期培养良好的生活与卫生习惯，重视锻炼身体，增强体质。儿童将来能否成才，不仅仅取决于智力因素，更重要的是取决于是否具有良好的个性品质。对学前期儿童要注意培养团结友爱、有礼貌、守纪律、诚实、勇敢等优良品德。及早培养尊老爱幼、与人为善、关心集体的社会美德。还要因人施教给予美术、音乐、舞蹈和文学的初步知识与兴趣的培养。要让孩子建立正确的审美观，使他们逐步懂得美与丑、好与坏的概念，逐步树立高尚的情感。上述德、智、体、美、劳的全面早期教育是建立在家庭或托幼机构的日常生活、游戏、学习、体操、集体活动和简单劳动中。

（三）儿童的性教育

所谓性教育是指通过人类生长的过程，使儿童学习到关于健康的性生理、性心理、性行为的发育，并给予指导。应考虑性意识、性行为的合理化、人格化、社会化。通过日常的生活体验开始，从幼儿到学龄期，经过青春期到成人都必须进行性教育。婴儿出生后，马上就要被当作男孩或女孩加以养育。在 5 岁以前，他们逐渐认识自己是男孩还是女孩，并参与和自己性别相符的活动和游戏，形成了心理学上的性别差异和性别角色差异。这一过程进行得如何，对终生有极大的影响。对于性别心理差异和性别角色差异的正确教育，有利于青少年以后的两性的互相尊重、建立良好的两性社交关系，有利于防止成年后的同性恋、恋物癖、异装癖及易性癖等性变态行为的发生。

性教育的关键时期是在儿童期和青少年期。美国性教育专家玛丽·斯泰肯·考尔德伦指出："对于性教育，可能特别紧要而有效的时期是 14 岁以前，尤其是 5 岁以前，由父母和其他有关人员进行。这一时期所接受的有关'性'的教育，无疑地将决定儿童少年此后一生有关'性'的种种方面。"因此，性教育不仅学校应当注意，在家庭从幼儿期就应当开始进行性教育，父母必须有一点关于性教育的知识，对儿童方能进行正确教育。

性教育的方法：幼儿期对于性不了解，2 ~ 3 岁时，小儿开始对外生殖器好奇，成人应转移其注意力并应经常保持局部的清洁，减少刺激。对于小儿提出的各种有关性的问题，如"我是怎么生出来的""妹妹为什么是女孩，我是男孩"。成人要以小儿所理解的程度科学地回答。在 10 ~ 14 岁时，儿童出现第二性征，所以在学龄期时，应给予他们正确的性教育，并与保健指导同时进行。应使儿童自然地接受男女之间的差别，并使他们简单地理解生殖器的构造。对青春期的学生，父母或教师应将青春期的身心变化、生殖器的结构及性的需求是自然的正常现象等向他们做全面地、科学地讲解。对不正确的性知识应有正确的分辨能力，如避免手淫、女生不应束胸等。并对女生月经初期及经期卫生给予指导。

家庭及学校应互相配合对学生进行性教育，学校可在生理卫生课程中讲授。

（杨廷敏）

第四节 小儿营养基础

依营养科学的知识和实践，为群体制定的使机体处于最佳状态的各种营养素摄入量，即每日膳食营养素供给量（RDA）。营养素供给量的基础是营养素的需要量。营养素需要量是人体对营养素的生理需要或平均需要量，低于这个量可能对机体产生不利影响。营养素供给量是平均需要量加 2 个标准差，以满足大多数人的需要。能量供给量与其他营养素不同，是平均能量需要量。

一、小儿能量代谢特点

（一）基础代谢所需

基础代谢为在清醒、安静、空腹状况下，处于 18 ~ 25℃ 环境中人体维持基本生理活动所需的最低热量。基础代谢率是指单位时间每平方米体表面积人体基础代谢所需的热量。婴幼儿时期基础代谢的需要占热量的 50% ~60%，比成人高出 10% ~15%，随着年龄增长，需要渐减。1 岁以内婴儿每千克体重每日平均约需热量 55 kcal，7 岁时每千克体重每日约需热量 44 kcal，到 12 ~13 岁时需 25 ~30 kcal。小儿基础代谢较高的原因，与这时期的生长发育较快有关。

（二）食物的特殊动力作用

食物的特殊动力作用指摄入和吸收利用食物时，可使机体的代谢增加超过基础代谢率，如摄入蛋白质、脂肪和碳水化合物，可分别使代谢增加 30%、4% 和 6%，这种特殊动力作用维持 6 ~8 小时。从小儿总需热量看，其中有 7% ~8% 在婴儿时期是用于特殊动力作用，年长儿只占 5%。

（三）生长发育所需

这一部分热量消耗为小儿所特有，所需热量与生长的速率成正比。小儿处于不断生长发育中，体格增长，各组织器官逐渐成熟，均需热量，每增加 1 g 体重约需热量 5 kcal。若饮食所供热量不敷此项需要，生长发育就会停顿或迟缓。婴儿期生长发育所需热量为每日每千克体重 30 ~40 kcal，占总需热量的 25% ~30%，以后逐渐减低，到青春期增高。

（四）活动所需

此项热量所需与身体大小、活动类别、强度和持续时间有关。初生婴儿只能啼哭、吮乳，此项需要较少，好动多哭的婴幼儿比年龄相仿安静的小儿需要的热量可高 3 ~4 倍。1 岁以内婴儿每千克体重每日需热量为 15 ~20 kcal，随年龄增长，活动量增多，需要量逐渐增加，到 12 ~13 岁时约需热量 30 kcal。

（五）排泄的消耗

每天摄入的食物不能完全吸收，有一部分食物未经消化吸收就排泄于体外。摄取混合食物的正常婴幼儿，此项损失常不超过 10%，即每日消耗热量为每千克体重 8 ~11 kcal。当有腹泻或胃肠道功能紊乱时可成倍增加。

以上五部分能量的总和就是能量的需要量。一般认为基础代谢占所需能量的 50%，排泄消耗占 10%，生长和运动占 32% ~35%，食物的特殊动力作用占 7% ~8%。儿童能量需要量（1988 年中国营养学会制定）6 个月以内 120 kcal/（kg·d），6 ~12 个月 100 kcal/（kg·d）。1 岁后以每日计算。

二、产能物质

（一）碳水化合物

碳水化合物是供能的主要来源。6 个月内婴儿的碳水化合物主要是乳糖、蔗糖、淀粉。世界各国均未制定对碳水化合物的推荐膳食营养供给量（RDA），按碳水化合物产能占总能量的百分比，婴儿膳食中碳水化物产能应占总能量的50%～60%。

（二）脂肪

脂肪是机体的第二供能营养素。脂肪所提供的能量占婴儿总能量的45%（35%～50%），随着年龄的增长，脂肪占总能量比例下降，年长儿为25%～30%。必需脂肪酸应占脂肪所提供的能量1%～3%。脂肪在体内除提供能量外，还提供必需脂肪酸，因有些不饱和脂肪酸，如亚油酸、亚麻酸和花生四烯酸人体不能合成。亚油酸在体内能转变成亚麻酸和花生四烯酸，故亚油酸是最重要的必需脂肪酸。此外，脂肪有利于脂溶性维生素的吸收等作用。

（三）蛋白质

蛋白质是构成机体细胞的主要物质，并为抗体、激素、酶等不可缺少的成分，其含量约占人体总固体量的45%。肌肉和神经组织中蛋白质含量最多，其他脏器和腺体次之。小儿不但需要蛋白质用来补充消耗，还需供给生长发育所需，故蛋白质的需要量相对比成人为高，婴儿每日需要蛋白质3～3.5 g/kg，儿童需要2～2.5 g/kg，成人需要1.5 g/kg，每克蛋白质产热4 kcal，小儿由蛋白质所供的热量约占每日总热量的15%。食物中以鱼肌蛋白、肉类蛋白质最好，其次为蛋类、大豆等。长期缺乏蛋白质可发生营养不良，贫血，易于感染疾病，水肿等。蛋白质过量则可造成便秘、食欲缺乏。

三、维生素

维生素并不供给热量，而是维持正常生长和调节生理功能所必需的物质。参与调节代谢过程，与酶系统有密切关系，是构成许多辅酶的成分。维生素 A、B_1、B_2、C、D 对婴幼儿尤为重要，若有缺乏，不但影响发育，而且还可致某种特殊的疾患。

四、矿物质

矿物质是一组无机元素，在体内的作用是能量制造、身体建造及修复等过程的控制物质。人体矿物质一般被分成两类：①常量矿物质，包括钙、镁、钠、钾、磷、硫、氯。②微量矿物质，包括铁、铜、碘、氟、锰、钴、锌、钼、铬。它们是人体所必需的营养素。无机盐主要靠食物和水供给，一般都能满足机体需要，若膳食调配不当，机体代谢不平衡，生理需要量增加或生活在特殊环境下都会有缺乏的可能，我国膳食中较易缺乏的是钙、铁和碘。

五、水

水是人体重要的营养物质，水在人体中约占体重的70%，如果在体内水分损失超过20%，生命就受到严重威胁。在人体中，水是血液、淋巴、内分泌及其他组织的重要成分；很多生理功能如消化、吸收、代谢、循环、排泄等都需要水来参加。人若一时得不到食物，只要有水，靠体内营养储备，尚可维持数日或数十天，但若没有水，很快就会死亡。

小儿新陈代谢旺盛，因此需水量相对较多，小儿年龄愈小，需水量愈多。婴儿每日每千克体重需水 150 ml，以后每 3 年减少 25 ml。水的需要量取决于热量的需要，与饮食的质和量以及肾脏浓缩功能等有关。

六、膳食纤维

膳食纤维主要来自植物的细胞壁，人类肠道不能消化膳食纤维，故常以原形排出。具有生理功能的膳食纤维有：①纤维素，能吸收水分，增加粪便体积；②半纤维素，能与铁、锌、钙等阳离子和磷结合，减少其吸收；③木质素，能吸附胆酸、减少其重吸收，故有利于降低血清胆固醇浓度；④果胶，吸水后可形成凝胶，降低食物中糖的密度，减轻食饵性胰岛素的分泌。

（吴恒超）

第五节　婴幼儿喂养

一、母乳喂养

母乳是婴儿（尤其是 6 个月以内的婴儿）最适宜的食物，应大力提倡母乳喂养，鼓励母婴同室。

（一）母乳的成分

母乳含有近百种成分，乳汁成分有一定的个体差异，同一乳母在产后的不同阶段以及同一次哺乳的初始部分与随后部分乳汁的成分都有差别，故其成分测定必须逐日从全部挤出的乳汁中取样进行。按 WHO 的规定：产后 4 天以内的乳汁称为初乳；5～10 天为过渡乳；11 天至 9 个月的乳汁为成熟乳；晚乳系指 10 个月以后的乳汁。

1. 蛋白质

母乳所含的酪蛋白与乳清蛋白比例为 4:6，牛乳为 4:1，有明显差别。母乳中白蛋白和球蛋白的含量相对较多，易于消化。牛乳酪蛋白含较多的磷及丝氨酸，与胃酸作用产生较大凝块，不易消化。

母乳中含牛磺酸多达 425 mg/L，是牛乳的 10～30 倍，它对促进婴儿神经系统和视网膜的发育有重要作用，对婴儿脑发育有特殊的意义。最近有研究表明母乳喂养与高智商有关。

2. 脂肪

母乳中的能量 50% 由脂肪提供是婴儿所需能量的主要来源。母乳脂肪颗粒小，还含有脂肪酶，故较易消化和吸收，它以长链脂肪酸为主，对胃肠道刺激小。而牛乳脂肪酸碳链较短，对消化道刺激大。母乳含较多的亚油酸，为婴儿髓鞘形成和中枢神经系统发育所必需，而牛乳主要是饱和脂肪酸。乳母的膳食成分对乳汁中脂肪的性质有一定影响，如摄入多量的碳水化合物或动物性脂肪，可增加乳汁中饱和脂肪酸含量。母乳喂养儿血清胆固醇较高，可能与母乳中胆固醇浓度比牛乳高有关。

3. 碳水化合物

母乳中碳水化合物主要是乙型乳糖（占总量的90%以上），能促进双歧杆菌和乳酸杆菌的生长，使乳糖分解成乳酸，大便呈酸性，从而抑制大肠杆菌的生长，故母乳喂养儿消化不良发生率低。牛乳含乳糖甚少，以甲型乳糖为主，能促进大肠杆菌生长。

4. 维生素

母乳中含维生素 A、C、D、E 较多，初乳中更丰富，但维生素 K 含量少，只及牛乳的1/4，故单纯母乳喂养儿在满月后易发生维生素 K 缺乏。

5. 矿物质

1）母乳中电解质浓度远较牛乳浓度低，与婴儿肾脏不能承受较大的溶质负荷相适应。

2）母乳缓冲力小，对胃酸度影响不大，从而能更好地发挥杀菌和消化食物的作用。

3）母乳含钙量虽低于牛乳，但其吸收率远高于牛乳，因母乳中酪蛋白含量较少，脂肪也较易吸收，故不与钙结合，有利于钙的吸收；母乳中含丰富的乳酸，使肠腔 pH 值下降，有利于钙盐的溶解吸收。

4）母乳与牛乳含铁量均低，但母乳铁的吸收率高达50%，而牛乳只有10%。

5）母乳含锌量与牛乳相仿，母乳中的锌主要和小分子多肽结合，其吸收率高达62%，牛乳中的锌主要和大分子蛋白结合，吸收率不足40%。

6. 酶

母乳含有较多的淀粉酶和脂肪酶；牛乳含酶少，经煮沸后，酶的活力更丧失殆尽。

7. 免疫成分

母乳的一个重要优点是它能提供婴儿较多的免疫因子。

1）分泌型 IgA（SIgA）：初乳含 SIgA 可达 11 g/L；国内测定产后第 3 天初乳中 SIgA可达（9 722 ± 3 110）mg/L；第一周末为（1 259 ± 435）mg/L；1 ~ 6 个月的成熟乳为730 ~ 531 mg/L；由于受分泌片的保护，SIgA 在肠道中不易被消化酶所破坏，故母乳喂养儿的肠道中有完整的 SIgA，它能有效地抵抗病原微生物的侵袭，是黏膜抗感染的重要因素。

2）乳铁蛋白：是乳汁中蛋白质的重要部分，对铁有强大的螯合力，能夺走大肠杆菌、大多数需氧菌和白色念珠菌赖以生长的铁，从而抑制它们的生长，母乳特别是初乳含有丰富的乳铁蛋白（可达 1 741 mg/L），是母乳中重要的非特异性防御因子。

3）溶菌酶及其他：溶菌酶可水解革兰阳性细菌胞壁中的乙酰基多糖，使之破坏并增强抗体的杀菌效能。母乳中的补体及双歧因子含量也远多于牛乳，后者能促进双歧杆菌生长而抑制大肠杆菌。

4）细胞成分：母乳富含各种细胞成分，其中巨噬细胞占90%，其余为淋巴细胞和粒细胞等。巨噬细胞有抗白色念珠菌和大肠杆菌的能力，并可能合成补体、溶菌酶等；B 淋巴细胞可产生 IgA；T 淋巴细胞可产生干扰素等。初乳中的初乳小体是一种充满了脂肪颗粒的巨噬细胞，但其生理功能尚未完全明了。

（二）母乳喂养的优点

1）母乳营养丰富，它含的蛋白质、脂肪、糖及各种微量元素比例合理和最标准，其所含营养成分能完全满足 6 月内婴儿生长发育需要，而且最易消化吸收，并可避免佝偻病的发生，是任何食品不能比拟的。

2）母乳含优质蛋白质、必需氨基酸及乳糖较多，有利于婴儿脑的发育。人乳中的卵磷脂可作为乙酰胆碱前体；鞘磷脂可促进神经髓鞘形成；长链不饱和脂肪酸可促进大脑细胞增殖；乳糖有利于合成脑苷脂和糖蛋白，可促进中枢神经系统发育。此外人乳中尚含较多的生长调节因子，如牛磺酸等。这些都是促进神经系统发育的重要因素。

3）母乳具有增进婴儿免疫力的作用。

（1）含有 SIgA，尤以初乳中为高，在胃肠道内不受酸碱度影响，不被消化，可结合道内细菌、病毒等病原体和过敏原，阻止其侵入肠黏膜，有抗感染和抗过敏的作用。此外母乳尚有少量 IgG 和 IgM 抗体、B 及 T 淋巴细胞、巨噬细胞和中性粒细胞，也有一定免疫作用。

（2）含有比牛乳多的乳铁蛋白，可抑制大肠杆菌和白色念珠菌的生长，有抗感染作用。

（3）其他如双歧因子可促进双歧杆菌、乳酸杆菌生长，抑制大肠杆菌，减少肠道感染。溶酶菌、乳酸过氧化氢酶、抗葡萄球菌因子、补体等在预防小儿呼吸道感染或全身感染中起一定作用。

4）母乳量随小儿生长而增加，温度及泌乳速度也较合宜，几乎为无菌食品，直接喂哺既简便又经济。

5）母乳喂养有利于促进母子感情，密切观察小儿变化，随时照顾护理。

6）产后哺乳可刺激子宫收缩，促使母亲早日恢复；哺乳可推迟月经复潮，不易怀孕，有利于计划生育；哺乳母亲也较少发生乳腺癌、卵巢癌等。因此母乳喂养，使母子均受益，应大力提倡。

（三）哺乳要点

1. 产前准备

大多数健康的孕妇都具有哺乳的能力，但真正成功的哺乳则需孕妇身心两方面的准备和积极的措施。因此，应宣传母乳喂养优点，增强哺乳信心，保持良好的健康状态，合理营养，劳逸结合。妊娠后期注意护理乳房，经常用温水毛巾擦洗乳头，防止乳头内陷及乳头皲裂。

2. 产后阶段

哺乳期应增强哺乳信心，防止早期医源性干扰，如推迟开奶时间、给新生儿喂糖水。出院时教授冲奶粉方法，出院后限定哺乳时间等。

近年来多主张在正常分娩、母婴情况良好的条件下，尽早开奶（生后半小时开奶），尽管此时并无乳汁分泌，但吸吮的刺激对以后乳汁的正常分泌和母婴相依感情的建立有重要作用。此外，要掌握正确的哺乳姿势，一般宜采用坐位哺乳，抱婴儿于斜位，其头、肩枕于哺乳侧的肘弯，用另一手的食、中指轻夹乳晕两旁，手掌托住乳房，使婴儿含住大部分乳晕及乳头，并能自由地用鼻呼吸，方能有利于婴儿吸吮，且能刺激乳头的神经末梢，产生泌乳和射乳。每次尽量让婴儿吸吮满足为止，每次哺乳时间不超过 20 分钟。哺乳结束后，竖抱婴儿拍背以利空气排出，哺乳后宜将婴儿保持右侧卧位，以防呕吐后引起窒息。产后早期泌乳量一般不多，以哺两侧乳房为好，可促进乳汁分泌。乳汁分泌充分稳定后，若哺一侧乳房已能满足婴儿的需要，可每次交替哺乳一侧乳房，并将另一侧乳汁用吸奶器吸出，使乳房排空，利于乳汁分泌。

（四）哺乳注意事项

1）母亲应有充足的休息与睡眠，多晒太阳，呼吸新鲜空气，保持心情舒畅及生活规律，定时排空乳房，有利于乳汁的分泌。

2）母亲每日需有足够的热量、蛋白质、水分及富有维生素、矿物质的饮食，避免刺激性食物。

3）如有乳头擦伤或皲裂，可涂苯甲酸或戴奶盾等，以免婴儿吸吮时疼痛，若患乳腺炎则暂不哺患侧，但要定时将乳汁吸空，并积极治疗。

4）乳母应尽量少服用可以从乳汁排出的药物，如阿托品、阿片类、红霉素、四环素族、磺胺类及苯巴比妥等，以免婴儿发生中毒。

5）乳母应经常洗澡，更换内衣，保持乳房清洁，喂奶前将手洗净，用温开水清洁奶头，患感冒时应戴口罩哺喂。在农村，宜注意乳母衣服或乳房受农药污染而影响到乳儿的可能性。

6）注意观察婴儿哺乳反应，从中了解乳量是否充足。若婴儿哺乳后能安静入睡，定期测量体重为按正常速度增加，吸吮时能听到咽乳的声音，则表示乳量充足，反之，表示乳量不足。

7）哺乳禁忌，母亲患急、慢性传染病如肝炎、活动性结核、重症心脏病、重症肾脏病、糖尿病、精神病等，应停止哺乳。

（五）影响哺乳的几种情况

1. 乳头凹陷
应用前述方法按摩乳头，或用抽奶器吸出乳头，若不能奏效，可用乳头帽哺乳或用吸奶器吸出乳汁，适当加温后用奶瓶哺喂。

2. 乳头裂伤
多因哺乳时间过长，乳头受唾液浸软所致，少数是因哺乳时婴儿仅含住乳头而未能将乳晕含住的缘故；产前经常用温水洗涤乳头可使其皮肤坚实免于破裂，若已经发生裂伤，宜先用温水洗净，并予暴露、干燥，然后涂少量羊毛脂，用乳头帽哺乳。

3. 乳房肿胀

在小儿生后早期即采用"按需哺乳"者一般不易发生乳房肿胀，一旦出现可用手挤奶或用吸奶器吸出。

4. 母乳不足

常继发于营养不良、工作过劳、睡眠不足、精神紧张等因素，应针对原因设法排除；此外也可用针灸（取膻中、少泽、肝俞并灸乳根）或中药治疗。

5. 不宜哺乳的乳母

凡是母亲患有慢性消耗性疾病如慢性肾炎、糖尿病、恶性肿瘤、结核病或心功能不全等均应停止哺乳；产妇患精神病、癫痫等亦应停止哺乳，以免危害乳儿健康；乳母患急性传染病时，可将乳汁挤出，经消毒后哺喂，乙型肝炎的母婴传播主要发生在临产或分娩时，是通过胎盘或血液传递的，因此，乙型肝炎病毒携带者并非哺乳的禁忌证。

（六）断奶

生后 3 个月起应逐渐增加辅食，8~10 个月开始，随着辅食的添加，递减喂奶次数，为断奶做好准备，一般 10~12 个月断奶，最迟不宜超过 1 岁半。但遇炎热夏季或小儿患病期间则可暂缓断奶。

二、部分母乳喂养

母乳喂养的婴儿体重增长不满意时提示母乳不足，此时应选用配方奶补充，即为部分母乳喂养。它虽比完全人工喂养好，但终究不如纯母乳喂养，故如母乳分泌量不足时必须先尽量设法增加乳汁分泌和延长哺乳时间，不应轻易改为部分母乳喂养。只有在母乳量确实不足而又无法改善，或乳汁的质方面有缺陷，或乳母因各种原因不能完全承担哺乳时，才不得不实行部分母乳喂养。

（一）补授法

母乳喂养的婴儿体重增长不满意时，提示母乳不足。此时用配方奶或兽乳补充母乳喂养为补授法，适宜 4 个月内的婴儿。补授时，母乳哺喂次数一般不变，每次先哺母乳，将两侧乳房吸空后再以配方奶或兽乳补足母乳不足部分。这样有利于刺激母乳分泌。补授的乳量由小儿食欲及母乳量多少而定，即"缺多少补多少"。

（二）代授法

用配方奶或兽乳替代一次母乳量，为代授法。母乳喂养婴儿至 4~6 月龄时，为断离母乳开始引入配方奶或兽乳时宜采用代授法。即在某一次母乳哺喂时，有意减少哺喂母乳量。增加配方奶量或兽乳，逐渐替代此次母乳量。以此类推直到完全替代所有的母乳。

4 个月内的婴儿母乳量不足时，如用代授法，减少了母乳哺喂次数，乳头得到的刺激减少，乳汁分泌降低。4~6 个月婴儿和用补授法，婴儿易眷恋母乳，难以断离。

三、人工喂养

因不得已原因 6 个月以内小儿完全用兽乳及其他代乳品喂养者，称人工喂养。由于代乳品所含的营养素与天然的母乳有较大的差异，而且还要经过一定的消毒程序才能应用，故非万不得已不宜采用人工喂养。牛乳是最常用的代乳品，其蛋白质含量虽较母乳为高，但以酪蛋白为主，酪蛋白易在胃中形成较大的凝块且它所含的胱氨酸很少。牛乳的脂肪滴大而且缺乏脂肪酶故较难以消化，它所含的不饱和脂肪酸（亚麻酸）仅为2%，明显低于母乳（8%），致使人工喂养儿体内脂肪含亚麻酸的量也明显低于母乳喂养者。牛乳含乳糖少，且以甲型乳糖为主，可促进大肠杆菌的生长；牛乳含矿物质比母乳多 3 ~ 3.5 倍，易使胃酸下降、不利于消化，并可增加肾脏的溶质负荷，尤其含磷特别多，磷易与酪蛋白结合，可影响钙的吸收。牛乳最大的缺点在于缺乏各种免疫因子，故牛乳喂养婴儿患传染病的机会较多。牛乳易为细菌所污染，加热消毒后，细菌虽可被杀灭，但细菌的有害代谢产物依然存在。

四、辅助食品（断乳期食品）

不论母乳、人工或混合喂养，均应随婴儿的生长发育和消化功能的成熟情况以及营养的需要，从 1 ~ 2 个月开始添加各种辅食，以补充营养成分的不足。

（一）辅助食品添加原则

1）添加辅食时应遵循由少到多，由稀到稠，由细到粗，由一种到多种的原则。
2）有病或消化功能紊乱时，应减量或暂停，待好转以后，按小儿具体情况和条件加以调整。

（二）辅食添加程序

见表 13 - 1。

表 13 - 1　添加辅食的顺序

月龄	添加的辅食	供给的营养素
1 ~ 3 个月	鲜果汁、青菜水 鱼肝油制剂	维生素 A、C 和矿物质 维生素 A、D
4 ~ 6 个月	米糊、乳儿糕、宝宝乐、烂粥等 蛋黄、鱼泥、豆腐、动物血 菜泥、水果泥	补充热量 动、植物蛋白质，铁、维生素 维生素 A、B、C，纤维素，矿物质
7 ~ 9 个月	烂面、烤馒头片、饼干 鱼、蛋、肝泥、肉末	增加热能 动物蛋白质、铁、锌，维生素 A、B
10 ~ 12 个月	稠粥、软饭、挂面、馒头、面包 碎菜、碎肉、油、豆制品	热能，维生素 B、矿物质 蛋白质、维生素、纤维素

注：断母乳后每天仍应给与 0.25 ~ 0.5 kg 牛奶或豆浆。

（吴恒超）

第六节　幼儿营养与学龄前儿童膳食安排

一、幼儿膳食

1 ~ 3 岁幼儿生长发育仍相当快，应注意供给足够的能量和优质蛋白。每日需要总能量 90 ~ 100 kcal/kg，蛋白质 2 ~ 3 g/kg，脂肪 3.5 g/kg，糖 12 g/kg，优质蛋白质占总蛋白质 1/2 ~ 1/3。此时乳牙已逐渐出齐，但咀嚼能力仍差，制作食物宜细、软、烂、碎易消化。最好每日给予 200 ~ 500 ml 牛奶或豆浆。采用各种食物如鱼、肉、蛋、豆制品、蔬菜、水果等。每日以 3 次正餐为主加 1 ~ 2 顿点心较适宜。

二、学龄前期儿童膳食

4 ~ 7 岁儿童饮食基本接近成人。每日 3 餐，可有加餐。主食由软饭转为普通米饭、面食，菜肴同成人，但应避免过于油腻、太酸辣的食品。饮食要多样化，荤素搭配，粗细粮交替，使膳食中各种营养平衡。谷类食物已成为主食。

三、学龄期儿童、少年膳食

食物种类与成人相同。小学低年级学生生长发育速度较前平稳，但到 10 ~ 12 岁时部分儿童已进入青春前期，体格生长进入第 2 次发育加速期，每年体重可增加 4 ~ 6 kg，身高增长 7 ~ 8 cm，女孩青春期较男孩早 2 年，小学生生长发育的个体差异较大。学龄期儿童体格生长加速，学习紧张，智力发育加快，体力劳动增多，性发育开始，心理活动渐趋复杂，对营养素和能量的需要比成人多，尤其在青春期生长发育突飞猛进，热能需要增加，每日总热能为 30 kcal/kg，男孩多于女孩。因此，供给丰富的营养及足够的能量十分重要。学龄期儿童少年智能心理发育迅速，已有主见。故膳食安排应取得孩子良好的配合，青春期少年关心自己体形，有时盲目减肥，须加以正确诱导。

学龄期少年膳食安排要营养充足，饭菜合适，以保证身心健康发展，要注意以下几点：

1）食品应新鲜。

2）食物花色品种多，有米面类主食，又应含有优质蛋白质的鱼蛋肉豆类，再加大量绿叶蔬菜和新鲜水果，荤素菜搭配达到平衡膳食要求。

3）三餐一点较适宜，能量分配早餐 20% ~ 25%，中餐 35%，点心 10% ~ 15%，晚餐 30%，学龄期儿童早餐不仅要吃饱还要吃好，因为上午学习紧张，消耗量大，最好喝一杯牛乳或豆浆和一些蛋或肉，这样上课不会因饥饿影响学习，有条件的学校也可供应课间餐。

4）培养良好的饮食习惯，不偏食挑食，少吃零食，注意饮食卫生，进食时集中思想吃饭、不看电视、不看书，还应注意餐桌礼貌。

（吴恒超）

第七节　肺　炎

肺炎是由不同病原体或其他因素所引起的肺部炎症。肺炎是我国儿童重点防治的四种疾病之一，也是我国小儿死亡的第一位病因。多见于婴幼儿，冬、春季或气候骤变时发病率高。本病可原发，也可继发于上呼吸道感染、支气管炎及麻疹、百日咳等急性传染病之后。当患营养不良、佝偻病等疾病时，发病率更高，死亡率也高。

发达国家中小儿肺炎病源以病毒为主，发展中国家则以细菌为主，细菌感染以肺炎链球菌多见，近年来流感嗜血杆菌和肺炎支原体有增多趋势。

一、分类

目前，小儿肺炎的分类尚未统一，常用的分类方法有：

（一）病理分类

可分为大叶性肺炎、小叶性肺炎（支气管肺炎）、间质性肺炎等。

（二）病因分类

1. 感染性肺炎

如病毒性肺炎、细菌性肺炎、真菌性肺炎、支原体肺炎、衣原体肺炎、原虫性肺炎。

2. 非感染性肺炎

如吸入性肺炎、过敏性肺炎等。

（三）病程分类

急性肺炎：病程在 1 个月以内；迁延性肺炎：病程在 1～3 个月；慢性肺炎：病程在 3 个月以上。

（四）病情分类

1. 轻症

病情轻，无全身中毒症状，除呼吸系统症状外其他系统仅有轻微受累。

2. 重症

病情重，全身中毒症状明显，除有较严重的呼吸系统症状外，其他系统亦受累。

（五）典型及非典型

根据临床表现是否典型分类。

1. 典型性肺炎

肺炎链球菌、流感嗜血杆菌、金黄色葡萄球菌、革兰阴性杆菌及厌氧菌肺炎。

2. 非典型肺炎

肺炎支原体、衣原体、军团菌肺炎，某些病毒感染引起的肺炎。

（六）其他肺炎分类

1. 社区获得性肺炎（CAP）

指无明显免疫抑制的患儿在院外或住院 48 小时内发生的肺炎。

2. 院内获得性肺炎（HAP）

指住院 48 小时后发生的肺炎，也包括呼吸机相关性肺炎。

二、病因和发病机制

肺炎多为上呼吸道感染和支气管炎发展所致，亦可继发于麻疹、百日咳等呼吸道传染病后。病原较复杂，细菌感染有肺炎球菌、金黄色葡萄球菌、链球菌、流感杆菌及大肠杆菌等。病毒引起的有腺病毒、流感病毒和副流感病毒、呼吸道合胞病毒等。支原体肺炎亦不少见。病原体常由呼吸道入侵，少数经血行入肺。

病原体侵入呼吸道以后，由于机体抵抗力低下，病变不能局限，炎症向下蔓延至支气管、细支气管及肺泡。病变呈点片状播散性分布，多见于两肺下叶。病变以肺组织充血、水肿、炎症浸润为主，肺泡内充满渗出物。炎症使呼吸道黏膜增厚及下呼吸道阻塞而导致通气与换气功能障碍，主要表现为低氧血症，重症尚可出现高碳酸血症。高碳酸血症是由于通气不足，二氧化碳潴留所致。换气不足则导致动脉血氧分压（PaO_2）和动脉血氧饱和度（SaO_2）降低，严重者出现发绀。若严重缺氧（PaO_2 及 SaO_2 降低）又有 CO_2 排出受阻，$PaCO_2$ 增高，则可发生呼吸衰竭。由于缺氧、二氧化碳潴留及病原体毒素和炎性物质的吸收，可导致机体细胞酶代谢失常和器官功能障碍。

三、临床表现

（一）轻型肺炎

以呼吸系统症状为主，无呼吸衰竭及其他脏器或系统功能的明显损害。起病可急可缓，一般先有上呼吸道感染症状，但也可骤然发病。

1）发热多为不规则热，可呈弛张热或稽留热；新生儿、重度营养不良等患儿可不发热，甚至体温不升。

2）咳嗽最为常见，其严重程度与肺炎的轻重不一定平行。开始为频繁的刺激性干咳，以后咳嗽有痰，剧咳时常引起呕吐、呛奶。

3）呼吸表浅增快，可有鼻翼扇动，部分患儿口周、指甲轻度发绀。

4）肺部体征：多数患儿肺部叩诊正常；早期呼吸音粗糙或稍低，以后可闻及固定的中、细湿啰音，以肺底部及脊柱旁较多，深吸气末更为明显；少部分患儿病灶融合，出现肺实变体征。

5）常有食欲缺乏、乏力、嗜睡或烦躁不安，婴儿常有拒乳。如治疗及时、得当多在2周内恢复。

（二）重症肺炎

除呼吸系统症状和全身中毒症状加重外，常有循环、神经和消化系统受累的表现。

1. 循环系统

常见心肌炎、心力衰竭。前者主要表现为面色苍白、心动过速、心音低钝、心律不齐，心电图显示 ST 段下移、T 波低平或倒置；后者主要表现为呼吸困难加重，呼吸加快（>60 次/分），烦躁不安，面色苍白或发绀，心率增快（婴儿>180 次/分，幼儿>160 次/分），心音低钝或出现奔马律，肝脏迅速增大等。重症革兰阴性杆菌还可发生微循环障碍、休克，甚至 DIC。

2. 神经系统

发生脑水肿时出现烦躁或嗜睡、意识障碍、惊厥、前囟隆起、瞳孔对光反射迟钝或消失、呼吸节律不齐甚至停止；脑膜刺激征等。

3. 消化系统

表现为食欲减退、呕吐或腹泻。发生中毒性肠麻痹时出现明显腹胀，呼吸困难加重，肠鸣音消失；发生消化道出血时出现呕吐咖啡样物，大便潜血试验阳性或柏油样便。

若延误诊断或金黄色葡萄球菌感染者可引起并发症。如在肺炎的治疗过程中，中毒症状及呼吸困难突然加重，体温持续不退或退而复升，应考虑脓胸、脓气胸、肺大疱等并发症的可能。

四、实验室及其他检查

（一）血常规检查

病毒性肺炎白细胞总数大多正常或降低；细菌性肺炎白细胞总数及中性粒细胞常增高，并有核左移。

（二）病原学检查

可做病毒分离或细菌培养，以明确病原体。血清冷凝集试验在50%～70%的支原体肺炎患儿中可呈阳性。

（三）胸部 X 线检查

早期肺纹理增粗，以后出现大小不等的斑片状阴影，可融合成片，可伴有肺不张或肺气肿。

五、治疗

(一) 一般治疗

保持呼吸道通畅,及时清除上呼吸道分泌物,经常变换体位,多饮水,有利于痰液的排出。给予足量的维生素和蛋白质,少量多餐。

(二) 抗生素治疗

主要用于细菌性肺炎、支原体肺炎、衣原体肺炎及继发细菌感染的病毒性肺炎。使用原则:①根据病原菌选用敏感药物;②早期治疗;③联合用药;④选用渗透下呼吸道浓度高的药物;⑤足量、足疗程,重症宜静脉给药。

革兰阳性球菌感染一般选用青霉素类,第一、二代头孢菌素;可联合应用氨苄西林或氨基糖苷类。金黄色葡萄球菌肺炎选用新型青霉素、阿奇霉素、头孢菌素等。革兰阴性杆菌感染一般选用氨苄西林、氨基糖苷类、第二三代头孢菌素等。支原体、衣原体肺炎首选阿奇霉素或红霉素。绿脓杆菌感染选用头孢他啶等药物。

用药时间应持续至体温正常后 5~7 天,临床症状基本消失后 3 天。支原体肺炎至少用药 2~3 周。金黄色葡萄球菌肺炎体温降至正常后还要继续用药 2 周,总疗程 6 周。

《我国急性呼吸道感染抗生素合理使用指南(试行)》关于抗生素的应用做了如下指导:

1. 社区获得性肺炎 (CAP)

应选用至少能覆盖肺炎链球菌和流感嗜血杆菌的抗生素,病情严重者还应覆盖金黄色葡萄球菌。

1) 轻至中度肺炎:首选青霉素或阿莫西林或氨苄西林或第一代头孢菌素,备选第二代头孢菌素 (如头孢克洛等) 口服。考虑病原为支原体、衣原体或百日咳杆菌者可选用大环内酯类抗生素。

2) 重度肺炎:应视患儿具体情况选用下列方案之一。

方案①:阿莫西林—克拉维酸或氨苄西林—舒巴坦。

方案②:头孢呋辛、头孢曲松或头孢噻肟。

方案③:苯唑西林或氯唑西林,适用于对甲氧西林敏感的金黄色葡萄球菌、甲氧西林敏感的表皮葡萄球菌。

方案④:大环内酯类抗生素 + 头孢曲松或头孢噻肟,适用于重症细菌性肺炎或高度怀疑并发支原体、衣原体等感染者。

2. 院内获得性肺炎 (HAP)

1) 轻至中度 HAP,可按重度 CAP 方案①、②、③、④选用抗生素。

2) 轻至中度 HAP 伴有下列因素之一者:原有心肺基础疾病、恶性肿瘤、机械通气、长期 ICU、长期使用抗生素或肾上腺皮质激素或其他免疫抑制剂、胸腹部手术、昏迷伴有吸入、糖尿病或肾功能不全等,可采用以下方案之一:

方案⑤:方案①、②、③或④ + 克林霉素或甲硝唑,适用于考虑并发厌氧菌感染者。

方案⑥：替卡西林—克拉维酸或哌拉西林—他唑巴坦，适用于考虑为假单胞菌感染者。

3）轻至中度 HAP 并存多种危险因素，可参照下述重度 HAP 方案。

4）重度 HAP：可选用方案⑥或下列方案之一：

方案⑦：头孢他啶或头孢哌酮或头孢哌酮—舒巴坦或头孢吡肟，适用考虑假单胞菌等革兰阴性杆菌感染者。

方案⑧：方案⑥/⑦ +⑨氨基糖苷类抗生素，限于 6 岁以上患儿或病情严重、必须使用氨基糖苷类抗生素患者。

方案⑨：亚胺培南或美洛培南，适用于产生 β 内酰胺酶的细菌感染者。

方案⑩：方案⑥/⑦/⑨ +万古霉素，针对极重度 HAP 和考虑甲氧西林耐药金黄色葡萄球菌及甲氧西林耐药表皮葡萄球菌感染的肺炎患儿。

（三）抗病毒治疗

明确为病毒感染者用抗病毒制剂，一旦确立细菌感染应该加用有效抗生素。

1. 利巴韦林

具有广谱抗病毒作用。剂量 10 ~ 15 mg/（kg·d），每日 1 次静脉滴注，疗程 5 ~ 7 日。也可进行超声雾化吸入，剂量：2 岁以下 10 mg，2 岁以上 20 ~ 30 mg，溶于 30 ml 蒸馏水中雾化完为止，每日 2 次，连用 5 ~ 7 日。还可用 0.5% ~ 1% 的溶液，1 ~ 2 小时滴鼻 1 次。

2. 干扰素

具有对巨噬细胞、NK 细胞的激活作用，使病毒不能在细胞内复制，抑制其扩散。人 α - 干扰素对病毒性肺炎有效，雾化吸入局部治疗比肌内注射疗效好，可早期应用，疗程 3 ~ 5 天。

3. 聚肌胞

为干扰素诱生剂，能增强机体抗病毒能力。2 ml 肌内注射，每日 1 次。

4. 阿昔洛韦（无环鸟苷）

剂量为每日 20 ~ 30 mg/kg，分 3 次静脉点滴，疗程 5 ~ 7 天。有广谱抗病毒作用，是抗疱疹病毒首选药物治疗。

（四）对症治疗

1. 氧疗

凡具有低氧血症者，有呼吸困难、喘憋、口唇发绀、面色苍灰等时立即给氧。一般采取鼻前庭给氧，氧流量为 0.5 ~ 1 L/min；氧浓度不超过 40%；氧气应湿化，以免损伤气道纤毛上皮细胞和痰液变黏稠。缺氧明显者用面罩给氧，氧流量为 2 ~ 4 L/min，氧浓度为 50% ~ 60%。若出现呼吸衰竭，则使用人工呼吸器。

2. 退热

高热时用物理降温或用退热药。

3. 镇静

咳嗽频繁，影响睡眠，或烦躁不安者可用小量镇静剂，复方氯丙嗪每次 0.5 ～ 1 mg/kg 肌内注射；惊厥者可选用苯巴比妥钠每次 5 ～ 8 mg/ kg 肌内注射，或地西泮每次 0.1 ～ 0.3 mg/ kg 肌内注射或静脉滴注，或水合氯醛灌肠每次 50 mg/ kg。

4. 止咳化痰

溴己新（必咳平）每次 2 ～ 4 mg，每日 3 次。氯哌斯汀（咳平）每次 0.5 ～ 1 mg/ kg。喷托维林（咳必清）每次 0.5 ～ 1 mg/ kg。0.5% 可待因糖浆每次 0.1 ml/ kg，每日 1 ～ 3 次。右美沙芬每次 0.3 mg/ kg，每日 3 次。α - 糜蛋白酶每次 2.5 ～ 5 mg，每日 1 ～ 2 次，肌内注射或雾化吸入。

5. 止喘

可用复方氯丙嗪，每次 1 mg/kg，每 6 小时 1 次肌内注射；也可用氨茶碱每次 2 ～ 4 mg/kg，稀释于 10% 葡萄糖液 20 ～ 40 ml 中缓慢静脉注射；还可选用地塞米松 2.5 ～ 5 mg，异丙肾上腺素 1 mg，红霉素 100 mg，糜蛋白酶 5 mg，每 6 ～ 8 小时以超声气雾器治疗 1 次。严重者可给氢化可的松每次 5 ～ 10 mg/kg，加于葡萄糖中静脉滴入或地塞米松静脉注射。

6. 腹胀

新斯的明每日 0.01 ～ 0.02 mg/ kg 肌内注射。酚妥拉明每次 0.5 ～ 1 mg/ kg，静脉滴注。2% 肥皂水灌肠后，保留肛管排气。松节油 2 ～ 4 ml，加生理盐水 200 ～ 300 ml，灌肠。泛酸钙每日 5 ～ 10 mg/ kg。低钾腹胀可服氯化钾 0.15 g/ kg。

（五）液体疗法

对不能进食者，可进行输液治疗。总液量以每日 60 ～ 80 ml/kg 为宜，婴幼儿用量可偏大，较大儿童则应相对偏小。对高热、喘重或微循环功能障碍的患儿，由于不显性失水过多，总液量可偏高。急性期患者易发生钠潴留，故钠的入量不宜过多，一般不并发腹泻者，每日不超过 3 mmol/kg（相当于生理盐水 20 ml/kg），将液体配制成 10% 葡萄糖与生理盐水之比成 4∶1 或 5∶1 的混合液。静脉滴注速度不可太快，控制在每小时 5 ml/kg 以下。输液时间不可太长，以免影响患儿休息和变换体位，能口服时立即停止输液。严重患儿可考虑输血浆或全血，以增强抵抗力，一般每次 20 ～ 50 ml。必要时每日或隔日 1 次，连输 2 ～ 3 次。对于明显脱水、酸中毒的患儿，可用 1/3 ～ 1/2 等渗的含钠液补足累积丢失量，然后用上述液体维持生理需要。

（六）糖皮质激素的应用

糖皮质激素可减少炎性渗出物，解除支气管痉挛，改善血管通透性，降低颅内压，改善微循环。

适应证：①中毒症状明显；②严重喘憋；③伴有脑水肿、中毒性脑病、感染性休克、呼吸衰竭等；④胸膜有渗出的病例。

常用地塞米松，每日 2 ～ 3 次，每次 2 ～ 5 mg，疗程 3 ～ 5 日。

（七）物理疗法

对病程迁延，肺部啰音经久不消的患儿，可用超短波、红外线等照射胸部，每日 1 次。也可用芥末泥敷胸、松节油热敷或拔火罐等，能促进肺部渗出吸收及啰音消失。

（八）并发症治疗

1. 心力衰竭的治疗

首选毛花苷 C 或毒毛花子苷或地高辛。毛花苷 C 剂量：0.01~0.015 mg/kg 静脉注射或加入小壶中静脉滴注；必要时 2~3 小时可重复 1 次，以后改为地高辛洋地黄化。病情不重的病例，一开始就可以应用地高辛，口服化量<2 岁0.04~0.06 mg/kg，>2 岁0.03~0.04 mg/kg。首次用化量的 2/5，以后每 6~8 小时给 1/5 量。末次给药 12 小时后开始用维持量，维持量为化量的 1/5，分 2 次服。静脉注射为口服量的 3/4。

2. 中毒性脑病

纠正缺氧最重要。可静脉推注甘露醇每次 1~1.5 g/kg，根据病情需要，每日 4 次；地塞米松每日 2~5 mg；呋塞米每次 1~2 mg/kg，静脉推注或肌内注射。

3. DIC 治疗

积极治疗肺炎，纠正缺氧、酸中毒，改善微循环，注意补充液量每日 70~90 ml/kg，应用双嘧达莫 10 mg 每 6 小时 1 次肌内注射，或肝素每次 50 U/kg 每 6 小时 1 次静脉应用。

4. 其他

并发感染性休克、呼吸衰竭时参阅有关书籍。

六、健康教育

指导患儿加强营养、增强体质。进食高蛋白、高生素饮食，开展户外活动，进行体格锻炼，尤其加强呼吸运动锻炼，改善呼吸功能。教育患儿咳嗽时用手帕或纸捂嘴，尽量使痰飞沫勿向周围喷射。不随地吐痰，防止病菌污染空气而传染他人。易患呼吸道感染的患儿，在寒冷季节或气候骤变外出时，应注意保暖，避免着凉。让家长了解呼吸道感染常用药物的名称、剂量、用法及常见不良反应，使疾病在早期得到及时处理。

（吴恒超）

第八节　小儿腹泻

小儿腹泻或称腹泻病，是由多种病原引起的以腹泻和电解质紊乱为主的一组临床综合征。发病年龄以 2 岁以下为主，其中 1 岁以下者约占 50%。一年四季均可发病，但夏、秋季发病率最高。

一、病因

本病根据病因分为感染性和非感染性两类。

（一）感染因素

病原有细菌、病毒、真菌和寄生虫等。我国近年来对急性腹泻病原检出率明显提高，一般为 30% ~ 50%，主要病原为细菌，其次为病毒。

1. 细菌

1）大肠杆菌：该菌为主要的肠道细菌感染源。按其致病机制分为 3 类：

（1）产肠毒素性大肠杆菌（ETEC）：该菌通过产生肠毒素引起腹泻，是发展中国家婴幼儿腹泻的主要病原之一。由于污染食物和水源，可引起暴发流行。

（2）侵袭性大肠杆菌：该菌直接侵入肠黏膜，引起炎症反应而导致腹泻。可呈散发或在婴幼儿集体机构暴发流行。

（3）致病性大肠杆菌：病原菌与肠上皮细胞表面紧密黏附，但不侵入细胞内，故又称为肠道黏附性大肠杆菌，在热带国家及卫生状况较差人群中，为腹泻的重要病原。也常常是新生儿腹泻流行的重要病因。

2）痢疾杆菌：近年国内大多数报道认为，该菌在急性腹泻患儿细菌性病原分析中检出率最高，因地区不同，主要流行菌型不稳定，以宋内菌与福氏菌多见，志贺菌、鲍氏菌较少见。该菌通过苍蝇、污染的食物和水在人群中传播，发病率与社会经济及卫生条件有关。

3）沙门菌：近年来，人类沙门菌感染有逐年增多的趋势。主要为鼠伤寒及其他非伤寒、副伤寒沙门菌感染增加。该菌易在产科婴儿室和儿科新生儿病房引起暴发流行，病情危重，病死率高。

4）空肠弯曲菌：据国内报道，该菌占腹泻病原的 10.9% ~ 17.2%，流行季节以夏、秋为主，8 ~ 9 月份最高，2 岁以下小儿多见。本病可通过被污染的水或食物传播，多为散发，也有大规模暴发的情况。

5）小肠结肠炎耶氏菌：占一般住院肠炎的 1.0% ~ 3.0%，多在冬、春季发病，传播途径为污染的食物，水以及接触传播，也可能通过呼吸道吸入与节肢动物叮咬感染。

6）霍乱弧菌：分古典型及埃尔托生物型，分别引起古典霍乱与副霍乱。粪便污染水源是感染的主要来源，此外，直接或间接污染食物也可引起感染，多发生于夏、秋季节。

7）嗜水气单胞菌：夏季多见，主要见于 2 岁以下儿童。国外报道较多。此外，金黄色葡萄球菌、变形杆菌、产气荚膜杆菌及难辨梭状芽孢杆菌等所致肠炎多为继发性。

2. 病毒

1）轮状病毒：在世界各地，轮状病毒均为感染性腹泻最常见及分布最广的病原体。我国轮状病毒腹泻多发生于秋冬季，是秋冬季腹泻的主要病因。感染主要发生于 6个月至 2 岁小儿，感染途径为胃肠道，但不排除呼吸道传播的可能性。

2）Herwalk 病毒：主要发生于欧美各国，冬季多见，大多侵犯学龄儿童。传播与水源有关。

3）其他：肠腺病毒、星状病毒、杯状病毒、冠状病毒等。

3. 真菌、寄生虫

真菌感染以白色念珠菌最多，大部分在使用广谱抗生素后继发。原虫常见为蓝氏贾第鞭毛虫，患者及包囊携带者为传染源，儿童较成人多见。

（二）非感染因素

1. 饮食因素

喂养不当是引起腹泻的原因，多见于人工喂养儿，喂养不定时，过多过少或过早地喂食大量淀粉或脂肪类食物。

2. 肠道过敏或消化酶缺乏

个别婴儿对某些食物成分过敏，或由于先天性或继发性肠内特殊酶类缺乏，喂食后可发生腹泻。

3. 其他因素

气候突然变化，腹部受凉使肠蠕动增强；天气过热使消化液分泌减少，且口渴又易使哺乳或饮水过多，增加消化道负担，稀释消化液，这些均易诱发腹泻。

（三）体质因素

婴幼儿胃肠道、神经、内分泌、肝、肾等发育均未成熟，调节功能差，免疫功能差，抗大肠杆菌抗体及轮状病毒抗体水平低，故易患大肠杆菌肠炎与轮状病毒肠炎。婴幼儿细胞外液所占比例高，调节功能又差，易发生体液、电解质紊乱，是死亡的主要原因。

二、发病机制

（一）感染性腹泻

1. 肠毒素性肠炎

由各种产生肠毒素的细菌所致。一般细菌不侵入肠黏膜，不产生病理形态学变化。临床特点是除腹泻、脱水外，多数无发热等其他全身症状，粪便中无白细胞。

2. 侵袭性肠炎

由各种侵袭性细菌所致。细菌侵入肠黏膜组织，引起充血、水肿、炎症细胞浸润、溃疡和渗出等病变，排出含有大量白细胞和红细胞的菌痢样粪便。另外，侵袭性细菌引起肠炎时，肠系膜淋巴结均可肿大。

3. 病毒性肠炎

病毒侵入肠道后，在小肠绒毛顶端的柱状上皮细胞上复制，使细胞发生空泡变性、坏死，其微绒毛肿胀、不规则和变短；受累的肠黏膜上皮细胞脱落，遗留不规则的裸露病变；固有层可见淋巴细胞浸润。

（二）非感染性腹泻

当进食过量或食物成分不恰当时，消化过程发生障碍，食物不能充分消化和吸收，积滞于小肠上部，同时酸度减低，有利于肠道下部细菌上移与繁殖，使食物产生发酵和腐败过程，使消化功能更为紊乱。分解产生的乳酸等使肠腔内渗透压增高，并协同腐败性毒性产物（如胺类）刺激肠壁，使肠蠕动增加，引起腹泻。

三、临床表现

从病史中了解喂养情况、不洁食物史、疾病接触史、食物和餐具消毒情况，以区别感染性与非感染性腹泻，还需注意发病季节与地区。

（一）轻型腹泻

多为饮食不当或肠道外感染引起。以消化道症状为主，多无全身症状及明显脱水，精神尚好，体温多正常或只有低热。消化道症状主要为腹泻，每日多不超过 10 次，呈黄色或黄绿色，稀便或蛋花汤样便，有酸味，含奶瓣和泡沫，可混少量黏液，可有便前哭闹，肠鸣音增强，而便后安静。大便镜检见大量脂肪球。可有食欲缺乏、溢乳或几次呕吐。多于数日内痊愈。治疗不当也可转为重型。

（二）重型腹泻

多为致病性大肠杆菌和病毒感染所致，也可由轻型腹泻转化而来。

1. 全身症状

一般状态较差，可出现高热或体温低于正常。烦躁不安、精神萎靡、意识蒙眬，甚至昏迷。

2. 胃肠道症状

食欲低下，常有呕吐，严重者可吐出咖啡渣样液体。大便次数明显增多，每日 10 至数十次。大便呈黄绿色、黄色或微黄色，量多，呈蛋花汤样或水样，可有少量黏液。光镜下可见脂肪球及少量白细胞。

3. 水、电解质和酸碱平衡紊乱症状

1）脱水：由于吐、泻丢失体液和摄入量不足，使体液总量尤其是细胞外液量减少，导致不同程度的脱水。按脱水性质分，可分为等渗、低渗和高渗性脱水。临床呈现不同表现。

2）代谢性酸中毒：由于腹泻丢失大量碱性物质；进食少和肠吸收不良，摄入热量不足，体内脂肪分解产生大量酮体；脱水、血液浓缩，组织灌注不良和缺氧，乳酸堆积；肾血流量减少，肾功能减低，酸性代谢产物潴留。腹泻患儿有不同程度的酸中毒。

3）低钾血症：由于进食少、钾摄入不足、吐泻失钾过多引起低钾血症。

4）低钙和低镁血症：由于进食少、吸收不良和从大便中丢失钙、镁，可使体内钙、镁减少。血钙降低可出现烦躁不安、手足搐搦，甚至惊厥等症状。低镁血症表现为神经肌肉兴奋性增高，如烦躁、抽搐、肌肉震颤等。

（三）不同病原所致腹泻的临床特点

1. 致病性大肠杆菌肠炎

5～7 个月婴儿多见，多起病较缓，呕吐和低热常与脱水同时出现。大便多呈蛋花汤样，色淡黄，偶见血丝，有腥臭味。多呈等渗性或低渗性脱水。

2. 病毒性肠炎

主要由轮状病毒引起。多发生于 2 岁以下，起病急，早期出现呕吐，多合并上呼吸道感染症状。排水样便，黏液少，很少腥臭味，常伴发高热、腹胀，脱水呈轻、中度等渗或高渗性，抗生素治疗无效。

3. 直肠弯曲菌肠炎

发病季节性不强，以 1～3 岁最多，大便常常带血，确诊依靠细菌学检查。

4. 金黄色葡萄球菌肠炎

多继发于口服大量广谱抗生素后，症状与病程常与菌群失调的程度有关。主要表现为呕吐、发热、腹泻。呕吐常在发热 5 天前出现，大便为有腥臭味的暗绿色水样便，每日可 10～20 次或更多。脱水和电解质紊乱症状重，甚至发生休克。大便中常见灰白色片状伪膜，对临床诊断有帮助。

5. 真菌性肠炎

多并发于其他感染，大便每日 3～4 次或稍多，黄色稀水样，偶呈豆腐渣样，有的发绿，大便镜检有真菌孢子及菌丝。

（四）迁延性腹泻的临床特点

病程迁延至 2 周以上，以人工喂养儿多见。主要由于：
1）长期喂养不当，造成消化吸收障碍及胃肠功能紊乱。
2）全身与消化道局部免疫功能低下，肠道感染始终未得到控制。
3）长期滥用抗生素引起肠道菌群失调。
4）严重营养不良的患儿，肠黏膜萎缩或急性肠道感染，肠黏膜上皮细胞受损，继发双糖酶缺乏，致使糖的分解和吸收不良。表现为腹泻迁延不愈，病情反复，腹泻次数和性状常不稳定，吐泻频繁时，出现水和电解质紊乱。常伴有呼吸道、泌尿道、皮肤等继发感染。由于长期消化吸收障碍，可见慢性营养紊乱症状：消瘦，体重明显减轻，贫血，多种维生素缺乏，生长发育迟缓等。

四、实验室检查

（一）外周血

外周血无特异性，可通过白细胞及分类初步判定病原为细菌或病毒。

（二）血生化

根据病情轻重，有不同程度的低血钾、低血钙及二氧化碳结合力增高。

（三）病原学检查

大便细菌培养和药敏试验，或有关病毒酶标、血清抗体检查。

五、治疗

治疗原则是预防和及时纠正脱水、电解质紊乱和酸碱失衡；继续饮食；合理用药。

（一）饮食疗法

近来多主张腹泻患儿不禁食，母乳喂养儿可暂停辅食，人工喂养儿从米汤、稀释牛奶、酸奶、脱脂奶开始由稀到浓，逐渐添加。轮状病毒肠炎应控制蔗糖和乳制品。

（二）液体疗法

1. 口服补液

采用口服补液盐（ORS）溶液，这是 WHO 推荐用以治疗急性腹泻合并脱水的一种溶液，效果较好。其应用理论基础是基于研究发现肠黏膜上皮细胞刷状缘上存在钠和葡萄糖的共同载体，载体上有钠和葡萄糖两种受体，当两种受体同时结合钠和葡萄糖时，可显著增加钠和水的吸收。

口服补液盐溶液可用氯化钠 3.5 g，碳酸氢钠 2.5 g，枸橼酸钾 1.5 g，葡萄糖 20 g，加水 1 000 ml 配制而成。其中各种电解质离子浓度为：Na^+ 90 mmol/L，K^+ 20 mmol/L，Cl^- 80 mmol/L，HCO_3^- 30 mmol/L。该溶液中含葡萄糖浓度为 2%，有利于钠和水的吸收，其钠离子浓度，适合于纠正累积损失及粪便中电解质钠丢失的补充，且含一定量钾和碳酸氢根可补充钾及纠正酸中毒；但如用于补充继续损失及生理需要量，该溶液则需适当稀释。

1）对于无脱水的患儿应口服补液预防脱水，可用 ORS 溶液、米汤或糖盐水，20～40 ml/kg，4 小时内喝完，以后随时口服，能喝多少就喝多少。

2）轻、中度脱水无呕吐的患儿，可口服 ORS 溶液，轻度脱水 50～80 ml/kg，中度脱水 80～100 ml/kg，具体液体量和速度应根据脱水恢复情况和大便量酌情增减，新生儿慎用。

2. 静脉补液

对中度以上脱水或因腹胀明显、吐泻频繁、脱水重不能继续口服补液者需静脉补液。其总的原则是先盐后糖、先浓后淡、先快后慢、有尿补钾、抽搐补钙。

输液做到三定，定输液总量、定输入液体种类及定输液速度，同时注意纠正酸中毒及电解质紊乱。

输液总量根据脱水程度而定，第一天输液量，应包括累积损失量、继续损失量和生理需要量（表 13-2）。第二天以后输液量，一般只补充继续损失量和生理需要量。

等渗性脱水用 1/2 张含钠液（等渗含钠液与葡萄糖液各半）；低渗性脱水用 2/3 张含钠液（等渗含钠液 2 份与葡萄糖液 1 份）；高渗性脱水用 1/3 或 1/4 张含钠液（等渗含钠液与葡萄糖液的比例分别为 1:2 或 1:3）。

表 13 - 2　第一天输液量 （ ml／kg）

脱水程度	累积损失量	继续损失量	生理需要量	总　　量
轻度	50	10～30	60～80	120～160
中度	50～100	10～30	60～80	120～210
重度	100～120	10～30	60～80	170～230

输液速度：前 8 小时输入总量的一半，失水较重者可先从中取 20 ml／kg，用 2∶1 等张钠液（2 份生理盐水加 1 份 1／6 摩尔乳酸钠或 1.4% 碳酸氢钠）在头半小时内快速输入余下的 16 小时输入总量的另一半（能口服者应扣除口服量）。

对轻、中度酸中度并且心肾功能良好者，多随输液后血循环改善而消失，一般不需另给碱性溶液。重度酸中毒须另外加用碱性溶液。药量按提高二氧化碳结合力 CO_2CP 4.5 mmol／L 计算，常用 5% 碳酸氢钠每次 5 ml／kg。需同时扩充血容量者直接用 1.4% 溶液每次 20 ml／kg，可同时起到扩容和纠酸作用。如已测知 CO_2CP，可按提高到 18 mmol／L（40 容积%）计算。常用碱性溶液需要量计算公式：（18 - CO_2CP 测得值）（mmol／L）×0.7×体重（kg）= 应补碱性溶液（mmol）。

补钾：中度以上脱水患儿在治疗前 6 小时内排过尿或输液后有尿即可开始补钾（有低钾血症的确切依据时，无尿亦可补钾）。一般每日补 2～4 mmol／kg（相当于 10% 氯化钾液每日 1.5～3 ml／kg），能口服者将全日量分为 3～4 次口服；不能口服者按 0.15%～0.3% 浓度静脉点滴，补钾时间不应少于 6 小时，损失的钾盐一般在 3～6 天陆续补充。较安全的办法是将氯化钾 100 mg／kg 加入排尿后第一批输液中静脉滴入，低钾情况一般都能好转，将其余用量分 3～4 次口服。因食物中含钾丰富，饮食恢复至正常量一半时，可停止补钾。

钙和镁的补充：在补液过程中，如果患儿兴奋性过高或出现惊厥或抽搐，可将 10% 葡萄糖酸钙 10 ml 用 1 倍的液体稀释 1 倍，静脉滴入，必要时可重复。能口服时可给 10% 氯化钙每次 5～10 ml，每日 3～4 次。抽搐停止后可肌内注射维生素 D 20 万～30 万 U，并继续服钙剂。脱水重、久泻及有低血镁时，可肌内注射 25% 硫酸镁，每次 0.2～0.4 ml／kg，每日 2～3 次，2～4 天。

输血或血浆：加强支持疗法，输血浆，每次 25～50 ml，必要时 1～3 天重复 1 次，共 2～4 次，贫血者输全血。

3. 几种特殊腹泻患儿的液体疗法

1）腹泻并发肺炎的液体疗法：腹泻并发肺炎，因发热、饥饿、缺氧可加重腹泻的代谢性酸中毒；二氧化碳潴留还常有呼吸性酸中毒；有时呈混合性酸碱失衡。低钾、低钙、低氯血症等电解质紊乱也常发生。此外，肺炎易并发心力衰竭。因此，只要脱水不明显，能口服者尽量口服补液，必须静脉补液者，应坚持液量不宜过多，总补液量只按计算量的 3／4 补给。输液速度不宜过快等。

2）腹泻并发心力衰竭的液体疗法：一般心力衰竭适当限盐水是必要的，但当并发腹泻出现脱水时，应给予合理的静脉补液，但速度不可太快。尤其对心力衰竭伴有脱水、休克而需快速补液时，则应严格监控心脏功能情况。对补液总量及电解质张力也应从严掌握。

3）腹泻并发重度营养不良的液体疗法：营养不良患儿皮肤弹性差，一旦脱水易将脱水程度估计过重，而且心、肾功能差，液量过大会加重心脏负担。补液总量的计算应以现有体重为准，且比计算量少补 1/3 ~ 1/2，并 2 ~ 3 天完成丢失液体量的补充。此外，营养不良患儿肝功能差，纠正酸中毒宜用碳酸氢钠，并注意补钾、补钙、补镁。为防止发生低血糖，可将葡萄糖浓度提高至 10% ~ 15%。有低蛋白血症者少量多次输血浆或白蛋白。

（三）控制感染

根据感染性腹泻病源谱组成及部分细菌性腹泻病有自愈倾向的特点，WHO 提出90% 之腹泻不需要用抗菌药物治疗。我国学者根据我国腹泻病源谱特点提出，大约70% 的腹泻不需要也不应该用抗菌药物治疗。但目前我国腹泻病抗菌药物使用率为50% ~ 90%，存在滥用抗生素现象，使耐药菌株逐年增多，同时还可继发菌群失调、假膜性肠炎、真菌性肠炎等。因此，正确掌握抗菌药物应用指征是首要问题。

抗菌药物应用指征：抗菌药物可加速病原菌清除、缩短病程、提高治愈率。适用于：①细菌性痢疾；②霍乱；③婴儿患沙门菌肠炎；④重症细菌性腹泻病；⑤严重慢性消耗性疾病患儿。临床指征：①血便；②有里急后重；③大便镜检白细胞满视野；④大便 pH 值 >7。

常用抗菌药物：

1）小檗碱：单一用药疗效中等，但药效稳定，不易耐药，与某些药物联合应用，可提高疗效。

2）喹诺酮类药物：喹诺酮类药物对大多数腹泻病原菌比较敏感，应列为抗腹泻抗菌药物的第一线用药。动物实验曾发现喹诺酮类药物可致胚胎软骨损伤，近年国内学者研究结果不一。关于喹诺酮类药物对关节软骨有否损伤及能否用于儿童，尚无一致意见，有待进一步研究。1996 年中华儿科杂志组织专家笔谈"关于喹诺酮类药物儿童的应用"认为，对儿童不禁用喹诺酮类药物，但必须严格掌握适应证，剂量不应超过每日 10 ~ 15 mg/kg，疗程一般不超过 7 日，并注意观察药物的毒副反应。

3）第三代头孢菌素及氧头孢烯类抗生素：腹泻病原菌普遍对此类药物敏感，特别是多重耐药鼠伤寒沙门菌及志贺菌临床疗效好，不良反应少，但价格昂贵，并需静脉给药，故不作为临床一线用药，仅用于重症及难治性患者。常用品种有头孢噻肟、头孢唑肟、头孢曲松及拉氧头孢等。

4）氨基糖苷类及多肽类抗生素：本类药物对腹泻病原菌敏感率40% ~ 90%，耐药率10% ~ 25%，临床疗效仅次于第三代头孢菌素及环丙沙星、氧氟沙星。口服虽很少吸收，但疗效降低。妥布霉素、奈替米星及阿米卡星对沙门菌疗效较好，妥布霉素及多黏菌素 B 口服可治疗菌痢及大肠杆菌感染。

（四）微生态调节制剂

旨在恢复肠道正常菌群，重建天然屏障，抵制病原菌繁殖侵袭，有利于控制腹泻。可选用以下微生态制剂。

1. 双歧三联活菌（培菲康）

由双歧杆菌、粪链球菌和嗜酸乳杆菌制成的活菌制剂。每粒 0.21 g，每次 1/2 ~ 1 粒，每日 3 次，用 5~7 天。

2. 回春生（丽珠肠乐）

为双歧杆菌活菌制剂。每次 50 ~ 70 mg/kg，每日 2 次。

3. 整肠生

为地衣芽孢杆菌制剂。每粒 0.25 g，每次 0.125 ~ 0.25 g，每日 2~3 次。

（五）肠黏膜保护制剂

肠黏膜保护制剂可吸附病原体和毒素，维持肠细胞正常吸收与分泌功能；与肠道黏液糖蛋白的相互作用，增强其屏障作用，以阻止病原微生物的攻击。十六角蒙脱石（思密达）目前被认为是一种安全、高效的肠黏膜保护剂。用法，1 岁以下每次 1 g，1~2 次每次 2 g，大于 2 岁每次 3 g，均一日 3 次。

（六）对症治疗

1. 腹泻

腹泻应着重病因治疗和液体疗法，一般不宜用止泻剂尤其感染性腹泻，止泻药非但无效，反而抑制肠蠕动，增加毒素吸收，加重中毒症状，只有当热退、中毒症状消失，仍频泻不止者，可试用硅炭银、鞣酸蛋白、碱式碳酸铋等收敛剂。氯丙嗪可抑制 cAMP 和 cGMP 增加引起的分泌性腹泻，每日 1 mg/kg，肌内注射。地芬诺酯（苯乙哌啶）或盐酸洛哌丁胺，多只用于功能性腹泻。

2. 呕吐

呕吐为酸中毒或毒素所致，随病情好转可恢复。重者应暂时禁食，肌内注射氯丙嗪、甲氧氯普胺等，也可针刺内关、中脘、足三里穴。

3. 腹胀

腹胀为肠道细菌分解糖产气或缺钾所致。缺钾者及早补钾；针刺天枢、气海、足三里穴；必要时先肌内注射新斯的明，15 分钟后肛管排气，中毒性肠麻痹除治疗原发病外可用酚妥拉明。

（七）迁延性和慢性腹泻的治疗

努力寻找导致病程迁延的原因，进行病因治疗，调整饮食，保证营养。以支持对症治疗为主，静脉补充氨基酸制剂或少量多次输血浆或全血，切忌滥用抗生素，避免引起肠道菌群失调，积极治疗各种并发症，提高免疫力。

六、健康教育

1）宣传母乳喂养，按时逐渐添加辅食，切忌几种辅食同时添加，防止偏食及饮食结构突然改变。食具应定时煮沸消毒。

2）防止受凉或过热，冬天注意保暖。

（吴恒超）